超简单手疗消百病全书

主编 ■ 高海波 于雅婷

江苏凤凰科学技术出版社
·南京·

手部脏腑对应图

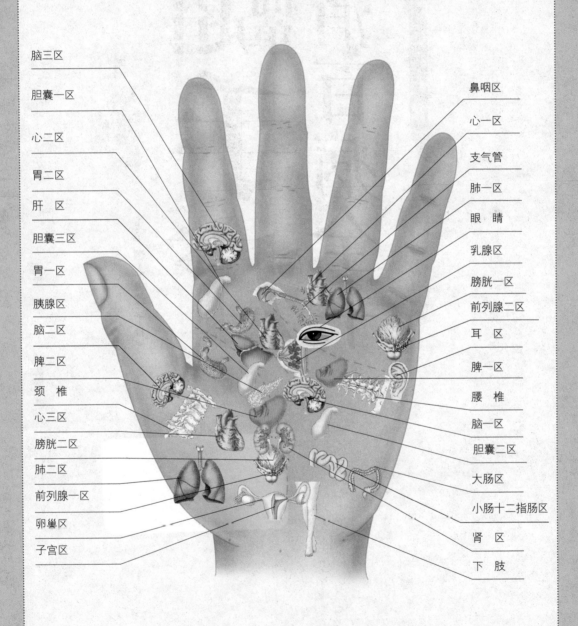

脑三区

胆囊一区

心二区

胃二区

肝 区

胆囊三区

胃一区

胰腺区

脑二区

脾二区

颈 椎

心三区

膀胱二区

肺二区

前列腺一区

卵巢区

子宫区

鼻咽区

心一区

支气管

肺一区

眼 睛

乳腺区

膀胱一区

前列腺二区

耳 区

脾一区

腰 椎

脑一区

胆囊二区

大肠区

小肠十二指肠区

肾 区

下 肢

掌部常见14条线示意图

　　人的手纹在一定的情况下会随着人体的健康状况、生活环境、心理情况和年龄的变化而变化。在手诊的运用中，经常观察的手线大概有14条。这14条线分别反映了身体不同系统的健康状况。根据这些手线的异常变化，就可以判断出不同系统所存在的健康问题。

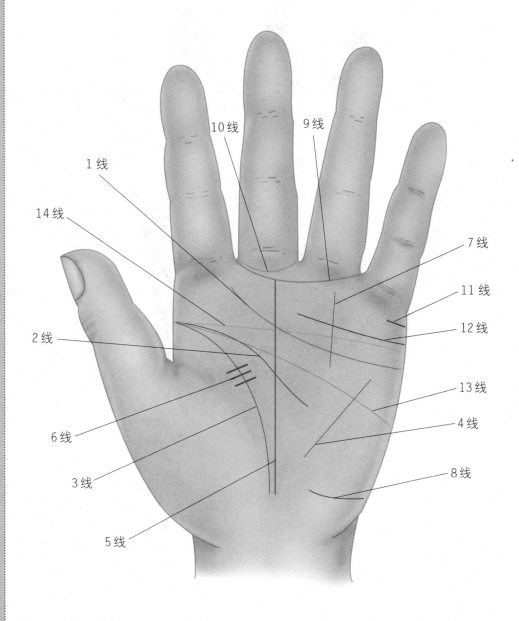

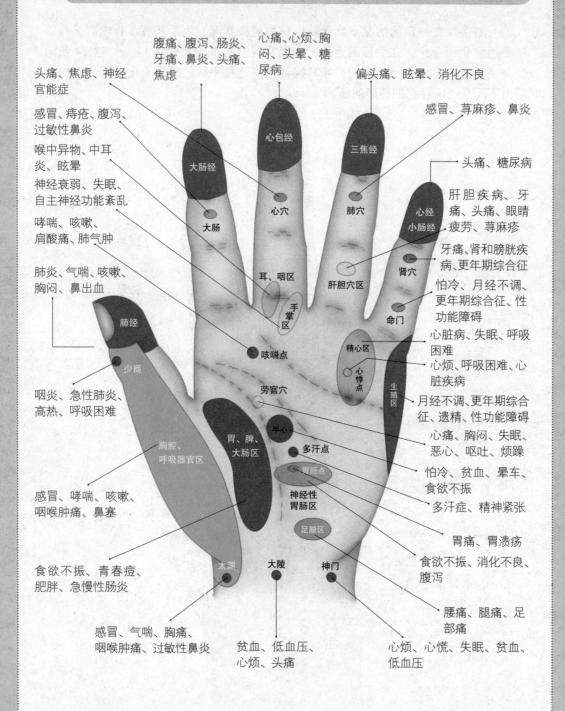

头痛、焦虑、神经官能症

感冒、痔疮、腹泻、过敏性鼻炎

喉中异物、中耳炎、眩晕

神经衰弱、失眠、自主神经功能紊乱

哮喘、咳嗽、肩酸痛、肺气肿

肺炎、气喘、咳嗽、胸闷、鼻出血

腹痛、腹泻、肠炎、牙痛、鼻炎、头痛、焦虑

心痛、心烦、胸闷、头晕、糖尿病

偏头痛、眩晕、消化不良

感冒、荨麻疹、鼻炎

头痛、糖尿病

肝胆疾病、牙痛、头痛、眼睛疲劳、荨麻疹

牙痛、肾和膀胱疾病、更年期综合征

怕冷、月经不调、更年期综合征、性功能障碍

心脏病、失眠、呼吸困难

心烦、呼吸困难、心脏疾病

月经不调、更年期综合征、遗精、性功能障碍

心痛、胸闷、失眠、恶心、呕吐、烦躁

怕冷、贫血、晕车、食欲不振

多汗症、精神紧张

胃痛、胃溃疡

食欲不振、消化不良、腹泻

腰痛、腿痛、足部痛

心烦、心慌、失眠、贫血、低血压

咽炎、急性肺炎、高热、呼吸困难

感冒、哮喘、咳嗽、咽喉肿痛、鼻塞

食欲不振、青春痘、肥胖、急慢性肠炎

感冒、气喘、胸痛、咽喉肿痛、过敏性鼻炎

贫血、低血压、心烦、头痛

大肠经
心包经
三焦经
心经小肠经
心穴
肺穴
大肠
肺经
少商
耳、咽区
肝胆穴区
肾穴
命门
手掌区
精心区
心悸点
生殖区
咳喘点
劳宫穴
胃、脾、大肠区
平心
多汗点
胃肠点
神经性胃肠区
足腿区
胸腔、呼吸器官区
太渊
大陵
神门

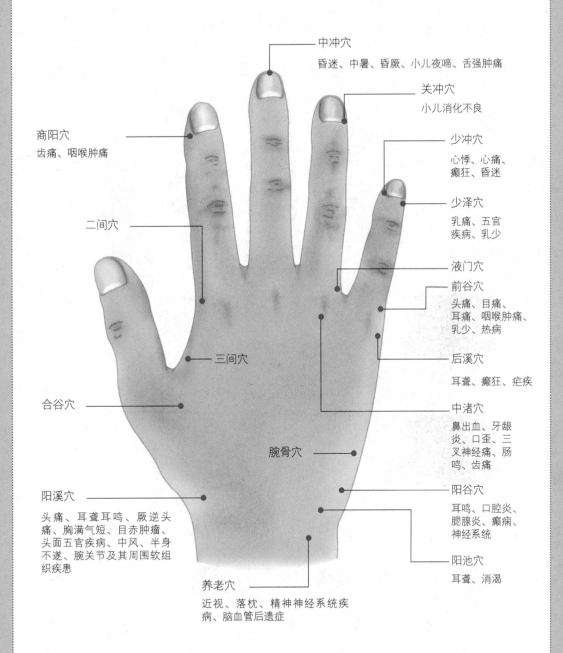

中冲穴
昏迷、中暑、昏厥、小儿夜啼、舌强肿痛

关冲穴
小儿消化不良

少冲穴
心悸、心痛、癫狂、昏迷

少泽穴
乳痛、五官疾病、乳少

商阳穴
齿痛、咽喉肿痛

二间穴

液门穴

前谷穴
头痛、目痛、耳痛、咽喉肿痛、乳少、热病

后溪穴
耳聋、癫狂、疟疾

三间穴

中渚穴
鼻出血、牙龈炎、口歪、三叉神经痛、肠鸣、齿痛

合谷穴

腕骨穴

阳谷穴
耳鸣、口腔炎、腮腺炎、癫病、神经系统

阳溪穴
头痛、耳聋耳鸣、厥逆头痛、胸满气短、目赤肿瘤、头面五官疾病、中风、半身不遂、腕关节及其周围软组织疾患

阳池穴
耳聋、消渴

养老穴
近视、落枕、精神神经系统疾病、脑血管后遗症

手上的主要经穴（二）

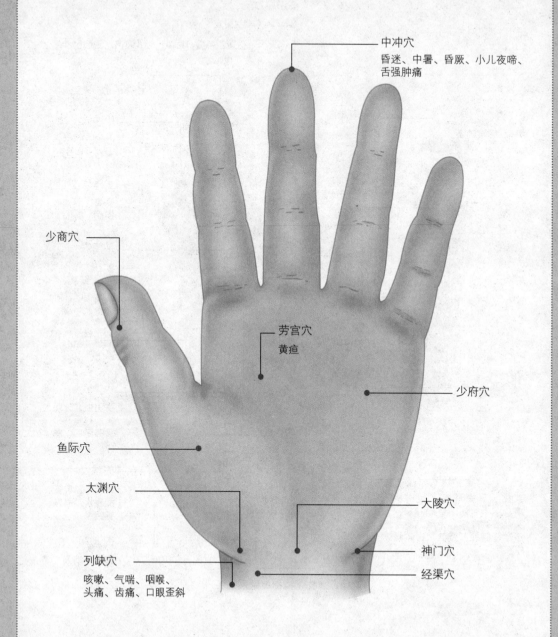

中冲穴
昏迷、中暑、昏厥、小儿夜啼、
舌强肿痛

少商穴

劳宫穴
黄疸

少府穴

鱼际穴

太渊穴

大陵穴

神门穴

列缺穴
咳嗽、气喘、咽喉、
头痛、齿痛、口眼歪斜

经渠穴

手的第五掌骨全息穴位图

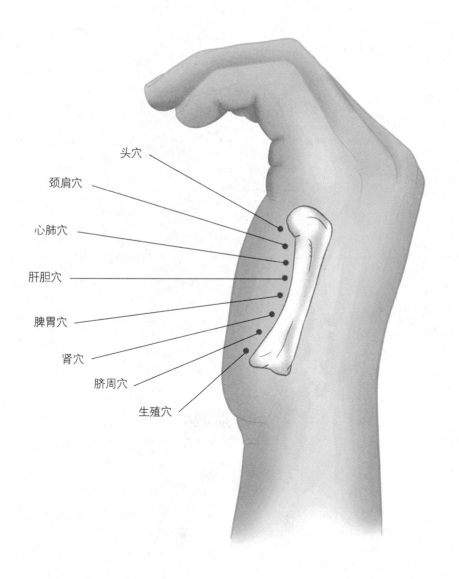

头穴

颈肩穴

心肺穴

肝胆穴

脾胃穴

肾穴

脐周穴

生殖穴

手背全息穴位图

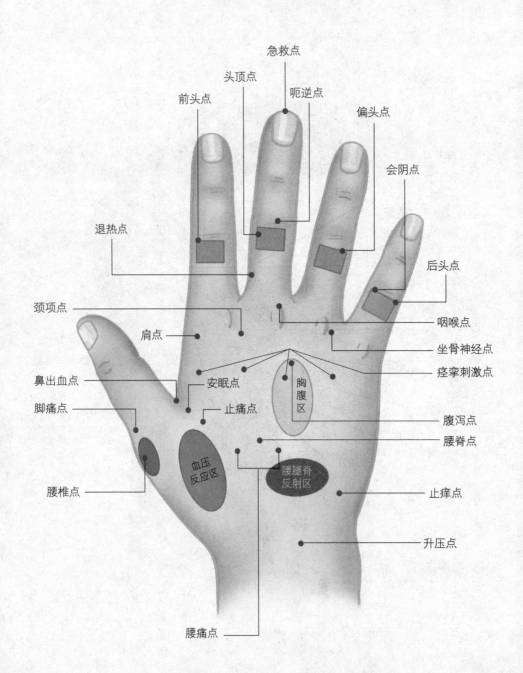

急救点
头顶点
前头点
呃逆点
偏头点
会阴点
退热点
后头点
颈项点
咽喉点
肩点
坐骨神经点
鼻出血点
痉挛刺激点
脚痛点
安眠点
胸腹区
止痛点
腹泻点
腰脊点
血压反应区
腰椎点
腰腿脊反射区
止痒点
升压点
腰痛点

手部解剖图

手掌主要由手骨、肌肉、血管、神经、皮肤五部分组成。它们既独立又统一，各自具有不同的作用，共同形成一个整体，给手部提供营养，支撑手部的活动。

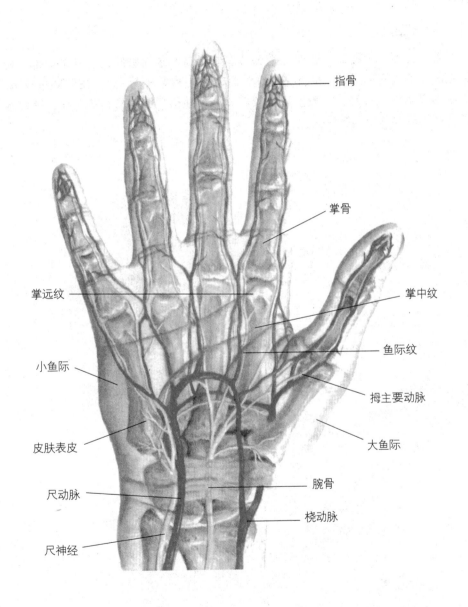

指骨

掌骨

掌远纹

掌中纹

鱼际纹

小鱼际

拇主要动脉

皮肤表皮

大鱼际

尺动脉

腕骨

桡动脉

尺神经

手掌的类型与疾病诊断

　　手形，就是手掌的外形特征。临床上通过对手形的望诊观察，可以对某些病症作出诊断。常见的手形有原始型、四方型、竹节型、圆锥型、汤匙型、鼓槌型和柔弱型。

● 原始型手

　　手掌肥厚，手指短且弯曲，指关节厚硬粗糙，掌面坚硬，尤其掌根部，特别粗厚。掌纹简单粗犷。指背三豹纹深而杂乱，手背青筋浮露，皮肤颜色较深。该手形提示体质较好，一般生病也较轻微，但性格急躁，易精神紧张，应注意预防高血压和呼吸系统疾病。

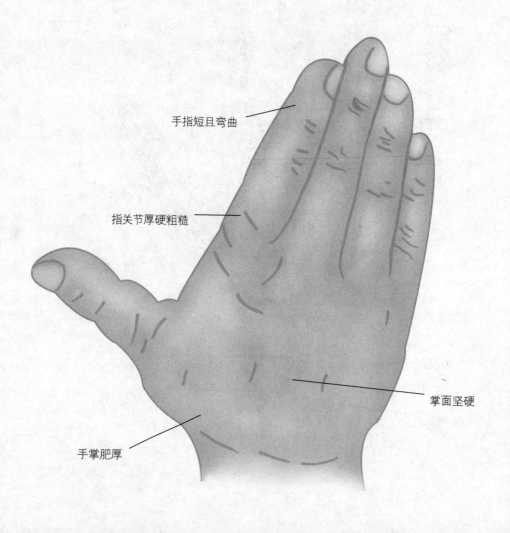

手指短且弯曲

指关节厚硬粗糙

掌面坚硬

手掌肥厚

● 鼓槌型手

指尖粗大，指根相对小，手掌相对薄弱。该手形提示先天性心脏病以及心脏病引起的循环系统病症和肺结核病晚期。

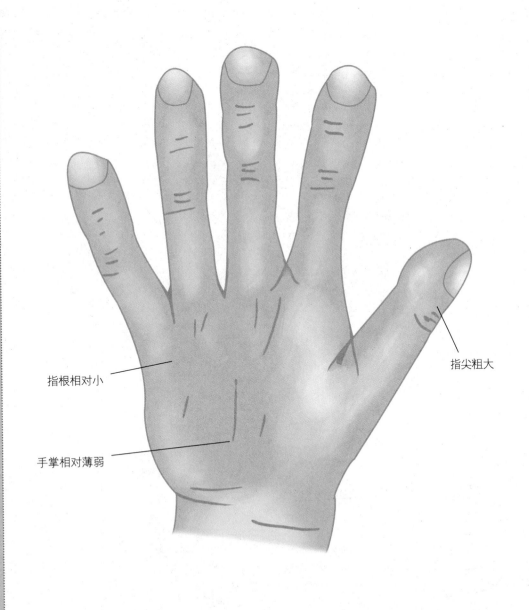

指尖粗大

指根相对小

手掌相对薄弱

● 圆锥型手

　　手掌纤细柔软，掌上部狭窄，指根较粗，指尖呈圆锥状，指甲较长。三豹纹较淡，肤色白，青筋隐而不显。该手形提示脾胃功能较差，易得消化系统疾病；中晚年时，易得风湿痹痛等症。

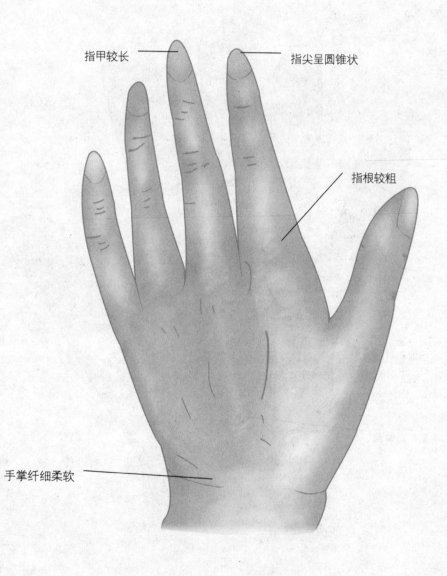

指甲较长

指尖呈圆锥状

指根较粗

手掌纤细柔软

● 四方型手

　　手掌方正平直，指甲短且方，拇指刚直，筋骨厚而坚实且有弹性，手腕接近四方形，三豹纹较平淡。该手形提示体力较好，精力充沛，全身发育良好，但成年后易得心脑血管疾病。

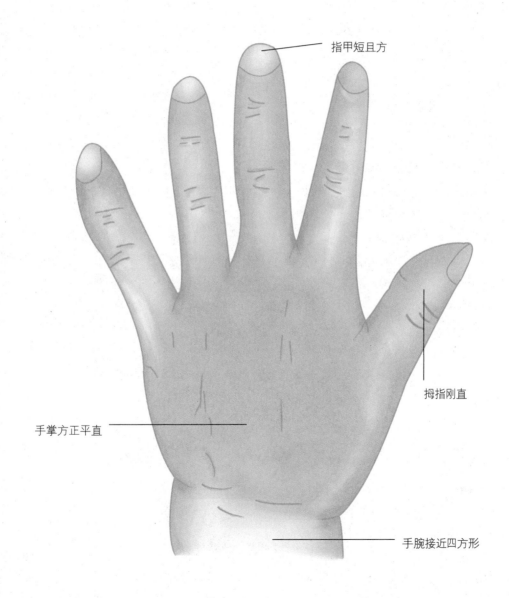

指甲短且方

拇指刚直

手掌方正平直

手腕接近四方形

● 柔弱型手

　　指、掌薄而略带弯曲，手指柔弱无力，指端较尖，肤色较白，青筋显露明显。该手形提示健康状况较差，泌尿、生殖系统功能薄弱，易得神经衰弱等症。

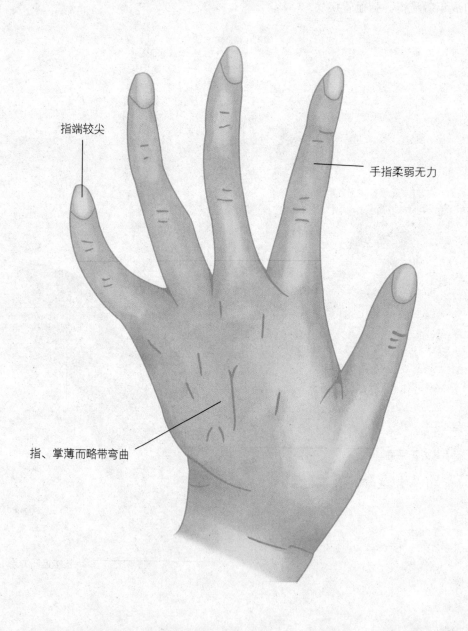

指端较尖

手指柔弱无力

指、掌薄而略带弯曲

● 汤匙型手

手腕、指根处粗壮，指尖也不似其他类型由粗变细，反而粗大如汤匙一般，指甲圆厚且大而坚硬，筋骨结实有力。该手形提示身体健康状况良好，但若嗜烟酒不加以节制，到了一定年龄易得衰老症；若见手背青筋粗浮，易得高血压、糖尿病等。

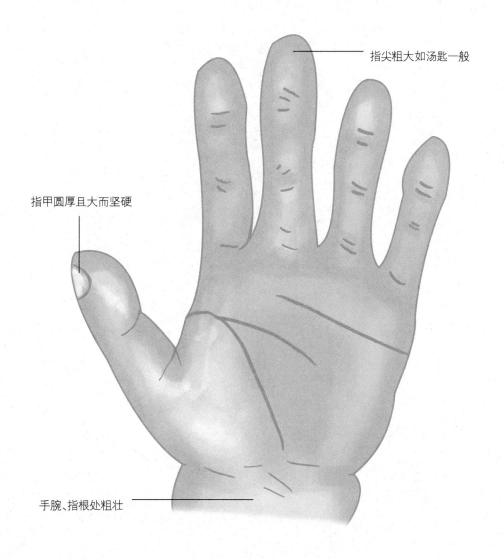

指尖粗大如汤匙一般

指甲圆厚且大而坚硬

手腕、指根处粗壮

● 竹节型手

外形修长，手指瘦削，指节突出，指端介于方形和尖形之间，指甲较长，拇指长而大。三豹纹明显，肤色较深，手背筋肉和血管隆起。该手形提示易因用脑过度而致体力较差，呼吸、泌尿、生殖等系统功能均较为薄弱。

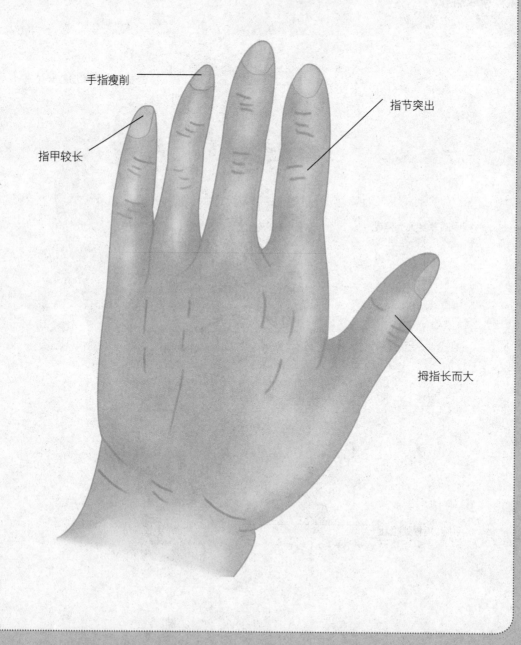

手指瘦削

指节突出

指甲较长

拇指长而大

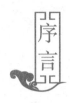

"手"到病自除

看手诊病和手疗治病,在我国有着悠久的历史。在商朝的甲骨文中就有着看手诊病的记载。2000多年前的《黄帝内经》就认为人体的局部和整体具有辩证统一的关系,即身体每一个局部都与全身的脏腑、经络等密切相关。因此在诊病时,通过观察手掌、五官等就可以了解人的健康状况。《灵枢》中就有诊鱼际纹路之法及爪甲诊病法;唐代王超《水镜图诀》就介绍过小儿指纹诊病方法。这都说明,古人很早就已经十分关注手诊与手疗了。

古人还认为"面相不如身相,身相不如骨相,骨相不如手相","视其外,以知其内脏,则知所疾矣","有诸内,必形诸外",这些都是古代医学家诊断疾病的重要方法。而现代医学认为:手是人的另一个头脑,它的行动举止几乎与大脑保持一致,其敏感性在人体的所有部位中是最强的。所以西方的手诊专家们说"手是人类心灵的窗户",中国也有相应的一句俗语"十指连心",这些都说明手与内脏有一定的关系。另外手还是人体全身脏腑器官的完整缩影。所以,人体组织器官的病变均可在手的某些部位得以体现。

此外,手部有着大片的病理反射区,是神经的聚集点。一只手正反面有70多个病理反射区和治疗穴位,临床实践证明,对这些穴区进行按摩等刺激可治疗近百种疾病。只要准确地、不断地刺激按摩手部穴位相关的病理反射点,就能使内脏不断受到良性刺激,而逐渐强化其功能,进而达到祛病强身的目的。

因为手疗是一种无创伤、无副作用、疗效显著并随时可以进行的治疗方法。所以这些年来,手诊与手疗越来越受到人们的欢迎,在经济发达的美国和日本也出现了众多的手诊手疗医学专家。它之所以发展如此迅速,就是因为这种诊治方法不但诊断准确率高,能及时发现病情,而且不论肤色人种,一律通用,既无须任何仪器,又无毒副作用,随时随地可以进行诊查和治疗。

望手诊疗疾病,有其操作简便、易学易懂、疗效灵验、经济安全等诸多优点,符合老百姓对治疗方法"简、便、廉、验"的要求,所以能长期在民间广泛应用并广为流传。正因为如此,为了配合手诊手疗的普及推广应用,帮助大家学会这一有效的家庭保健方法,我们出版了此书。

本书主要有两大亮点：第一，介绍了相关的手诊手疗基础知识，内容详尽且通俗易懂，为初学者打开了进入看手诊病、手疗治病的大门；第二，详细讲解了不同种类的多种常见疾病的手诊及手疗方法，让读者不仅可以学到简便实用的诊病技巧，同时，还可以学到这种疾病的手疗方法。另外，针对每种疾病的治疗，我们还特别配备了手操保健的内容。大家既可配合按摩手部穴位来使用这部分内容，达到治疗疾病的目的，也可以单独进行手操保健，达到灵活手指、强身保健的目的。基础知识结合实际运用，必然使读者轻松掌握手诊手疗知识，成为自己和家人的保健良医。

　　值得提出的一点是，本书不仅涵盖了看手诊病的内容，还介绍了简单易操作的手部保健操，让您动动手指，轻松拥有健康身体。本书在编写过程中，参阅了大量的古今医学文献及报刊中的相关内容，同时结合了以往对数万例患者的诊治结果，可以说，此书是构建在前人对手诊手疗研究基础之上的。

　　此书图文并茂，配有大量的手纹图，尤其可贵的是还配有许多真实的墨印手纹图，为您学习手诊提供更真实的参考资料。由于编者的知识有限，在编写这本书的过程中，难免会存在一些疏漏之处，敬请广大读者斧正。

Contents 目录 ▶

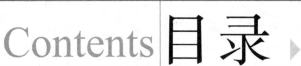
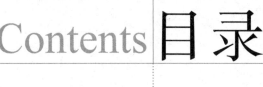

巽位出现"十"字纹

　　巽位出现"十"字纹，提示患有胆囊炎。

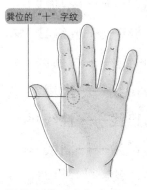

手部解剖图

　　手掌主要由手骨、肌肉、血管、神经、皮肤五部分组成。它们既独立又统一，各自具有不同的作用，共同形成一个整体，给手部提供营养，支撑手部的活动。

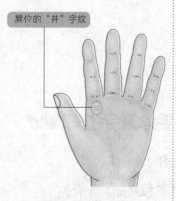

巽位的"井"字纹

巽位出现"井"字纹

　　巽位出现"井"字纹，提示患有胆囊炎，但无结石症状出现。

第三章　手掌中的疾病信号 ——病理纹

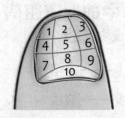

指甲九畴十区划分法

1、3区	肺
2区	心脏
4、6区	肝胆胰
5区	脾胃
7、9区	小肠、大肠
8区	肾脏、膀胱
10区	胞宫、精室、骨骼

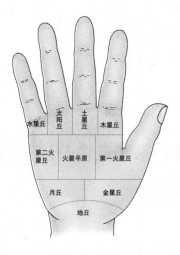

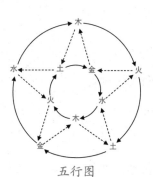

五行图

→ 相生
---- 相克

五行星丘划分法

　　五行星丘划分法是近代国外学者结合宇宙中太阳系的星体，根据"天人合一"的原理而创制的。五行主要表现金、木、水、火、土五种物质状态之间相生、相克的关系。传统中医经常用五行相生相克的理论来指导诊病。

超简单手疗消百病全书

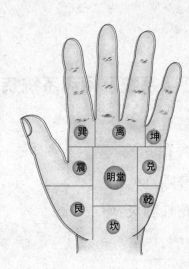

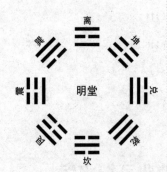

后天八卦图

九宫八卦划分法

九宫八卦划分法是目前手诊中最常用的手掌划分方法，它继承并发展了古代手掌八卦分区法。中医学认为，八卦的每一卦代表相应脏腑的功能，所以卦位上的表征变化即可反映脏腑的病变。手诊中借鉴了这一观点，根据后天八卦把手掌分为九区，以此指导诊断。

第六章　神经系统及内分泌系统疾病

第七章　皮肤科、五官科疾病

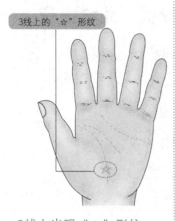

3线上的"☆"形纹

3线上出现"☆"形纹

"☆"形纹出现在3线上，提示易患突发性疾病。

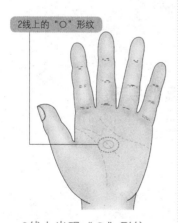

2线上的"○"形纹

2线上出现"○"形纹

2线上出现环形纹，提示头部曾受过伤，与软物较重的撞击有关。

第八章　泌尿系统、生殖系统及运动系统疾病

超简单手疗消百病全书

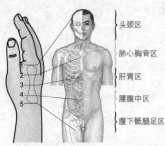

头颈区
肺心胸背区
肝胃区
腰腹中区
腹下骶腿足区

第二掌骨节肢与人体的对应关系

　　第二掌骨节肢的穴位分布经典地体现了生物全息律，它具有全息胚的特征，一一对应着人体相关部位的穴位，根据它们的对应关系，就可以诊查疾病。

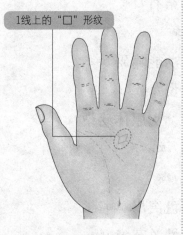

1线上的"口"形纹

1线上出现"口"形纹

　　"口"形纹出现在无名指下的1线上，提示可能患有肺结核。

第九章　妇科、儿科疾病

第十章　其他疾病

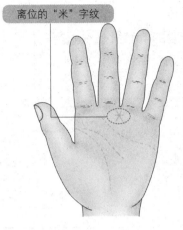

离位的"米"字纹

离位出现"米"字纹

"米"字纹出现在离位，提示存在心肌缺血的症状。

附录

● 阅读导航

我们在此特别设置了阅读导航这一单元，对内文中各个部分的功能、特点等作说明，这必然会大大地提高读者在阅读本书时的效率。

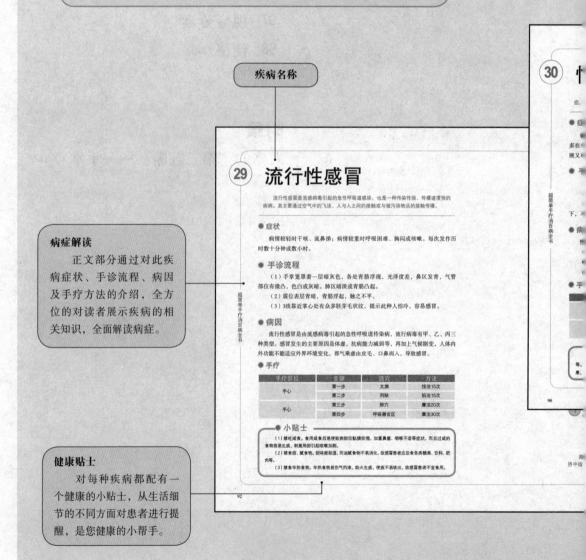

疾病名称

病症解读

正文部分通过对此疾病症状、手诊流程、病因及手疗方法的介绍，全方位的对读者展示疾病的相关知识，全面解读病症。

健康贴士

对每种疾病都配有一个健康的小贴士，从生活细节的不同方面对患者进行提醒，是您健康的小帮手。

29 流行性感冒

流行性感冒是流感病毒引起的急性呼吸道感染，也是一种传染性强、传播速度快的疾病。其主要通过空气中的飞沫、人与人之间的接触或与被污染物品的接触传播。

● **症状**

病情较轻时干咳、流鼻涕；病情较重时呼吸困难、胸闷或咳嗽。每次发作历时数十分钟或数小时。

● **手诊流程**

（1）手掌笼罩着一层暗灰色，各处青筋浮现，光泽度差，鼻区发青，气管部位有微凸，色白或灰暗。肺区暗淡或青筋凸起。

（2）震位表层青暗，青筋凸起，触之不平。

（3）3线靠近掌心处有众多胚芽毛状纹，提示此种人怕冷，容易感冒。

● **病因**

流行性感冒是由流感病毒引起的急性呼吸道传染病，流行病毒有甲、乙、丙三种类型。感冒发生的主要原因是体虚，抗病能力减弱等，再加上气候剧变，人体内外功能不能适应外界环境变化，邪气乘虚由皮毛、口鼻而入，导致感冒。

● **手疗**

手疗部位	步骤	选穴	方法
手心	第一步	太渊	按法15次
手心	第二步	列缺	掐法15次
手心	第三步	肺穴	摩法20次
	第四步	呼吸器官区	摩法30次

● **小贴士**

（1）禁吃成食。食用成食后易使致病部位黏膜吸缩，加重鼻塞、咽喉不适等症状，而且过成的食物容易生痰，刺激局部引起咳嗽加剧。

（2）禁食甜、腻食物。甜味能助湿，而油腻食物不易消化，故感冒患者应忌食各类糖果、饮料、肥肉等。

（3）禁食辛热食物。辛热食物易伤气动津、助火生痰，使痰不易咳出，故感冒患者不宜食用。

92

30 †

96

看手诊病

　　手掌的色泽变化、手纹的变化、手线的异常以及指甲的变化等都与健康有着非常密切的关系，"看手诊病"通过图例的客观展示，使读者能非常便利的观察手掌的各种变化，随时得知自己身体的健康状况。

气管炎

因素等引起的气管、支气管黏膜及其周围组织的慢性炎
失调对慢性支气管炎的形成及发展亦起到重要作用。

咳嗽、咯痰或伴有喘息为其特征。早期症状轻微，
晚期炎症加重，症状长期存在，不分季节。疾病进
及右心肥大。

上出现纵沟，提示气管开始有炎症侵入。
暗，有黄褐色发亮，如老茧样凸起。
状细纹，小鱼际兑位可见纵纹，为呼吸系统功能低

有许多因素不够明了，近年来认为，有关因素如下。
化氮、二氧化硫等，对支气管黏膜有刺激作用。
气管炎最主要的发病因素。
慢性支气管炎发病和加剧的另一个重要因素。

步骤	选穴	方法
第一步	劳宫穴	按法20次
第二步	鱼际穴	摩法15次
第三步	肺穴	掐法15次
第四步	胸腔呼吸器官区	摩法15次

要的蛋白质，如鸡蛋、瘦肉、牛奶、动物肝、鱼类、豆制品
的肉类硬食食品以增强御寒能力，也应经常进食新鲜蔬菜瓜

速效对症手诊手疗法

看手诊病

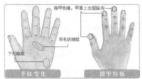

指甲色暗，甲面上出现纵沟
羽毛状细纹
下凹纵纹

手纹变化　　**指甲特征**

手疗治病

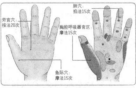

劳宫穴
按法20次
胸腔呼吸器官区
摩法15次
肺穴
掐法15次
鱼际穴
摩法15次

慢性支气管炎手操自疗法

① 平伸手掌，掌心向外，把中指内搭于无名指背，由上向下极力按压。

② 拇指内收掌心，置于中指及无名指指缝间，然后用力收缩其他四指，内压拇指。

③ 把一根火柴棒放在两手拇指尖端处，并用力挤压住火柴棒。

专家出诊

问：慢性支气管炎患者为什么不能吃冰西瓜？

答：虽然西瓜是清热解暑的佳品，但西瓜生冷性寒，吃冰西瓜过多不仅容易伤脾胃，还会加重咽部的不适感，或引起咽喉炎。因为西瓜在进行低温冷藏之后，其中的水分便会结成冰晶，我们在吃的时候会使口腔受到剧烈的刺激，进而引起舌部的痛觉神经、牙周神经及唾液腺迅速降温，从而引发咽炎。所以对于支气管炎患者来说，要少吃冰西瓜。

第四章　呼吸系统及循环系统疾病

30

97

手操疗法

　　疾病的最后我们还介绍了根据专家几十年实践经验总结出的手疗方法，您可以按照此流程方法自己进行疾病的治疗。

专家出诊

　　本书还展示了专家针对患者关于此疾病所提出问题的详细解答，增加患者解决问题的依据，具有较强的实用性。

用一手拇指及食指挠
右手拇指、食指搔捏
左手无名指根背部皮肤。
一手掌心。

29

93

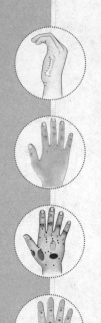

本章看点

● **手诊简介**
观察掌纹、手指、指甲和手掌等方面的变化

● **指纹和掌纹的诊病依据**
可对先天遗传疾病和后天疾病进行诊断

● **指甲的诊病依据**
不同手指的指甲对应着人体不同部位的疾病

● **手指的诊病依据**
每个手指对应不同的脏腑器官

● **手疗简介**
通过手指对手部某些固定部位进行手部按摩

● **手疗操作手法**
包括按、揉、点、捻、掐、推、擦、摇转、拔、摩等方法

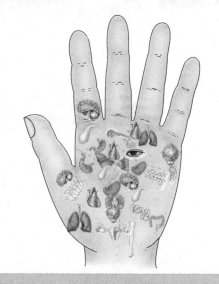

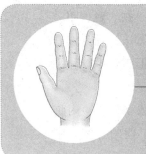

第一章
手诊及手疗概观

  手诊医学是通过观察手部不同部位的信息特征进行疾病的预测、诊断、治疗的一门综合性应用科学。手诊不同于手相，它具有真实的科学依据，主要是通过观察掌纹的变化来诊查疾病，同时手的其他部位也可以反映身体的健康状况，如指纹、指甲和手指。因此在手诊中可以参考这些部位的异常变化判断疾病的发生与发展，使手诊的结果更准确可靠。本章还在最后介绍了手疗的基本知识和基本手法。

手诊简介

手诊是运用视觉、触觉等方式，通过手上不同部位的征象进行疾病的预测、诊断、治疗，以了解人体健康或疾病状况的一种特殊诊断方法。它通过对手形、指形、指纹、掌纹、手色、指甲等各部分的观察，全面搜集诊断依据，以中医理论为指导、以全息医学为基础，中西医结合运用，动态而直观地揭示人体状况的发展趋向，从而为保健治疗提供客观而丰富的诊断资料。

人类认识自然，80%以上信息都经由视觉获得，无论西医的"视、触、叩、听"，还是中医的"望、闻、问、切"，观察人体表征的诊病方法均列首位。而我们现在所说的手诊，是指对手部的望诊，它主要分为气色形态、手纹和手形三大类。

手与人体内脏、经络和神经都有着密切联系，而各种疾病或多或少跟内脏器官也有联系，所以，如果体内潜在有病理变化时，不论是早期的、发展中的、还是晚期的，都会或隐或现地在手上反映出来，留下不同的印记，从而给我们观察时提供诊断依据。具体到掌纹来说，它的形状由遗传决定，一般比较稳定，但当其受到环境因素的影响时，就会发生改变，从而提醒我们身体正在悄悄地发生变化。

《灵枢·本脏篇》指出："视其外应，以知内脏，则知其病矣。"《灵枢·五色篇》中进一步指出"以五色命五脏，青为肝，赤为心，白为肺，黄为脾，黑为肾"，《难经》中提出"望见其五色，以知其病"。

手诊给我们提示了身体的健康状况和可能发病的信号。学习和研究手诊，在特定情况下可以从一个侧面观察体质现状和预测病情，了解先天禀赋、"七情"活动、发病状况、病势趋向以及各种隐藏的疾病等，不但给医务人员的诊病提供线索，同时还有助于个人对自身健康的观察，以便及早进行自我调控，防患于未然。

经过手诊专家多年来的实践总结，看手诊病已基本形成体系。目前看手诊病主要是通过观察掌纹、手指、指甲和手掌的色泽、形状、纹理等方面的变化来预测、判断疾病的发生和发展。其中掌纹诊病的运用最为广泛，通过观察、分析掌纹可以诊断出一百多种疾病，因此掌纹也被称为"生命的第二张脸"。

看手诊病

手诊的过程

手诊源于中医,是指对手部的望诊,主要分为气、色、形态,手纹和手形三大类。它可以预测疾病的发生,达到及早发现、及时治疗的效果,因而越来越为人们所关注。

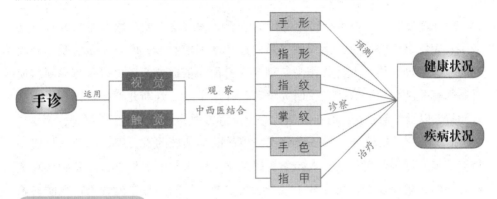

手部对应病症

人体所有脏腑器官的病变都会在手部有所显示,根据这些不同的表征,我们就可预测、诊断身体的健康状况。

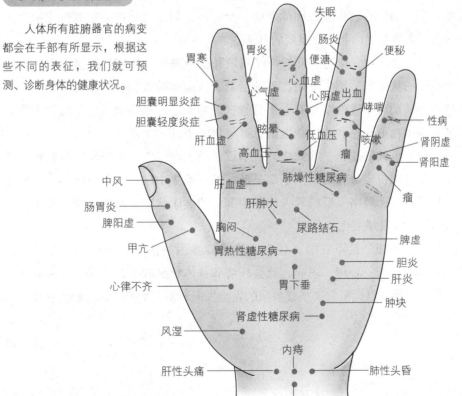

指纹和掌纹的诊病依据

在手诊中，指纹和掌纹都可以作为诊病的依据。指纹多用于先天遗传病的诊断，掌纹除了可以作为先天遗传疾病的诊断外，还可以用来诊断后天的各种疾病。

指纹是皮纹图形在手指特定部位的表现。指纹是人们观察最早、并且研究最多、应用最广的部分。指纹主要是由遗传基因控制形成的，所以它是不会改变的。除了刑事侦查上将其作为鉴别个人身份的依据外，还可以用来诊断与遗传基因有关的病症。有些皮纹研究学者，在从指纹上判断儿童的智商和行为是否异常，以及判断是否患有小儿唐氏综合征等方面，获得了很多的成果。

指纹研究是皮纹学中的一个分支，也是医学领域的重要组成部分。目前，指纹已被广泛用于遗传学、人类学、民族学、优生学等多种学科。基因诊断被称为第四代诊断技术，它弥补了过去传统诊断方法的不足之处，不以疾病的表征为前提，而以基因型为基本前提，即通过分析某种基因的缺陷，对某种疾病作出诊断。指纹诊病作为基因诊断的一个方面，对于遗传疾病及其他一些重大疾病的预防和基因诊断具有重要的意义。

掌纹的形成和变化与手部的神经系统和血液循环有着密切的关系。手掌是末梢神经的集中区，感觉灵敏，手的活动直接调动着大脑的思维反应，丰富的末梢神经活动对掌纹的变化有着不可忽视的影响。手部的微循环丰富而密集，大量人体生物电信息和非生物电信息都聚集在手部。手部的微循环是否通畅，直接影响到掌纹的变化。除此之外，掌纹还受到经络穴位的影响。虽然掌纹不是按照经络穴位来分布的，但手部是经络循行的集中区，所以掌纹不可避免地会受其影响。而经络又反映着人体各个部位的健康状况，所以掌纹的变化预示着人体健康的发展变化。

掌纹有一部分是不变的，代表家族遗传基因的情况；还有一部分是变化的，会随着年龄、心理、职业、社会环境和身体状况的改变而改变。掌握这种变化规律，就可以凭借它来观察疾病的发生发展，从而起到防病诊病的作用。

看手纹诊病

指纹与掌纹

指纹的形成由遗传基因决定，不会改变，主要用来诊断先天性遗传疾病；掌纹会随着人的生理和社会因素的改变而改变，主要用来诊断人体健康的发展变化。

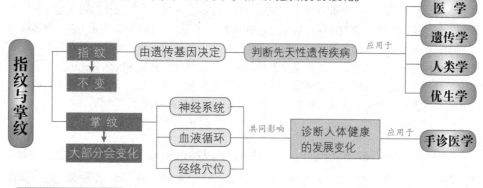

正常的手纹

正常的手纹包括指纹、指节纹、掌纹、掌花纹四种纹线。指纹是皮纹图形在手指特定部位的表现，可分为10种类型；指节纹是指与指之间、指与掌之间的屈褶纹；掌纹包括大鱼际曲线、小鱼际抛物线和小指根下横曲线，以及其他一些辅助线和干扰线；掌花纹即指节以下手掌部分的皮肤花纹。

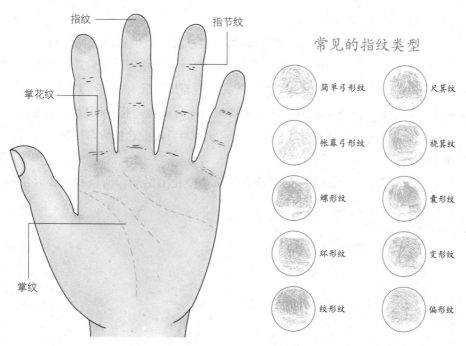

常见的指纹类型

简单弓形纹　　尺箕纹

帐幕弓形纹　　桡箕纹

螺形纹　　　　囊形纹

环形纹　　　　变形纹

绞形纹　　　　偏形纹

③ 指甲的诊病依据

　　医学家在长期的实践中发现，人类脏腑器官的变化，会相应地反映到指甲上来。只要时常注意观察指甲上的微妙变化，就可以得知甚至预测身体的健康状况。十指指甲反映的疾病既有相同点，也有不同点，并且存在一定的规律性。一般来说，拇指指甲多反映头部、颈部病变；食指指甲反映头部与膈肌之间的病变（包括上焦、胸、心、肺等疾病）；中指指甲反映膈至脐之间的病变（包括中焦、肝、胆、脾、胃等脏腑疾病）；无名指指甲反映脐至二阴之间的病变（包括下焦、肾、膀胱、肠道等疾病）；小指指甲反映二阴以下以及下肢的病变（包括下焦、二阴、两下肢等疾病）。所以，如果不同的指甲上出现了病理变化，就要注意其所对应的身体部位的健康状况了。

　　依据指甲诊断健康状况好坏，关键在于观察指甲的颜色及形状。健康指甲应呈粉红色，平滑光洁，甲面无纵横沟纹，甲上无异常斑点，指甲对称，不偏斜，无凹陷或末端向上翘起的现象。若指甲的颜色和形状发生异变，就意味着身体正在发生病理性的变化。

　　正常指甲约占手指末节的3/5，呈长方形拱起，顶端横径稍大于基部横径。就正常的指甲来说，虽然形状多样，但并没有完全相同的指甲。一般而言，健康的指甲可以分为普通指甲、大型指甲、小型指甲、长型指甲、短型指甲、宽型指甲、窄型指甲等类型。

　　指甲底部的白色像半月形的部分称为"半月痕"，也就是民间俗称的"月白"，恰位于各指中央对称，没有大的偏移。当所有的指甲有正常的半月痕时，便可推断人体的健康状况良好；如果指甲完全没有或仅仅有一点半月痕时，这意味着身体疲劳不堪，或正患有病痛。最理想的半月痕应占指甲面积的1/5左右，半月痕太大或没有则意味着身体存在病变。此外半月痕颜色的异常变化，也可反映身体的健康状况。

　　指甲的生长情况和形态，随时都会受机体变化的影响。所以我们要时常关注指甲的变化，以防患于未然。

看指甲诊病

甲诊的主要方面

观甲诊病主要在于观察指甲的颜色、形状和月白，如果指甲的这几方面发生了异常变化，就意味着身体某些部位也在发生病理变化。

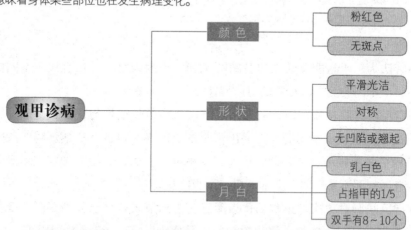

观甲诊病
- 颜色
  - 粉红色
  - 无斑点
- 形状
  - 平滑光洁
  - 对称
  - 无凹陷或翘起
- 月白
  - 乳白色
  - 占指甲的1/5
  - 双手有8~10个

指甲与人体部位的对应关系

双手的指甲与人体部位有着一定的对应关系，根据这种对应关系就可以诊断出身体相应部位的健康状况。

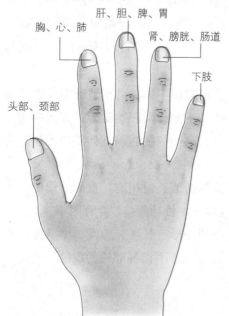

胸、心、肺
肝、胆、脾、胃
肾、膀胱、肠道
下肢
头部、颈部

指甲九畴十区划分法

根据壮医的实践经验，有些手相专家把指甲划分为十区，这种划分法被称为九畴十区划分法。这十区分别对应人体的脏腑器官，因此观察此十区的变化，即可了解身体健康的状况。

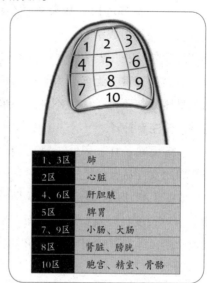

1、3区	肺
2区	心脏
4、6区	肝胆胰
5区	脾胃
7、9区	小肠、大肠
8区	肾脏、膀胱
10区	胞宫、精室、骨骼

③

④ 手指的诊病依据

手指处于人体上肢的末端，是血液回流的起点之一，而且心、肺、大肠、三焦、心包、小肠等经络的循行点都位于指尖，从而手指形态的变化与身体健康有着密切的联系，所以，手指也是掌纹诊病的参考之一。

中医认为，手指能反映人体脏腑的盛衰，是因为每个手指可代表不同的脏腑器官，手指与脏腑有着相应的对应规律。

拇指反映肺脾功能。正常的拇指形态应为指节长短均匀，圆长健硕，直而不偏。过分粗壮显示易动肝火，易出现眼涩、眼痒、口苦、心情烦躁、头晕等病症；扁平薄弱显示少年时期体质差，易患神经衰弱；上粗下细则表示吸收功能差，身体瘦弱不易肥胖；上细下粗表示吸收功能好。

食指反映肠胃功能。正常的食指形态应为指节柔软富于弹性，圆长健壮。苍白瘦弱表示肝胆功能差，消化功能差，易疲倦；第一指节过长表示健康功能差；第二指节过粗表示钙质吸收不平衡，骨骼牙齿多较早损坏；第三指节过短易患神经方面疾病；指头偏曲、指节缝隙大显示易患消化系统疾病，特别易患大肠疾病。

中指反映心血管功能。正常的中指形态应为圆长健壮，指形直而不偏曲。苍白细小表示心血管功能差，需注意家族遗传；中指偏短显示易患肺肾疾病；第二指节过长意味着钙质代谢差，选择钙剂时要选易吸收的，否则易造成钙质沉积形成结石。

无名指反映肝胆功能。以圆秀健壮、指形直而不偏曲、指节圆润有力、指节纹清爽为正常。无名指太长的人多是因生活不规律而影响健康；无名指太短表示身体元气不足，体力不佳，免疫力低；无名指的强弱与人体泌尿生殖系统有关，要注意补肾。

小指反映子宫、睾丸、肾功能。正常应为指节长短相称，直而不偏曲。小指瘦弱的女性易患月经病、妇科病；男性易肾亏、性功能差、生育困难。

依据手指诊病，除了正面观察整个手指的外形、长度、力度、丰满度、各指节相对长度，以及指端倾斜面等情况，还应查看手指各部位的皮纹。只有全面地诊断，才能了解到更翔实的健康状况。

超简单手疗消百病全书

看手指诊病

手指诊病

手指位于肢体末端，共有六条经络循行经过，因此手指的形态变化与健康有密切的关系。据研究，不同手指对应着不同的脏腑器官，并反映其所对应器官的病理变化。

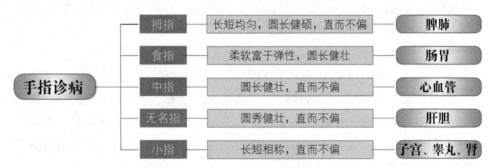

拇指	长短均匀，圆长健硕，直而不偏	**脾肺**
食指	柔软富于弹性，圆长健壮	**肠胃**
中指	圆长健壮，直而不偏	**心血管**
无名指	圆秀健壮，直而不偏	**肝胆**
小指	长短相称，直而不偏	**子宫、睾丸、肾**

手指诊病

手指与经络及人体系统的对应关系

根据经络与人体系统的关系，可推断出手指与人体系统之间的对应关系，从而通过手指的变化，就可了解身体不同系统的健康状况。

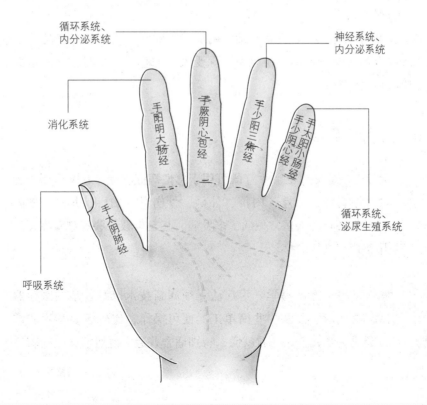

循环系统、内分泌系统

神经系统、内分泌系统

消化系统

手阳明大肠经

手厥阴心包经

手少阳三焦经

手太阳小肠经

手少阴心经

手太阴肺经

循环系统、泌尿生殖系统

呼吸系统

④

手疗简介

何为手疗？从狭义上来说，手疗一般就是指手部按摩疗法，就是通过手指对手部某些固定的与身体内外脏器、组织有着特定联系的穴位、病理反射点或敏感点等，以特定的治疗手法刺激，一般采用点法、揉法、按法、推法等，来调节相应的经络、脏腑、组织、器官，以达到保健强身、治疗急慢性疾病的目的。

从广义上来说，手疗还包括针刺疗法、点刺疗法、七星针疗法、艾灸疗法、指针疗法、割治疗法、埋线疗法、穴位注射疗法、手部直流电疗法、握药疗法等。但是因为在手疗的这些手法中，手部按摩疗法是最有代表性、最简单方便、最经济实惠，也是流传最广、最受老百姓喜爱的，因此人们一般说到手疗时，其实说的就是手部按摩疗法。

手疗（以下提到手疗时均指手部按摩疗法）对场所一般没有特殊要求，只要室内自然光线充足，尽量避免周围环境噪声。在进行手疗前，应事先对指甲进行修剪，保持适当的长度，并磨平使之圆滑。因为过长容易刺破皮肤，而过短又会影响疗效。

手疗既可用于治疗各类病症，又可用于养生保健，用途相当广泛。通过手疗大家既可互治，又可自治，所以手疗深受人们的垂爱和欢迎。这也是由手疗的自身特点和优势决定的。

● 手疗的优点

1　治疗范围非常广泛。手疗既可用于急性病症的治疗，又可用于各种慢性病症的治疗，内科、外科、骨伤科、妇科、儿科、皮肤科、五官科等各科的很多常见病、多发病，甚至少数一些疑难杂症，都可以采用手疗来进行治疗。

2　操作简单，方便易学。手疗法无须高新技术以及复杂的医疗器械，仅凭双手以及一些简单工具便可操作，比较容易学习和掌握，可以说是一学就会，一看就懂，特别适合普通人群居家保健祛病。

③ 安全可靠，无副作用。手疗法是一种自然疗法，安全可靠，无污染，又不像药物那样会使人体产生药物依赖性，也不会对人体脏腑造成任何损害。

④ 疗效好，见效快。对于手疗的各种适应症，不论是急性病还是慢性病，只要运用得当，都会有意想不到的效果。而且，手疗还是一种不可多得的保健强身的方法，只要坚持使用，一定会获益良多。

● 手疗注意事项

① 场所空气要流通，冬天要做好保暖，避免手部受寒或者冻伤；夏季天气闷热，可以打开电风扇解热，但要注意不可直接对着吹风。在进行手疗时，室内的其他人切不可吸烟。

② 手疗力度要适中，每穴治疗3~5分钟，每次以15~30分钟为宜。对于急性病症，每日可治疗1~2次，病愈后即止；对于慢性病症，则宜每日或隔日治疗1次，5~10次为一个疗程。

③ 暴饮、暴食或者饥饿、极度疲劳的状态下，一个小时内均不可做手疗。在进行手疗前最好休息15分钟，如果是刚做完剧烈运动则要休息半个小时才能进行。

④ 老年人关节僵硬，骨骼相对松脆；少年儿童皮薄肉嫩，所以对这两种对象做手疗时手法要轻柔，切不可使用暴力。

⑤ 严重病患或者病情较为严重的人，做手疗时要配合常规疗法同时进行，或以常规疗法为主，手疗法为辅，以达到快速治愈疾病的目的。

⑥ 手部有感染、化脓性病灶者，禁用手疗法；皮肤过敏者，也要慎用手疗法。

手疗操作手法

　　手部按摩保健法的基本手法大概有按、揉、点、捻、掐、推、擦、摇转、拔、摩等十几种，下面就来分别介绍一下。

● **按法**

　　定义：所谓按法，即用拇指指尖或指腹（肚）垂直平压穴位、反应区、反应点。

　　适用：按法一般适用于手部大鱼际、小鱼际处等较平的穴区。此法常与揉法配合使用，可用来进行各种慢性疾病、慢性疼痛的治疗及预防保健等。

　　注意：着力部位要紧贴手部表面，移动范围不宜过大，用力要逐渐加重，缓慢而持续，不要使用爆发力，按压频率和力度都要均匀。按法常常与揉法结合，组成了按揉复合手法。

● **揉法**

　　定义：所谓揉法，就是把手指螺纹面按在手部穴区上，放松腕部，以肘部为支点，前臂摆动，带动腕部和掌指做轻柔缓和的旋转性揉动，将力通过手指传达各部位。较常用的是中指揉和拇指揉。

　　适用：揉法能起到调节补益的作用，适宜在表浅或开阔的穴位上进行。常用来治疗慢性病、虚证、劳损。

　　注意：压力宜轻柔，动作要协调有节律，持续时间最好长些。

● **点法**

　　定义：所谓点法，就是用拇指指端、中指顶端、小指外侧尖端、无名指顶端、指尖关节等部位，点压手部穴位。

　　适用：点法一般用于骨缝处的穴区。多用于急症、痛证等治疗。

　　注意：点法接触面积小，力度强，刺激量大。操作时要求准确有力，不要滑动，力量调节幅度大。

● **捻法**

　　定义：所谓捻法，就是用拇指、食指螺旋纹面夹持一定部位，用单指或两指相对做搓揉动作。此法有活血通络、止痛的作用。

　　适用：主要用于手部每指各部小关节。多用于慢性病症，局部不适及保健等。

　　注意：捻法的要求较多，既强调频率和作用部位，又要重而不滞，轻而不浮。

● 掐法

定义：可以用手指顶端甲缘对手部穴位区施以重刺激，一般多用拇指顶端及桡侧甲缘施力，也有以拇指与其余各指顶端甲缘相对夹持穴区来施力。

适用：常用于掌指关节结合部及掌骨间缝部位的操作。用于治疗痛证、癫狂发作、急症、神经衰弱等。

注意：掐法属强刺激手法，掐时要慢慢用力，到引起强烈反应时停止。运用此法时切不可滑动，否则很容易损伤皮肤。为避免掐破皮肤，可在重掐部位覆盖一层薄布。

● 推法

定义：所谓推法，就是指用指掌、单指、多指及掌根、大小鱼际侧，着力于手部的一定穴位及反应点，单向直线移动。

适用：该法适用于手部纵向长线进行。推法操作一段时间后一般配合使用擦法。慢性病、劳损性疼痛、酸痛、虚寒及日常保健等均可用此法进行治疗。

注意：推法操作时，要求指掌紧贴体表用力稳妥，速度缓慢均匀。为使力度调控自如，一般是沿手部骨骼走向进行操作。

● 擦法

定义：所谓擦法，就是用单指、手掌、大小鱼际或掌根部附着于手的一定部位，紧贴皮肤进行往复快速直线运动。此法能行气活血，通络散寒，温煦补益，坚持手掌部擦法有补精益髓、防病抗病、延年防衰的功效。

适用：擦法适用于手掌、手指部顺骨骼走向，特别是手掌心部。适用于慢性疾病、虚寒证、精神性疾病等，也可用来强身健体。

注意：操作此法时腕关节要自然伸直，前臂与手保持水平，指擦的指端可微微下按，以肩关节为支点，上臂主动带动指掌做反直线移动。擦法的着力一定要轻而不浮、节奏迅速才能收到满意效果。

● 摩法

定义：所谓摩法，就是指把手掌面或食指、中指、无名指螺纹面附于手部一定部位上，用腕关节连同臂部摆动在掌部穴区上做顺时针或逆时针的循环擦动。重手法后可用摩法进行放松调整，可起到温经通络，行气活血的作用。

适用：摩法适用于手部相对开阔的部位。常用来治疗老年疾病、慢性病、虚证、寒证等。

注意：摩法围绕环形，可以自中心向周围逐渐放大，然后再回收，使中心及四周有温热感。要求动作轻柔、速度均匀协调，频率要快。摩法操作时要持续均匀速度，不应重滞不匀，否则可能会事倍功半，不能达到理想疗效。

6

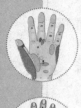
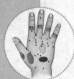

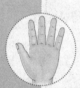

本章看点

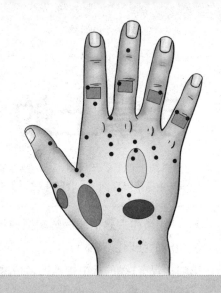

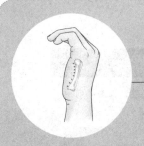

第二章

手掌中的健康密码
——掌纹线

  人手掌上的掌屈纹，即我们通常所说的手线，在一定的情况下会随着人体的健康状况、生活环境、心理情况和年龄的变化而变化。在手诊的运用中，经常观察的手线大致有14条，它们简单的被称为1线、2线、3线……这14条线分别反映身体不同系统的健康状况，通过它们的异常变化，就可以判断不同系统所存在的健康问题，这是我们悉知全身健康状况的一种简便易学的方法。

手掌上的 1 线 感情线

　　1线，起于手掌尺侧，从小指掌指褶纹下1.5~2厘米处，以弧形、抛物状延伸到食指与中指指缝之间下方，这条线以深长、明晰、颜色红润、向下的分支少为正常。

　　1线又称为感情线、远端横曲线、小指根下横曲线、天线，主要代表呼吸系统功能的强弱。观察1线的长度和走向，可以分析出自主神经对消化系统功能的影响；观察1线的从中指到无名指这一段，可以分析出呼吸系统功能的强弱。

● 1线的主要病理变化

1线的特征	病理诊断
1线过长，已经到达食指的第三关节腔下缘	表明可能患有胃肠神经官能症，即胃肠自主神经功能紊乱
1线分成两支，一支延伸到食指的第三指关节腔下缘，另一支进入食指与中指指缝内	提示胃的功能薄弱，消化吸收不良
1线在无名指下发生畸断	提示肝的能力较差，或早年曾经患过严重的疾病，引起肝脏的免疫功能下降
1线在无名指下方被两条竖线切断	提示血压不稳定，其血压偏高或偏低，还要结合交感神经区和副交感神经区查看。若在竖线的两旁有脂肪隆起，多患高脂血症
1线呈锁链状	提示自幼呼吸功能薄弱
1线长，流入食指与中指缝内，且2线下垂向乾位	提示自幼患有胃病，吸收消化功能很弱
在手掌的小鱼际处，1线始端有较大的"岛"形纹	多提示听神经异常
1线尾端出现较小的"岛"形纹或大量凌乱的羽毛状纹线	提示患有咽炎或鼻炎
1线在无名指下部有延伸向2线的叶状"岛"形纹	提示患有乳腺增生
1线在无名指下有较小的"岛"形纹	提示视神经方面发生异常变化

1线的主要病理变化

标准的1线

1线起于手掌尺侧，从小指掌指褶纹下1.5~2厘米处，以弧形、抛物状延伸到食指与中指指缝之间下方。主要代表呼吸系统功能的强弱。

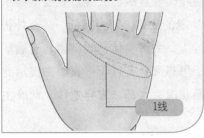

1线

1线过长

1线过长，到达食指的第三关节腔下缘，表明可能患有胃肠自主神经功能紊乱。

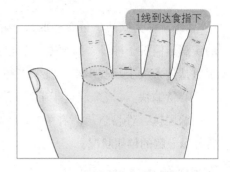

1线到达食指下

1线畸断

1线在无名指下发生畸断，提示肝的能力较差，或早年曾经患过严重的疾病，引起肝脏的免疫功能下降。

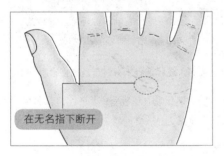

在无名指下断开

1线被切断

1线在无名指下方被两条竖线切断，提示血压不稳定。

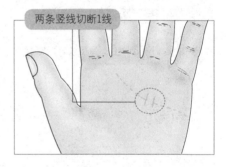

两条竖线切断1线

1线呈锁链状

1线呈锁链状，提示自幼呼吸功能薄弱。

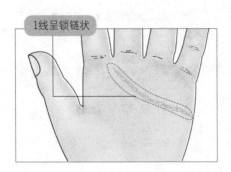

1线呈锁链状

墨印手纹的变化

1线分成两支

1线分成两支，一支延伸到食指的第三指关节腔下缘，另一支流入食指与中指指缝内，提示胃的功能薄弱，消化吸收不良。

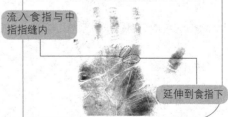

流入食指与中指指缝内

延伸到食指下

7

手掌上的2线 脑线

2线，起于手掌桡侧，从食指掌指褶纹与拇指掌指褶纹内侧连线的1/2处，以抛物状延伸到无名指中线，这条线以微粗、明晰不断裂、微微下垂、颜色红润为正常。

2线又称为脑线、近端横曲线、小鱼际抛物线、智慧线、人线。此线所提示的疾病，偏重于神经、精神方面及心血管系统功能的变化。智力高低，甚至外伤都可从这条线上反映出来。凡具备标准型2线的人，大多身体比较健康，充满活力，心情愉快。2线末端过于下垂的人，多见于思想家；若过于平直，则提示此人头脑固执、性格急躁。有关2线所提示的健康状况，大部分来自遗传，此线主要提示心脑的健康状况。

● 2线的主要病理变化

2线的特征	病理诊断
2线与3线始端并连过长，而且呈链状	自幼消化吸收功能较差，后天要特别注重对脾胃的调理和保养
2线过长，下垂到乾位，而且线上有凌乱纹理	患有神经官能症
2线断裂	提示易头痛，或脑细胞曾有过严重的损害
2线呈锁链状	自幼胃肠的消化吸收功能差，营养不良，易导致记忆力减退
2线中断，或在手心处分开2~3支	提示有心脏病，或常见于先天性风湿性心脏病
2线中部有较大的"岛"形纹连接	多提示患有眩晕症，或梅尼埃病
2线过于平直	提示此人头脑固执、急躁，易患头痛
2线位于劳宫穴附近出现"口"形纹	提示多有脑震荡史或全麻手术史、脊髓疾病、腰椎骨折等病
2线在无名指下出现"口"形纹	多为腹部手术遗留的肠黏连和腹部外伤的标记
2线上有明显"十"字纹	提示此人心律不齐，预防隐形冠心病
2线上有明显"米"字纹	多提示患有血管性头痛或心绞痛

2线的主要病理变化

标准的2线

2线起于手掌桡侧,从食指掌指褶纹与拇指掌指褶纹内侧连线的1/2处开始,以抛物状延伸到无名指中线。主要提示心脑的健康状况。

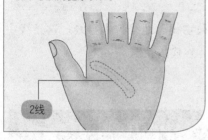

2线

2线过长

2线过长,下垂到乾位,而且线上有凌乱纹理时,提示患有神经官能症。

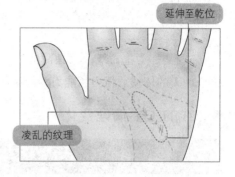

延伸至乾位

凌乱的纹理

2线断裂

2线断裂,提示易头痛,或脑细胞曾有过严重的损害,要注意心脑血管疾病的检查。

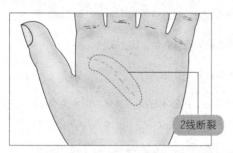

2线断裂

2线呈锁链状

2线呈锁链状,提示自幼胃肠的消化吸收功能差,营养不良,易导致记忆力减退。

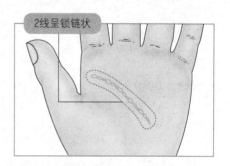

2线呈锁链状

2线与3线并连过长

2线与3线始端并连过长,而且呈锁链状,提示自幼消化吸收功能较差,要特别注重对脾胃的调理和保养。

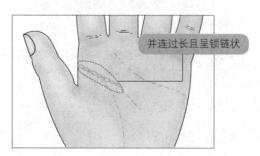

并连过长且呈锁链状

墨印手纹的变化

2线分支

2线在手心处分开2~3支,提示有心脏病,常见于先天性风湿性心脏病。

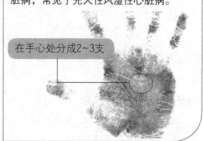

在手心处分成2~3支

8

47

手掌上的 3 线 生命线

3线，起于手掌桡侧，从食指掌指褶纹与拇指掌指褶纹内侧连线的1/2处，以弧形、抛物状延伸至腕横纹，弧度不超过中指中线下垂直线。此线以微粗、明晰不断、颜色红润为正常。多数人手掌上3线与2线相交。

3线又称为生命线、大鱼际曲线、大鱼际抛物线、地线、本身线。这条线主要反映人的体质、精力、能力、健康状况及身体疾病的状况。

● 3线的主要病理变化

3线的特征	病理诊断
3线在起点处有断裂	提示幼年曾有过较严重的疾病，甚至危及生命，如肺炎、猩红热、伤寒等
3线内侧有一条护线产生	肠道功能失调、便秘、腹泻
3线过短	免疫力差，易患慢性消耗性疾病而影响生命
3线呈锁链状	提示机体抵抗力差，易生病
3线末端出现分叉纹	提示患有关节炎
3线起点偏高	胆气刚硬，肝木旺盛，其病为肝木克土或胆囊炎症
3线起点偏低	精力不足，脾土虚弱，胃肠消化吸收功能较差
3线尾端出现"伞"形纹	提示患有腰腿痛的情况
3线的包围面积过大，超过中指中线下垂直线	提示有血压偏高的病状
3线包围的面积较小，没有达到中指中线下垂直线	提示血压偏低，身体较差，不论男女，都易患消化不良
3线尾端出现"岛"形纹	女性提示子宫肌瘤，男性提示前列腺炎或前列腺肥大，且"岛"形纹越小表示越有病理意义
3线尾端出现"米"字纹	提示易患心绞痛
3线在肾区断裂或出现"米"字纹	提示患有肾结石

3 线的主要病理变化

标准的3线

3线起于手掌桡侧，从食指掌指褶纹与拇指掌指褶纹内侧连线的1/2处开始，以弧形、抛物状延伸至腕横纹，此线主要反映人的体质、精力、能力、健康状况及身体疾病状况。

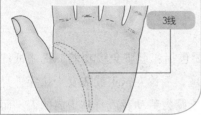

3线

3线过短

3线过短，提示免疫力差，易患慢性消耗性疾病而影响生命。

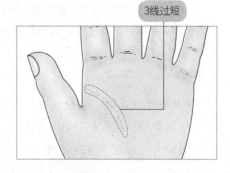

3线过短

3线内侧的护线

3线内侧有一条护线，提示患有肠道功能失调、便秘或腹泻的病症。

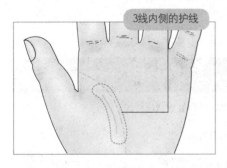

3线内侧的护线

3线始端断裂

3线在起点处断裂，提示幼年曾有过较严重的疾病，甚至危及生命。

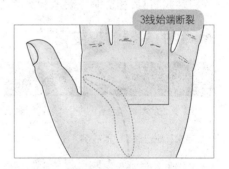

3线始端断裂

3线呈锁链状

3线呈锁链状，提示机体抵抗力差，易生病。

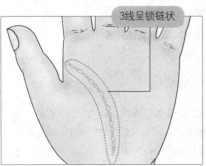

3线呈锁链状

墨印手纹的变化

3线末端分叉

3线末端出现分叉纹，提示患有关节炎。

3线末端分叉

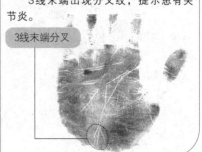

9

10 手掌上的 4 线 健康线

4线，起于大小鱼际交接处（以不接触3线为原则），斜行向小指方向（以不接触1线为原则延伸）。在掌纹诊病过程中，4线是预测、诊断重病发生和发展的一条非常重要的线。此线长短不一，一般手上没有这条线比较好。如果有这条线，则以劲而有力，成一直线为最佳，表示身体健康有活力；如果这条线没有气力，又呈现断断续续的状态，表示身体衰弱。

4线又称健康线。此线反映的身体情况主要包括：肝脏免疫功能、机体抵抗力的强弱及身体状况的好坏。关于这条线的出现，手诊专家王晨霞女士认为，身体健康的人一般很少有这条线，这条线大多见于脑力劳动者或身体虚弱的人。而且在身体情况变差的时候，4线会随着身体变差而一直加深，直到健康恢复，线才又变浅。这表明，有健康线反而不健康，特别表现在肝肾功能较差或患有慢性呼吸系统疾病的人身上，通常这些患者手掌上会出现深而明显的4线。如果4线没有接触或与3线相交时，表示和大病无关。

● 4线的主要病理变化

4线的特征	病理诊断
出现深长的4线，且线上出现"岛"形纹	多提示肝的健康状况较差
4线深长配合潜血线形成倒"八"字纹	提示有内出血倾向
4线深长切过1线	提示疾病偏重于呼吸系统
4线过长切过3线	提示疾病偏重于免疫系统，且有危及生命的可能
4线断断续续，呈片断形或梯形	表示消化机能衰退
4线为波形	表示肝脏或胆囊功能较衰弱，有时也预示风湿病
4线粗大并形成弓形	表示体力衰弱
4线与3线相连接的地方，出现较大的"岛"形纹	表示患有呼吸系统疾病，如果"岛"形纹内部有细小杂线，同时"岛"形纹松弛，提示呼吸器官或喉咙有发炎的症状

超简单手疗消百病全书

4 线的主要病理变化

标准的 4 线

4线起于大小鱼际交接处，斜行向小指方向延伸，且不接触1线和3线。此线主要反映肝脏免疫功能、机体抵抗力的强弱及身体状况的好坏。

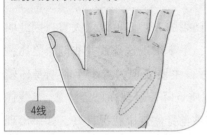

4线上的"岛"形纹

出现深长的4线，且线上出现"岛"形纹，多提示肝的健康状况较差。

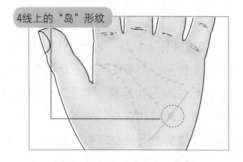

4线切过1线

4线深长切过1线，提示易患呼吸系统疾病。

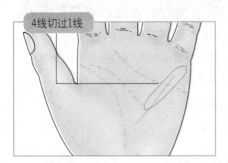

4线切过3线

4线过长切过3线，提示易患免疫系统疾病，且有危及生命的可能。

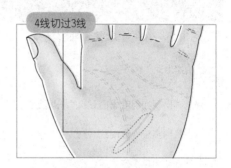

4线与潜血线形成倒"八"字纹

4线深长配合潜血线形成倒"八"字纹，提示有内出血倾向。

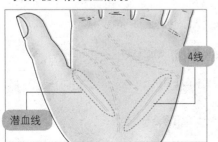

墨印手纹的变化

4线呈梯形状

4线断断续续，呈片断形或梯形，提示消化功能衰退。

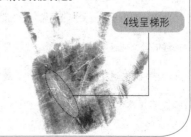

10

11

手掌上的5线 玉柱线

5线，起于坎位，向上通过掌心，直达中指下方。此线不能太粗，以细而浅、笔直而上、明晰不断、颜色红润为最佳。这条线主要反映心血管系统和呼吸系统的健康状况。

5线又称玉柱线。古代手相中认为，手掌有5线的人，多可以做大官，因此叫做"玉柱"。但现在经过王晨霞女士研究发现，手掌出现这条线并非健康之兆，而且此线越长（连到中指下）健康状况越不好，主要表现为青少年时期身体较弱。若这条线比较短，提示在其出现的阶段体质下降，但现在已经痊愈。5线代表的慢性病主要是心肺功能减退，有些人目前感觉身体健康状况良好，如果出现5线，则表示中老年易患有心脑血管方面的疾病。

● 5线的主要病理变化

5线的特征	病理诊断
无名指下有2条平行的5线延伸向1线	提示可能患有高血压
5线始端出现"岛"形纹	提示胃肠的消化吸收功能差，常会有腹部胀气的症状
5线末端出现如羽毛球拍形状的长竖岛纹	提示患有胃下垂
5线深长到离位处分成3个分支	提示容易患有肺心病
5线深长到中指下方	心肺功能减退，中晚年有心脑血管方面的疾病
5线始端出现圆滑小"岛"形纹	易患痔疮
5线的尾端有大量的干扰线	常会出现胸闷气短的情况
5线与1线相交处有凌乱的分支	易患肺炎
5线起始端位于地丘处有竖形的小"岛"纹	久坐的人，容易患便秘、痔疮
5线低矮，或起始端出现鱼尾纹	提示体质较差，易便秘
5线在明堂处终止，且顶端有竖长岛纹	提示患有胃下垂
5线起端坎位处有小坑或有明显的"米"字纹	提示已经患有肾结石

5 线的主要病理变化

标准的5线

5线起于坎位，向上通过掌心，直达中指下方，主要反映心血管系统和呼吸系统的健康状况。

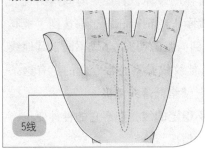

5线

无名指下2条平行5线

无名指下有2条平行的5线延伸向1线，提示可能患有高血压。

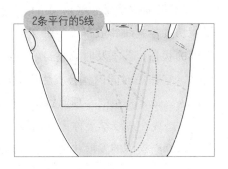

2条平行的5线

5线始端的"岛"形纹

5线始端出现"岛"形纹，提示胃肠的消化吸收功能差，常会有腹部胀气的症状。

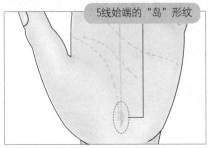

5线始端的"岛"形纹

5线末端的"岛"形纹

5线末端出现如羽毛球拍形状的长竖"岛"形纹，提示患有胃下垂。

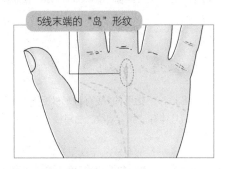

5线末端的"岛"形纹

5线在离位分支

5线深长到离位处分成3个分支，提示容易患有肺心病。

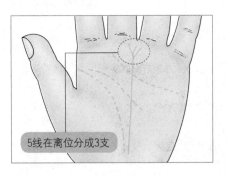

5线在离位分成3支

墨印手纹的变化

5线延伸到中指下方

5线深长到中指下方代表患有慢性病，主要是心肺功能减退，中晚年易患心脑血管疾病。

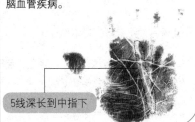

5线深长到中指下

⑪

手掌上的6线 障碍线

6线，是横切各主线或辅线的不正常纹线，位置不固定。

6线又称障碍线。这条线可以反映出近期身体的好坏，若在短时间内出现大量横切过各主线和散布于各脏腑区域的6线，提示人的精神和思想都达到了极其疲劳的状态，若不及时调整身心，可能会影响到内脏的功能。6线不同于其他线的是，它在短时间内就会发生很大改变，而其他纹线是不经常变化的。有这条线的人，最常发生的心理问题是：抑郁、固执、情绪低落或消极。

这条线在皮纹学上称为"白线"，它是最不稳定的线，观察它的种种变化，就可以判断疾病的发展状况，也可以观察治疗的情况。

● 6线的主要病理变化

6线的特征	病理诊断
深长的6线切过3线	体内潜伏着严重的疾病，例如癌症或心脑血管疾病等
出现2~3厘米长的6线切过1、2、3线	患有慢性消耗性疾病
无名指与中指下的1线有方形纹且与6线相交，且伴有"井"字纹、三角纹	患有慢性支气管炎
有一条平直的6线从1线下出发，穿过2线，侵入3线，向拇指关节腔延伸，这条6线呈断续状或上面有"岛"形纹	可能患有肿瘤，并且6线会随着病情而改变
手上突然出现大量细小、浅短的6线	提示近期常有饮食不规律、熬夜或工作压力较大的情况
有较多6线横切3线	体质较差
6线横切3线，且月丘上有格子纹	肾虚或有呼吸系统方面的疾病
女性掌部各主线有浅细的6线穿过，且掌色红，尤其是乾位颜色鲜红	患有更年期综合征
1线在中指下方被6线切过	有血压不稳的症状

6线的主要病理变化

标准的6线

6线是横切各主线或辅线的不正常纹线,位置不固定,主要反映近期身体的状况。

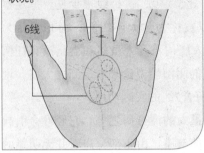

6线切过1、2、3线

2~3厘米长的6线切过1、2、3线,提示患有慢性消耗性疾病。

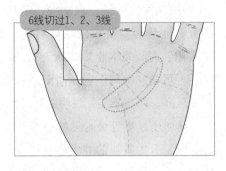

6线切过1、2、3线

6线经过1、2、3线延伸向拇指下

有一条平直的6线从1线下出发,穿过2线,侵入3线,向拇指关节腔延伸,且此线呈断续状,提示可能患有肿瘤。

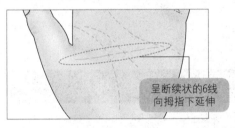

呈断续状的6线向拇指下延伸

6线切过3线

深长的6线切过3线,提示相应年龄时期,可能发生重大疾病。

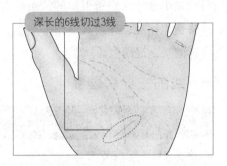

深长的6线切过3线

多条6线切过1线

无名指与中指下的1线有多条6线穿过,提示患有慢性支气管炎。

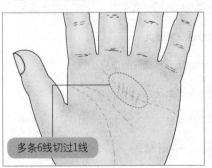

多条6线切过1线

墨印手纹的变化

出现大量6线

手上突然出现大量细小、浅短的6线,提示近期常有饮食不规律、熬夜或工作压力较大的情况。

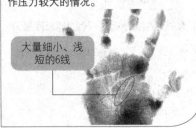

大量细小、浅短的6线

12

55

手掌上的 7 线 成功线

7线，是一条位于无名指下的竖线，一般不超过1线。

7线又称太阳线、成功线，是5线的副线，比5线短，这种线很少见。据观察研究，此线多与血压的高低有关。7线之所以被称为"太阳线"，命相学认为"太阳"者，贵人也。出现7线，是命中有贵人庇佑，贵人虽然和血压没有任何关系，可是"太阳"者，诸阳之首也。从中医的阴阳学说论来看，阳之太盛，说明血压高，阳之不足，说明血压低，这反而很符合7线的实际功用。

高血压是世界最常见的心血管疾病，也是最大的流行病之一。它经常会引起心、脑、肾等脏器的并发症，严重危害着人类的健康。由于部分患者并无明显的症状，因此通过手诊诊断方法，提前发现高血压，对早期预防、及时治疗有极其重要的意义。

低血压，是由于血压偏低而引起的一系列症状，虽然这不算是一种疾病，但可能是由其他疾病所引发的，而且它会使人头晕眼花、精神疲惫、注意力不集中或昏倒、休克，导致其他伤害产生。所以患有低血压也必须积极治疗，从而保证身体健康，提高生活质量。

● 7线的主要病理变化

7线的特征	病理诊断
7线旁出现"米"字纹	患有高血压，并伴有心肌供血不足
7线穿过1线，交感神经区扩大	多会出现高血压
7线形成，但没有切过1线，交感神经区缩小	提示多患有低血压
有一条或多条7线，且线较长	提示容易患有颈椎增生病
7线有干扰线切过，形成如"丰"字纹	易患慢性支气管炎
有明显的7线，且线旁有血脂丘隆起	患有高血压且伴有高脂血症
在无名指下，有两条平行的7线穿过1线	可能患有高血压
有多条7线，且线较短	可能血压偏低
7线处出现"井"字纹	也同样提示血压偏低

7线的主要病理变化

标准的7线

7线是一条位于无名指下的竖线，一般不超过1线。此线主要反映血压的高低。

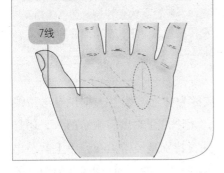

7线

7线穿过1线

7线穿过1线，交感神经区扩大，提示多会出现高血压。

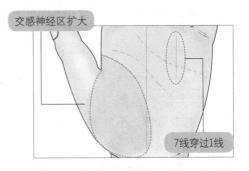

交感神经区扩大

7线穿过1线

7线未切过1线

7线没有切过1线，且交感神经区缩小，提示多患有低血压。

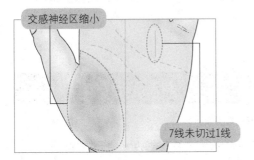

交感神经区缩小

7线未切过1线

出现一条或多条7线

有一条或多条7线，且线较长，提示容易患颈椎增生病。

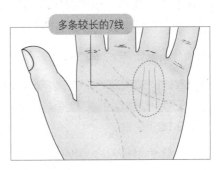

多条较长的7线

7线旁有"米"字纹

7线旁出现"米"字纹，提示患有高血压，并伴有心肌供血不足。

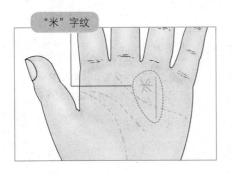

"米"字纹

墨印手纹的变化

7线与干扰线形成"丰"字纹

7线有干扰线切过，形成"丰"字纹，提示易患慢性支气管炎。

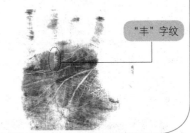

"丰"字纹

13

手掌上的 8 线 放纵线

8线，位于小鱼际的腕横纹上1~2厘米处，是一条向内延伸的短横线，一般人很少见。这种线多见于生活不规律，长期熬夜，身心极度疲劳，体力过度消耗或性生活过度、嗜酒、长期服用安眠药、麻醉品的人。生活不规律，不注意饮食控制、适当运动及控制体重，将会产生一些可怕的后果，比如会患上糖尿病、高血压、高脂血症等疾病。而这些病症，易引起视力减退、肾脏功能损害、动脉硬化等一系列问题。

8线又称放纵线、糖尿病线，除此之外还被称为"远游线"。据说有这条线的人，喜欢远游，不好守祖业。经过研究发现，无论是喜欢出门旅游的人，还是待在家里，足不出户的人，只要生活规律被打乱，特别是经常熬夜，手上就会出现8线。还有一种人也会出现这条线，那就是糖尿病遗传者，而且8线在糖尿病的遗传规律上，还有隔代的特点。

如果已经患有糖尿病，那一定要注意饮食。中医学认为，糖尿病的病因是身体长期阴虚燥热，导致内分泌失调，影响血糖。所以应避免食用会引起身体燥热的食物，而且还要戒食高脂肪和高糖分食物。

● 8线的主要病理变化

8线的特征	病理诊断
出现三条8线	提示容易患糖尿病
一条深长的8线横穿过3线肾区时	提示糖尿病已经直接影响到肾脏的代谢功能
出现弯曲的8线	生活不规律，需要调整作息
乾位出现一条8线，且有13线形成	提示患有糖尿病
出现杂乱的8线	易失眠、多梦，是神经衰弱的信号
8线过直	爱吃肉，易肥胖
8线上有多条细、小、断断续续的纹络	容易神经衰弱、失眠多梦
刚出生的婴儿手上出现8线	提示应考虑家族中是否有糖尿病史，且要加强外界因素与饮食、环境的防护，以避免糖尿病的发生
稍肥胖人手掌有一条笔直的8线	营养过剩的信号，要预防脂肪肝
儿童手掌上出现8线	提示多梦

8 线的主要病理变化

标准的8线

　　8线位于小鱼际的腕横纹上1～2厘米处，是一条向内延伸的短横线，主要见于生活不规律或嗜酒、长期服用安眠药、麻醉品的人。此外8线还可反映糖尿病的发生。

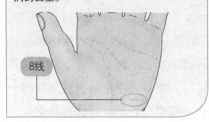

8线

8线穿过肾区

　　一条深长的8线横穿过3线肾区时，提示糖尿病已经直接影响到肾脏的代谢功能。

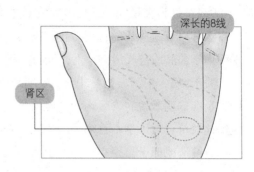

深长的8线

肾区

乾位的8线

　　乾位出现一条8线，且有13线形成，提示患有糖尿病。

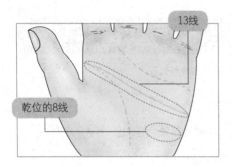

13线

乾位的8线

三条8线

　　出现三条8线，提示容易患糖尿病。

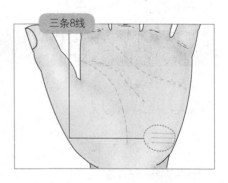

三条8线

弯曲的8线

　　出现弯曲的8线，提示生活不规律，需要调整作息。

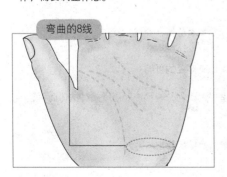

弯曲的8线

墨印手纹的变化

8线杂乱

　　出现杂乱的8线，提示易失眠、多梦，是神经衰弱的信号。

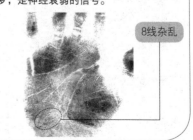

8线杂乱

14

第二章　手掌中的健康密码——掌纹线

59

手掌上的 9 线 过敏线

9线，起始于食指与中指指缝间，以弧形延伸到无名指与小指指缝间。

9线又称为金星线、过敏线。有这条线的人多为过敏体质，肝脏不好，它代表着人体对有害物质的代谢、排除能力下降。近几年，有这条线的人逐渐增多，说明由于药品或空气污染严重，过敏体质的人增多了。

关于9线，中国命相学中认为：此线出现在离位，离为火，其人性格焦虑急躁，反应聪明敏锐，喜爱运动。经络之气的运行属于上实下虚，上热下凉。这种说法比较符合对不孕不育病因的研究，在不孕症的夫妻双方手上均有这条线时，要检查精液或卵子是否有抗体产生而引起不孕症。而根据五行星丘的理论来说，9线出现于太阳丘和土星丘。如果太阳丘的9线多，其人好动，爆发型，有领导的欲望；如果土星丘上9线多，其人好静，有耐性，做事能坚持到底。

● 9线的主要病理变化

9线的特征	病理诊断
9线间断而分成多层	提示易患有神经衰弱
9线中央有一个"小岛"形纹	代表患有甲亢或肿瘤
女性出现寸断的9线	提示泌尿生殖系统功能较弱，可致不孕
9线向下弩张交于1线	提示易患肺结核病
有多条深而长的9线出现	提示肝脏免疫功能低下，易导致反复过敏。手上有9线的人，应找到导致身体过敏的物质，然后远离它
坤位小指下有9线与1线直线相交，而且坎位3线有三角形纹	提示可能有心肾不交的病症
肝病患者，手上出现9线	应考虑有病变的可能
不孕的女性掌部出现9线	应考虑可能因夫妻精液和卵子间有抗体而引起不孕
有9线出现	肝脏对酒精的解毒能力差

9 线的主要病理变化

标准的9线

9线起始于食指与中指指缝间，以弧形延伸到无名指与小指指缝间。有这条线的人多为过敏体质，肝脏不好，对有害物质的代谢、排除能力下降。

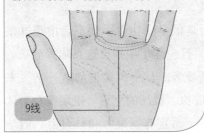

9线

9线中央的"岛"形纹

9线中央有一个"小岛"形纹，代表患有甲亢或肿瘤。

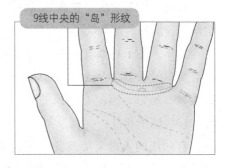

9线中央的"岛"形纹

9线与1线相交

9线向下弩张交于1线，提示易患肺结核病。

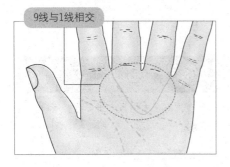

9线与1线相交

寸断的9线

女性出现寸断的9线，提示泌尿生殖系统功能较弱，可能会不孕。

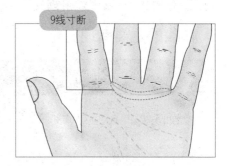

9线寸断

9线间断且分层

9线间断且分成多层，提示易患神经衰弱。

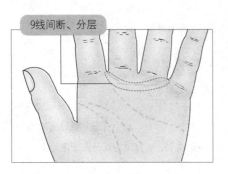

9线间断、分层

墨印手纹的变化

出现多条9线

有多条深而长的9线出现，提示肝脏免疫功能低下，易导致反复过敏。

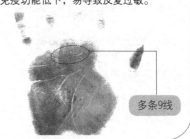

多条9线

手掌上的 10 线 土星线

10线，在中指掌指褶纹下，为一弧形半月圆。

10线又称土星线。有这条线的人多性格孤僻，常有肝气不疏的症状。有的手诊研究者认为，这条线还与近视眼的家族史有关。

另外，关于10线还有一个有趣的现象，就是很多成功者手上都会出现这条线。西洋的手相学中认为，此线出现在土星丘，且包住了中指，这意味着沉稳、持久、有耐力，因此有10线的人，更易成为领导者。从中国传统的八卦学说来看，10线位于离位，"离为火"，含有向上、成功、位高的意思。王晨霞女士认为，有10线的人确实都具备一定的实力和才能，而且有凝聚力和号召力，但是如果这些人怀才不遇，那么就很可能会出现心理疾病。最常见的心理疾病包括嫉妒、固执、自闭、孤独，甚至精神分裂。由于心理的原因，这种人就会出现消化功能紊乱的症状。所以针对这种原因所引起的消化系统疾病患者，不能一味地选用助消化的药，而要从疏肝理气入手加以调理。

● 10线的主要病理变化

10线的特征	病理诊断
手掌上出现深刻而且明显的10线	提示常年有精神压力导致心理紧张，有精神抑郁的现象
10线伴有无名指下1线上的"岛"形纹	视力差，而且是由于遗传的原因
手掌上有明显的10线和大量的6线	精神压力所致的精神紧张型失眠
手掌上有10线出现，并且1线与2线之间有"丰"字纹	精神严重抑郁，甚至有自杀倾向
10线有"米"字纹，且3线上有"岛"形纹	患有眼病，而且非常严重
男性手掌上10线与9线同时存在	提示易患早泄
小孩子手掌上有10线	有近视或家族有近视史
手掌上出现10线	提示肝气郁结，情结、情志不舒，若为女性容易导致月经失调，治疗时应以疏肝理气为主

10 线的主要病理变化

标准的 10 线

10线在中指掌指褶纹下，为一弧形半月圆。这条线多提示其人性格孤僻，常有肝气不疏的症状。

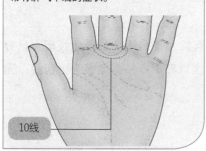

10线

10线伴有大量6线

手掌上有明显的10线和大量的6线，这种掌纹特征多见于过大的精神压力所致的精神紧张型失眠患者。

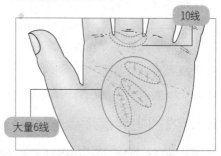

10线

大量6线

10线上的"米"字纹

10线上有"米"字纹，且3线上有"岛"形纹，提示患有眼病，而且非常严重。

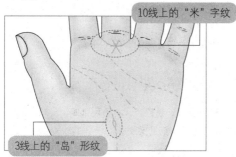

10线上的"米"字纹

3线上的"岛"形纹

10线伴有1线上"岛"形纹

10线伴有无名指下1线上的"岛"形纹，提示视力差，而且是由于遗传的原因。

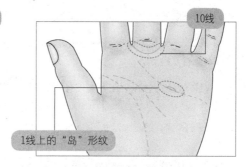

10线

1线上的"岛"形纹

10线伴有"丰"字纹

手掌上有10线出现，并且1线与2线之间有"丰"字纹，提示精神严重抑郁，甚至有自杀倾向。

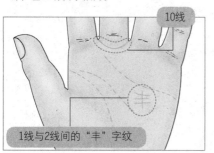

10线

1线与2线间的"丰"字纹

墨印手纹的变化

深刻明显的10线

出现深刻而明显的10线，提示常年有精神压力导致的心理紧张，有精神抑郁的现象。

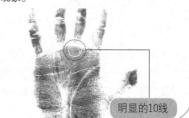

明显的10线

16

手掌上的 11 线 性线

11线，位于小指掌指褶纹与1线中间（出现通贯掌时，11线就在小指掌指褶纹与14线中间），其长度大约到小指中线的1/2处。此线以深且平直，明晰不断，颜色浅红为佳，这表明泌尿生殖系统功能良好。

11线又称性线。在我国，健康的人大多拥有2~3条11线。如果此线短，且有一条或无者，女性多为不孕症，月经失调，子宫发育不良；男性多为少精症、无精症、阳痿症等，甚至会因此引发心理障碍。

● 11线的主要病理变化

11线的特征	病理诊断
11线尾端呈"岛"形纹	若为女性多易患尿路感染，男性易患前列腺增生病
11线尾端有多条分支	提示易患尿路感染
11线过长，一直延伸向无名指，线上出现"米"字纹或有6线出现	表示患有肾炎或前列腺炎症
若11线下垂与1线相连，且3线起点有"岛"形纹	提示患有肾阳虚
11线低垂，向1线方向弯曲	提示肾虚，易疲劳，会出现耳鸣、头晕、记忆力减退，腰腿酸软等症状
双手无11线的人	表明生殖功能低下
11线较短且颜色浅淡，只有1条或者隐隐约约、不明显	提示易患不孕症、月经失调、子宫发育不良等症
11线短浅细弱色淡，或隐而不显，线上呈"岛"形样纹或大量6线切过，坤位位置低陷，筋浮骨露，肤色枯白无光	提示生殖功能低下，易宫寒不孕
11线粗大深刻	有性早熟倾向
女性11线浅淡或短少，向1线低垂弯曲，坤位平坦甚至凹陷，苍白无光，有许多杂乱的纹理，且掌根部平坦苍白，腕横纹浅淡不明、断续或呈锁链状	患有性功能障碍

11线的主要病理变化

标准的11线

11线位于小指掌指褶纹与1线中间，其长度大约到小指中线的1/2处。此线主要反映泌尿生殖系统功能的强弱。

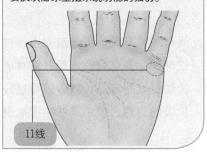

11线

11线与1线相连

若11线下垂与1线相连，且3线起点呈"岛"形纹，提示患有肾阳虚。

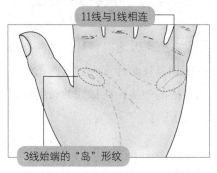

11线与1线相连

3线始端的"岛"形纹

11线过长

11线过长，一直延伸向无名指，表示患有肾炎或前列腺炎症。若线上出现"米"字纹或有6线出现，则病理意义更大。

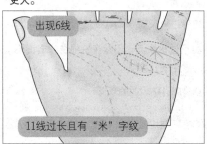

出现6线

11线过长且有"米"字纹

11线尾端分支

11线尾端有多条分支，提示易患尿路感染。

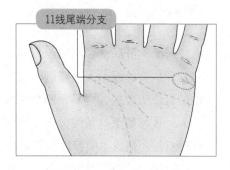

11线尾端分支

11线尾端呈"岛"形纹

11线尾端呈"岛"形纹，若为女性多易患尿路感染，男性易患前列腺增生病。

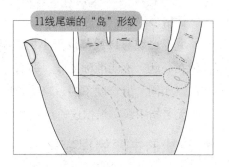

11线尾端的"岛"形纹

墨印手纹的变化

11线向1线弯曲

11线低垂，向1线方向弯曲，提示肾虚，易疲劳，会出现耳鸣、头晕、记忆力减退、腰腿酸软等症状。

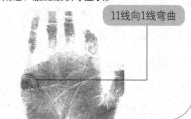

11线向1线弯曲

第二章 手掌中的健康密码——掌纹线

17

手掌上的 12 线 酒线

12线，起于小指掌指褶纹与1线中间（出现通贯掌时，12线就在小指掌指褶纹与14线中间），向无名指下延伸的一条横线。此线主要反映肝脏的健康状况，说明其对酒精的解毒能力下降。

12线又称肝病线、酒线。日本有人认为，此线与痛风有关。王晨霞女士经过研究发现，有此线的人多嗜酒，或不能饮酒，一饮即醉，而且这些人的肝脏对酒精的解毒能力较差，常易患酒精中毒型肝硬化。接触过某些毒品，或曾经得过肝炎的人，也可留下这条线，所以暂且可以认为：12线的出现，表示某些中毒加重了肝脏负担，造成不同程度的肝损害。

在命相学说中，西方与东方的观点相似。西方命相学说认为，12线是从月丘向太阳丘延伸，月亮是阴土，而太阳是火，所以是从土位走向火位。中国的八卦学说认为，12线是从坤位走向离位，"坤为阴土，离为火"，因此也是从土位走向火位。所以说12线代表的疾病就是因为"阴病致阳病"。一般手掌上有12线的人，性格多固执，以自我为中心。

由于11线与12线都位于小指掌指褶纹下和1线之上，因此很容易把这两条线混淆在一起，不能准确区分。那么11线与12线的区别具体是什么呢？这两条线虽然起点相同，但长度不同，11线长度不会超过无名指的中线；而12线的长度却超过了无名指中线。根据这一点，就可以把两条线区分开了。

● 12线的主要病理变化

12线的特征	病理诊断
12线浅、断、隐约	提示肝脏解毒能力下降
12线深长	提示肝脏免疫功能下降
12线上有障碍线切过	提示曾患过肝炎病
12线上呈"岛"形纹	提示由于过量饮酒，引起了肝损伤，或说明肝脏正发生慢性病变
12线在中指下方，与1线相交	提示容易患有痛风或关节炎
12线异常，且1线过长或流入食指与中指缝之间，胃区纹理紊乱	提示有肝郁血虚的症状

12线的主要病理变化

标准的12线

12线起于小指掌指褶纹与1线中间，向无名指下横向延伸。此线主要反映肝脏的健康状况。

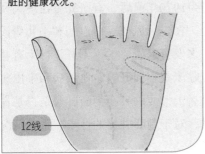

12线

12线深长

12线深长，提示肝脏免疫功能下降。

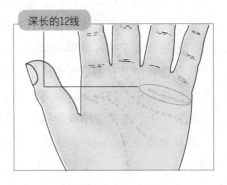

深长的12线

12线上呈"岛"形纹

12线上呈"岛"形纹，提示由于过量饮酒，引起了肝损伤，或说明肝脏正发生慢性病变。

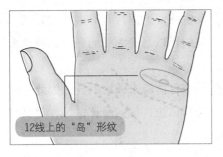

12线上的"岛"形纹

12线浅、断、隐约

12线浅、断、隐约，提示肝脏解毒能力下降。

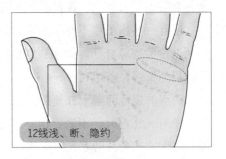

12线浅、断、隐约

障碍线切过12线

12线上有障碍线切过，提示曾患过肝炎病。

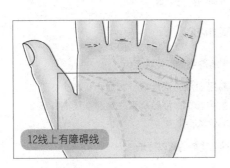

12线上有障碍线

墨印手纹的变化

12线与1线相交

12线在中指下方，与1线相交，提示容易患有痛风或关节炎。

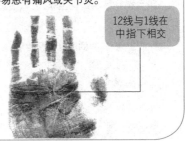

12线与1线在中指下相交

18

手掌上的 13 线 悉尼线

13线，实际上是2线的变异，一直延伸到手掌尺侧。此线的出现主要提示家族有肿瘤史。

13线，又称悉尼线。名为"悉尼"，是因为1970年前后，有研究者在澳大利亚的悉尼发现了这条特别的纹线。据他们报道，在先天风疹、白血病和小儿唐氏综合征患者中，有悉尼线掌纹的人较多，而许多发育迟缓，学习不好，行为有些异常的孩子中，13线也时常可以见到。而现在临床观察到肝癌、血液病和牛皮癣的患者手上，也常常出现13线。一部分13线是后天形成的，在判断肿瘤是否是良性时有重要意义。同时，观察正在发展的13线，对于判断肿瘤的性质、手术情况和术后的身体情况有重要的帮助作用。

癌症是否与家族遗传有关，这是大家普遍关心的问题。目前认为，癌症不是直接遗传性疾病，但是确有少数癌症的发病有家族遗传的倾向，家族中有人患癌，其子女患癌的概率比一般人大得多。我们把这些癌症叫做遗传型家族性癌，包括食管癌、大肠癌、乳腺癌、胃癌、子宫内膜癌等。

还有一些病虽然不属于癌症，但是可能会发生癌变，而且具有遗传性，临床上叫遗传肿瘤综合征。如家族性结肠息肉症，此病可以恶变为结肠癌，这种患者必须提高警惕，密切观察。

癌症的遗传问题十分复杂。癌症的发生是一个目前尚未破解的谜。因此，如果家中有人患癌时，不需要担心，而是要保持心情愉快，加强身体锻炼，提高自身免疫力，还要帮助家人树立战胜癌症的信念。

● 13线的主要病理变化

13线的特征	病理诊断
左手出现13线	属于肿瘤的高危人群
13线呈抛物线状延伸至掌边缘，线上呈"岛"形纹	很可能患肿瘤
13线的起点与3线的起点空开距离	提示患有肿瘤的可能性更大
13线较模糊	提示易患血液方面疾病，如血小板减少、造血功能不好，血液黏稠度变高、血脂高，还应预防病情恶化
双手出现13线	提示肿瘤遗传的概率降低

13线的主要病理变化

标准的13线

13线是2线的变异，起于手掌桡侧，一直延伸到手掌尺侧。此线主要提示家族有肿瘤史。

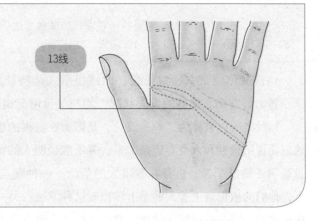

13线

左手出现13线

左手出现13线的人，属于肿瘤的高危人群。若双手同时出现13线，则肿瘤遗传的概率会降低。

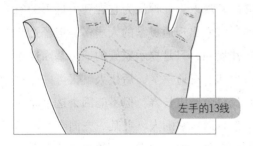

左手的13线

13线起点与3线起点分开

13线的起点与3线的起点空开距离，提示患有肿瘤的可能性更大。

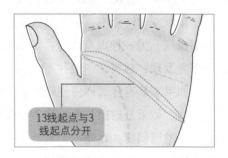

13线起点与3线起点分开

13线模糊

13线较模糊，提示易患血液方面疾病，还应预防病情恶化。

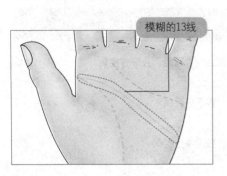

模糊的13线

墨印手纹的变化

13线上的"岛"形纹

13线呈抛物线状延伸至掌边缘，且线上呈"岛"形纹，提示患有肿瘤的可能性很大。

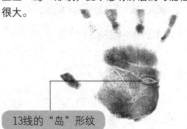

13线的"岛"形纹

19

手掌上的14线 猿猴纹

14线，是指与2线起点相同的一条深粗的横线直达手掌尺侧（多数人起点与3线相交，少数人起点与3线分离），1线消失，3线存在。

14线又称通贯掌、猿猴纹，此线提示人体特征的遗传倾向极强，其人的体质、智力、寿命、疾病的发展状况，均与父母情况相似。

14线之所以被称为"猿猴纹"，是因为在猿猴的手上，发现了相似的掌纹，但这只能说明猿猴和人类有近亲关系，并不能说明人的智商高低。对于有通贯掌的人是聪明还是愚笨，一直存在着很大的争论。一种观点认为，有通贯掌的人智力低下，他们的依据是土著人的手上多出现这种掌纹；另一种观点认为，有通贯掌的人比较聪明，因为经过调查发现，有些总统和高级管理人员的手上常出现这种掌纹。实际上，通贯掌的出现并不能判断人的智力高低。土著人的智力低和他们的科学发展水平有关，如果把现代人和土著人置于同一发展水平的社会中，现代人的能力不一定会高于土著人。所以不能简单地通过通贯掌来判断人是否聪明。

在西方掌纹学中，对于通贯掌通常有两种观点：一种认为它在智力低下的家族中出现，另一种观点认为在近亲结婚的后代中出现通贯掌的人居多。但经过研究调查发现，通贯掌一般并不代表什么特殊疾病，只是提示家族的遗传基因性很强，如果家族有什么样慢性病或遗传病，再加上有通贯掌，后代人就很可能会患这种病。如果是健康长寿的家族，那么后代也会健康长寿，但不能因为这个原因就忽视健康问题。在同一个家族中，两个都有通贯掌的人，在某一方面会有极其相似的地方，无论他们是否认识、是否隔代，只要他们存在血缘关系，就会在形体、心理、嗜好或是疾病中有一方面是相似的。

● 14线的主要病理变化

14线的特征	病理诊断
手掌上仅有14线和3线	易患腰痛、胃炎、头痛等疾病
有14线或14线呈链状的人	提示容易患头痛
手掌上出现14线	极易患遗传性疾病

14 线的主要病理变化

标准的14线

14线是指与2线起点相同的一条深粗的横线直达手掌尺侧，1线消失，3线存在。此线主要提示人体特征的遗传倾向极强。

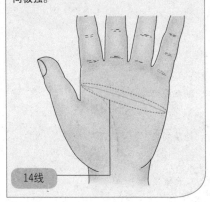

14线

14线呈链状

有14线或14线呈链状的人，提示容易患头痛。

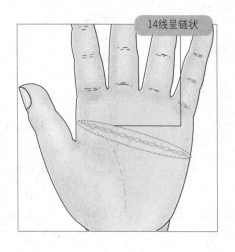

14线呈链状

仅有14线和3线

手掌上仅有14线和3线，提示易患的疾病有腰痛、胃炎、头痛等。

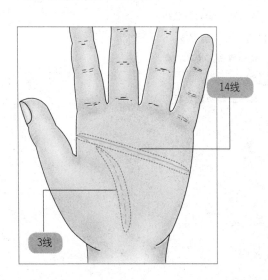

14线

3线

墨印手纹的变化

手掌上的14线

手掌上出现14线，表示身体的遗传性极强，易患遗传性疾病。

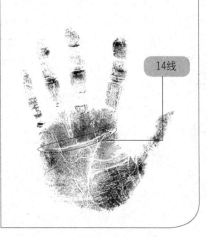

14线

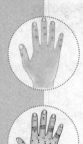

本章看点

- "十"字纹

  疾病早期，病情较轻，病程较短

- "△"形纹

  疾病中期，病情较重，持续发展

- "井"字纹

  慢性炎症，时间较长，变化缓慢

- "囗"形纹

  病情稳定，向健康良好的方面发展

- "米"字纹

  脏腑淤滞，某脏器存在气滞血淤的现象

- "☆"形纹

  突发疾病，反映脑血管的突发病

- "〇"形纹

  外伤痕迹，物体撞击，情况严重

- "岛"形纹

  肿瘤囊肿，提示脏器功能虚弱

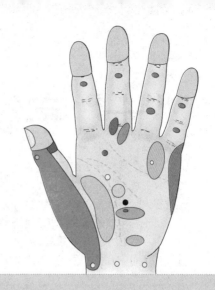

第三章

手掌中的疾病信号
——病理纹

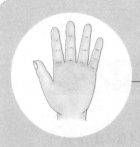

　　除了前章所讲述的手线之外，我们的手掌上还会有一些病理纹，这些纹理通常具有一定的病理意义，主要有"十"字纹、"△"形纹、"井"字纹、"米"字纹、"岛"形纹、"○"形纹、"☆"形纹和"□"形纹八种。因为疾病和人的体质、病情的程度、病中各种因素的发展变化是不同的，因此手掌上的病理纹就会出现差异。手掌中身体脏腑器官的对应部位如果出现这些病理纹，就说明相应的器官会发生病变。

"十"字纹 疾病早期

"十"字纹是由两条短线相交成"十"字形，或一长一短的线相交成不规则的叉形（"×"样或"十"样）。在诊断的时候，出现在线、纹中央的"十"字纹含义比单独出现得大，而且正"十"字纹的病理意义比斜"十"字纹要大。

"十"字纹的出现，表示某脏器功能失调，某部位发生炎症。相较于"米"字纹，"十"字纹预示的病情较轻，病程较短，而且处于疾病早期，也可能是提示病情在好转，疾病即将治愈。"十"字纹出现在手掌的不同区域，有着不同的病理意义。

● 不同区域中"十"字纹的意义

不同区域的"十"字纹	病理诊断
鼻咽区出现凌乱的"十"字纹	提示可能患有鼻咽炎
巽位出现"十"字纹	提示患有胆囊炎。此时就要注意保健，不然纹线会慢慢发展成"井"字纹，就形成了慢性胆囊炎
震位出现"十"字纹，并伴有暗青色	提示患有急性胃炎或浅表性胃炎。急性胃炎发作时，要休息，不可进食，只可少量饮水，更不可暴饮暴食
"十"字纹出现在2线劳宫穴处	提示心脏有问题，易出现心律不齐，出现正"十"字纹的病理意义比斜"十"字纹大
在1线上出现凌乱的"十"字纹	提示患有慢性支气管炎，此病在寒冷季节发病或加重，要加强预防
"十"字纹出现在3线始端	表示幼年时期曾患有咽喉病
"十"字纹出现在3线末端	提示有体力减退的症状
"十"字纹出现在乾位	表明易患前列腺炎症
"十"字纹呈深红色	表示疾病正在发生，需要小心预防
2线上出现"十"字纹	要防止有突发性疾病发生
咽区出现"十"字纹	提示可能患有咽炎

"十"字纹的主要病理变化

看病理纹诊病

鼻咽区出现"十"字纹

鼻咽区出现凌乱的"十"字纹,提示可能患有鼻咽炎。

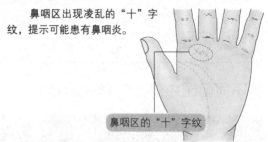

鼻咽区的"十"字纹

震位出现"十"字纹

震位出现"十"字纹,并伴有青暗色,提示患有急性胃炎或浅表性胃炎。

震位的"十"字纹

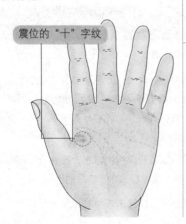

巽位出现"十"字纹

巽位出现"十"字纹,提示患有胆囊炎。

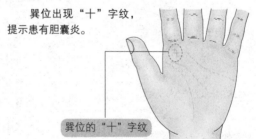

巽位的"十"字纹

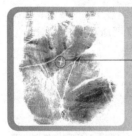

劳宫穴处的"十"字纹

2线旁出现"十"字纹

"十"字纹出现在2线劳宫穴处,提示心脏有问题,易出现心律不齐的症状。

● 不同形状的"十"字纹

"十"字纹是由两条短线相交成"十"字样,或一长一短的线相交成不规则的叉形。
"十"字纹的出现,表示某脏器功能失调,某部位发生炎症,但病情较轻,病程较短。

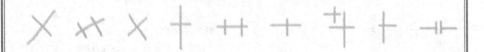

21

22

"△"形纹 疾病中期

　　"△"形纹是由三条短线构成形似三角形的纹。"△"形纹表明所患病情比"井"字纹轻，比"十"字纹重，有向"米"字纹发展的趋势。独立的"△"形纹比在各主要掌褶纹形成的"△"形纹的意义大。横过主线的"△"形纹表示患有疾病，提示相关脏器功能存在问题。

● 不同区域中"△"形纹的意义

不同区域中"△"形纹	病理诊断
2线尾部出现大的"△"形纹	提示容易头痛
3线尾端出现"△"形纹	提示患有心肌缺血，要预防隐性冠心病。如果左右手都有这种纹，说明患病的时间较长；如果仅右手有，说明是在中年后才出现心肌缺血的症状
1线末端出现"△"形纹	提示有心脑血管疾病的隐患，且病情正在发展，是晚年易患心脑血管疾病的信号
明堂处出现"△"形纹	说明冠心病已经发生，而且正在向严重的方向发展
"△"形纹出现在2线尾端	是冠心病的早期信号。这个信号应引起重视，出现这个纹，如果不加以预防和调理，慢慢会形成"米"字纹，这就意味着冠心病的最终形成
坎位上的小"△"形纹	提示幼年缺钙或老年体虚多病，同时反映生殖系统功能受损
手掌上头部的反射区出现"△"形纹	提示患有偏头痛，后脑勺发木，手脚发麻
手掌上心脏的反射区出现"△"形纹	表示心脏病较重，心室肿大，会因供血不足而产生头晕头痛
手掌上胃的反射区出现大的"△"形纹	提示患有胃部疾病，要结合大鱼际和金星丘及3线来诊断具体病情
手掌上肾的反射区出现"△"形纹和"十"字纹	如果此区塌陷，且月经不正常，经血发暗发黑，提示患有子宫肌或卵巢囊肿

"△"形纹的主要病理变化

明堂处出现"△"形纹

明堂处出现"△"形纹,说明冠心病已经发生,而且病情趋于严重。

明堂处的"△"形纹

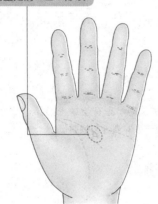

1线末端出现"△"形纹

1线末端出现"△"形纹,提示有心脑血管疾病的隐患,且病情正在发展,是晚年易患心脑血管疾病的信号。

1线末端的"△"形纹

3线尾端出现"△"形纹

3线尾端出现"△"形纹,提示患有心肌缺血,要预防隐性冠心病。

3线尾端出现"△"形纹

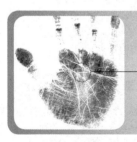

2线尾部的大"△"形纹

2线尾部的大"△"形纹

2线尾部出现大的"△"形纹,提示容易头痛。

● 不同形状的"△"形纹

"△"形纹是由三条短线构成形似三角形的纹。此纹所表示的病情比"十"字纹重,有进一步发展的趋势。

第三章 手掌中的疾病信号——病理纹

(22)

23

"井"字纹 慢性炎症

"井"字纹是由四条短纹构成的像"井"字的纹线。这种纹会逐渐向"米"字纹发展，或出现"井"字纹和"米"字纹同时存在的状况。"井"字纹一般提示患有慢性炎症，它表明炎症时间较长，变化很缓慢，但还没发生实质性的变化。

● 不同区域中"井"字纹的意义

不同区域中"井"字纹	病理诊断
"井"字纹出现在巽位	提示患有胆囊炎，但无结石症状出现
"井"字纹出现在震位	提示患有慢性胃炎
坤位出现"井"字纹	若为女性，提示患有泌尿系感染；若为男性，则提示患有急性前列腺炎
无名指下7线处出现"井"字纹，且1线延伸到巽位	提示血压偏低
"井"字纹出现在手掌上的肠区	提示患有慢性肠炎
明堂心区的位置出现"井"字纹	提示患有心肌缺血或冠心病
在食指根部、生命线起端以上的区域出现"井"字纹	表示身体长期处于疲劳的状态，提示应该适当休息
支气管区出现"井"字纹或白色凸起，或偏红的斑片（块）	提示患有支气管炎
若在无名指或小指下（掌指关节处）出现"井"字纹，同时出现红色斑点	提示可能患有肺炎或肺结核
在土星丘内出现"井"字纹	提示患有阵发性头痛，并带有时间性
10线上出现"井"字纹	提示眼睛处于疲劳状态

"井"字纹的主要病理变化

看病理纹诊病

巽位出现"井"字纹

巽位出现"井"字纹，提示患有胆囊炎，但无结石症状出现。

巽位的"井"字纹

震位出现"井"字纹

"井"字纹出现在震位，提示患有慢性胃炎。

震位的"井"字纹

坤位出现"井"字纹

坤位出现"井"字纹，若为女性，提示患有泌尿系感染；若为男性，则提示患有急性前列腺炎。

坤位的"井"字纹

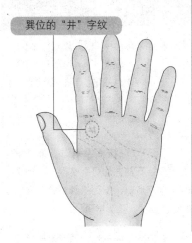

1线延伸到巽位

7线上的"井"字纹

7线上出现"井"字纹

无名指下7线处出现"井"字纹，且1线延伸到巽位，提示血压偏低。

●不同形状的"井"字纹

"井"字纹是由四条短纹构成的像"井"字的纹线，一般提示患有慢性炎症，它表明炎症时间较长，变化很缓慢，但还没发生实质性的变化。

(23)

"□"形纹 病情稳定

　　"□"形纹是由四条短线组成的长方形或正方形的纹。"□"形纹为手术、外伤等多种原因所导致的各种疤痕的掌纹表现，有保护和增强各区丘所提示的疾病向健康良好的方面发展的功能。

● 不同区域中"□"形纹的意义

不同区域中"□"形纹	病理诊断
"□"形纹出现在无名指下的1线上	提示可能患有肺结核。若"□"形纹出现在1线中端，表示钙化点在肺门部；出现在1线靠近中指下，表示钙化点在肺尖部；出现在近小指下，则表示钙化点在肺下部
"□"形纹出现在3线肾区	提示曾做过肾结石手术。肾结石手术后，肾区的"□"形纹应该慢慢消退，最终消失，这说明肾结石复发的可能性很小；如果"□"形纹没有消退，反而继续加深，提示肾结石很容易复发，要及早预防
"□"形纹出现在中指下2线上	提示头部曾有较严重的创伤，脑部受到过震荡。情况严重的会导致癫痫、神志异常、偏瘫等；轻者会出现记忆力减退、头痛、头晕等症状
"□"形纹出现在2线尾端	提示曾做过腹部手术。如果手术后此纹一直不消失，反而变深、变清晰，则提示手术部位有粘连，一定要尽快采用外敷药化解粘连
"□"形纹出现在1线末端中指下	提示有家族性食管癌史，是患食管癌的信号
"□"形纹出现在3线上端	提示胸部曾有过挤压伤或曾患过胸膜结核
"□"形纹出现在3线尾端	提示曾做过子宫肌瘤手术、卵巢囊肿手术、子宫内膜异位手术、宫外孕手术或其他癌肿手术
"□"形纹出现在巽位	提示做过胆囊手术

"□"形纹的主要病理变化

看病理纹诊病

中指下2线出现"□"形纹

"□"形纹出现在中指下2线上，提示头部曾有较严重的创伤，脑部受到过震荡。

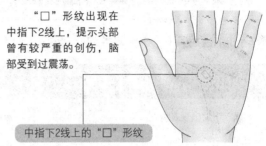

中指下2线上的"□"形纹

1线上出现"□"形纹

"□"形纹出现在无名指下的1线上，提示可能患有肺结核。

1线上的"□"形纹

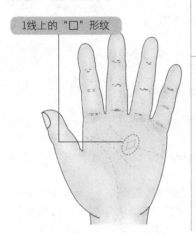

3线肾区出现"□"形纹

"□"形纹出现在3线肾区，提示曾做过肾结石手术。

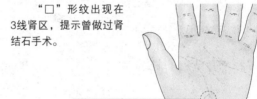

3线肾区的"□"形纹

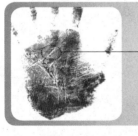

1线末端的"□"形纹

1线末端出现"□"形纹

1线末端中指下出现"□"形纹，提示有家族性食管癌史，易患食管癌。

● 不同形状的"□"形纹

"□"形纹是由四条短线组成的长方形或正方形的纹，它主要表示曾有手术和外伤史，或病情已稳定，正在恢复健康。

24

"米"字纹 脏腑淤滞

　　"米"字纹多由三四条短纹组成，同时也包括"米"字纹变形的一些纹线。手掌上出现"米"字纹表明某脏器存在气滞血淤的现象。

● 不同区域中"米"字纹的含义

不同区域中"米"字纹	病理诊断
"米"字纹出现在巽位	提示患有胆结石
"米"字纹出现在离位	提示存在心肌缺血的症状
"米"字纹出现在震位	提示患有胃溃疡
"米"字纹出现在2线尾端	提示易患血管性头痛
"米"字纹出现在3线内侧	提示易患心绞痛
"米"字纹出现在拇指根部	提示可能患有颈椎增生，而且如果患有此病，手掌拇指根部会变得僵硬，有条锁状的隆起物，还有青筋浮起
坎位上出现"米"字纹，离位上和3线末端同时有"米"字纹	提示要防止心绞痛和猝死的发生
火星平原上半部，即心区，出现"米"字纹	提示可能患有急性心肌炎、心绞痛，且表明病程很长，病情较重
木星丘内出现"米"字纹	提示易患脑膜炎、头崩
"米"字纹出现在3线肾区或坤位	提示可能患有肾结石。肾结石的掌纹除了上面提到的特征之外，此处还常出现暗灰的小点或高低不平的小脂肪颗粒集聚的征象。少纹掌的人也不能忽视肾结石的发生，此病的发病率很高
心一区、2线、3线尾部同时出现"米"字纹，称为"三星高照"	提示近期内出现脑血管意外的重要警告信号，一旦发现，就要高度警惕中风的突发

"米"字纹的主要病理变化

看病理纹诊病

震位出现"米"字纹

"米"字纹出现在震位，提示患有胃溃疡。

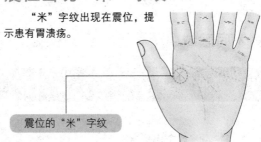

震位的"米"字纹

离位出现"米"字纹

"米"字纹出现在离位，提示存在心肌缺血的症状。

离位的"米"字纹

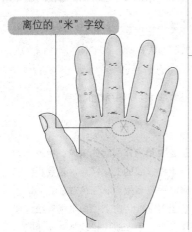

巽位出现"米"字纹

"米"字纹出现在巽位，提示患有胆结石。

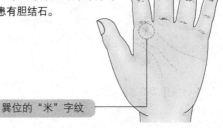

巽位的"米"字纹

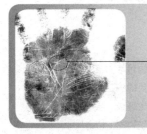

2线尾端的"米"字纹

2线尾端出现"米"字纹

"米"字纹出现在2线尾端，提示易患血管性头痛。

● 不同形状的"米"字纹

"米"字纹多由三四条短纹组成，此外还包括"米"字纹的各种变形纹。这种纹主要表明某脏器存在气滞血淤的现象。

米 米 米 㐅 米 米 米

25

"☆"形纹 突发疾病

　　"☆"形纹是由多条或多条以上的纹线交叉组成五角星形状的纹，这种纹比较少见。"☆"形纹主要反映脑血管的突发病。

● 不同区域中"☆"形纹的意义

不同区域中"☆"形纹	病理诊断
"☆"形纹出现在3线或2线上	提示易患突发性疾病，如癫狂、脑伤或缺血型脑血管意外病变
"☆"形纹出现在离位	提示心脏本身发生了器质性的病变
"☆"形纹出现在2线尾端	提示预防脑血管意外引起的中风。中风的诊断不仅要观察掌纹的变化特点，还要观察掌色。患者的手掌多呈点状红色或紫红色，大小鱼际会出现暗红色斑点；拇指根部纹线增多，色泽青暗；手部肌肉松软，按压凹陷无弹性，这些都是中风的表现
在离位、2线尾端和3线尾端出现"☆☆☆"(或是"米米米")，即三星呼应的现象	提示有中风、猝死的可能。三星呼应是反映心脑血管疾病最重要的病理纹，如果老年人的手上发现这样的病理纹，要高度警惕，及时检查，防止疾病的突然发生
手掌所对应的头区出现"☆"形纹	表明脑部有炎症或脑萎缩
2线与3线相交的地方出现"☆"形纹	提示已患有心脏病，如果出现颜色的变化，或者有很多的病理符号套在一起，表明病情危险

"☆"形纹的主要病理变化

看病理纹诊病

3线上出现"☆"形纹

"☆"形纹出现在3线上，提示易患突发性疾病。

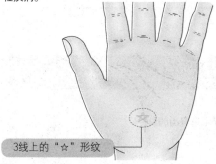

3线上的"☆"形纹

离位出现"☆"形纹

"☆"形纹出现在离位，提示心脏本身发生了器质性的病变。

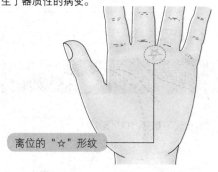

离位的"☆"形纹

2线尾端出现"☆"形纹

"☆"形纹出现在2线尾端，提示预防脑血管意外引起的中风。

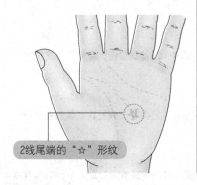

2线尾端的"☆"形纹

三星呼应

在离位、2线尾端和3线尾端出现"☆☆☆"，即三星呼应的现象，提示有中风、猝死的可能。

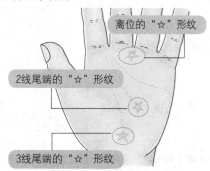

离位的"☆"形纹

2线尾端的"☆"形纹

3线尾端的"☆"形纹

● 不同形状的"☆"形纹

"☆"形纹是由多条或多条以上的纹线交叉组成五角星形状的纹。这种纹主要反映脑血管的突发病。

26

"○"形纹 外伤痕迹

　　"○"形纹的形状就像圆环，而且环心大多有杂纹，需要从总体观察才能发现。
"○"形样纹与外伤有关，受过较重外伤后一般可在掌上留下"○"形纹。

　　"○"形纹在手掌上是很少见的，若出现这种纹，提示曾受到过软物撞击，而且撞得较严重，有反弹的可能性。如果是硬物撞击，在手掌上就会留下"□"形样纹。

● 不同区域中"○"形纹的意义

不同区域中"○"形纹	病理诊断
巽位出现不规则"○"形纹	提示患有脂肪肝
1线中部被"○"形纹盖住	提示可能患有肺病
手掌上出现"○"形纹，且2线平直断裂	提示可能患有肿瘤
2线上出现环形纹	提示头部曾受过伤，与软物较重的撞击有关
手掌上出现"○"形纹	提示可能会有旧病复发或反复性疾病发生
手掌上若出现包绕着某一部位的，由纹路形成的头尾不相交的半边环形	提示其所出现区域的对应脏腑有炎性增生
手掌上出现"○"形纹	提示泌尿系统病变和疾病发展
胃2区若有环形纹被方格纹框起来，且胃1区脂肪粒呈现分布不均匀的状态，胃2区有条状凸起的光滑疤痕	提示刚做过胃切除手术

"○"形纹的主要病理变化

看病理纹诊病

巽位出现"○"形纹

巽位出现不规则"○"形纹，提示患有脂肪肝。

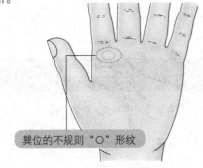

异位的不规则"○"形纹

1线中部出现"○"形纹

1线中部被"○"形纹盖住，提示可能患有肺病。

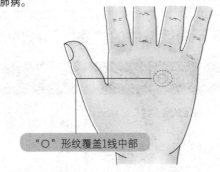

"○"形纹覆盖1线中部

"○"形纹伴有2线断裂

手掌上出现"○"形纹，且2线平直断裂，提示可能患有肿瘤。

"○"形纹

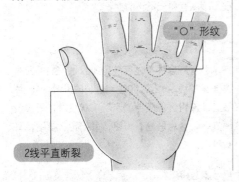

2线平直断裂

2线上出现"○"形纹

2线上出现环形纹，提示头部曾受过伤，与软物较重的撞击有关。

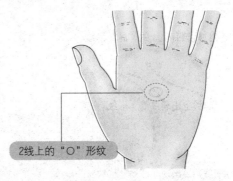

2线上的"○"形纹

● 不同形状的"○"形纹

"○"形纹的形状就像圆环，而且环心大多有杂纹。此纹多提示曾受到过软物严重撞击。

27

"岛"形纹 肿瘤囊肿

　　"岛"形纹的纹形像一个小岛，其范围有大有小，或独立，或连续，或相套。"岛"形纹在主线上多为恶疾的信号，提示相关脏器功能障碍，可能有炎症肿块或肿瘤向恶性转化。而且"岛"形纹越小越有意义，过大的"岛"形纹只预示所在区域代表的脏器较虚弱。

● 不同区域中的"岛"形纹的意义

不同区域中的"岛"形纹	病理诊断
1线始端有"岛"形纹	提示患有耳鸣或中耳炎，听力下降
2线始端出现小的"岛"形纹	提示有眩晕的症状
坎位上出现小"岛"形纹	提示患有生殖系统肿瘤。女性可能患有子宫肌瘤、输卵管炎症、卵巢囊肿；男性可能患有前列腺增生、肿瘤
1线在无名指下有小"岛"形纹	提示眼睛有屈光不正的症状
2线尾端有较大的"岛"形纹	提示易患脱发
仅4线上出现"岛"形纹	提示患有肝囊肿（过度疲劳所致）。如果同时再伴有13线、12线、9线和过长的6线，肝区纹线紊乱或胃区僵硬伴"米"字状纹时，所代表的疾病就会患肝癌、胃癌、肝损害、萎缩性胃炎等
5线始端出现小"岛"形纹	提示患有痔疮
无名指下，1线与2线之间，即乳腺区若出现叶状"岛"形纹	提示可能患有乳腺增生
3线尾端子宫区，在线外有小的"岛"形纹	提示患有卵巢囊肿
3线尾端生殖区出现"岛"形纹	提示患有子宫肌瘤
3线尾端前列腺区有"岛"形纹	提示患有前列腺增生

"岛"形纹的主要病理变化

看病理纹诊病

坎位出现"小岛"形纹

坎位上出现"小岛"形纹,提示患有生殖系统肿瘤。

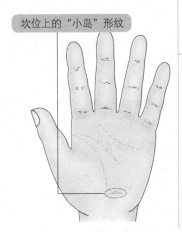

坎位上的"小岛"形纹

1线上出现"岛"形纹

无名指下的1线上有"小岛"形纹,提示眼睛有屈光不正的症状。

无名指下1线上的"岛"形纹

2线始端出现"岛"形纹

2线始端出现小的"岛"形纹,提示有眩晕的症状。

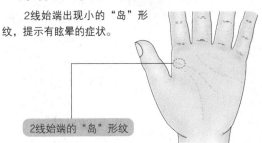

2线始端的"岛"形纹

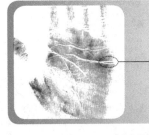

1线始端的"岛"形纹

1线始端出现"岛"形纹

1线始端有"岛"形纹,提示患有耳鸣或中耳炎,听力下降。

● 不同形状的"岛"形纹

"岛"形纹的纹形像一个小岛,其范围有大有小,或独立,或连续,或相套。此纹多提示某脏器有炎症肿块或肿瘤向恶性转化。

28

89

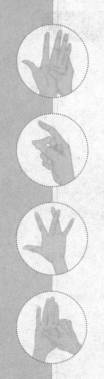

本章看点

- **感冒**
  青筋浮现，光泽度差，鼻区发青

- **慢性支气管炎**
  指甲色暗，离位色泽青暗，有黄褐色

- **支气管哮喘**
  无名指下有"丰"字纹，1线尾端杂乱

- **肺炎球菌性肺炎**
  无名指与中指的交界处有"井"字纹

- **肺结核**
  手部色泽晦暗，或有灰色与白色斑点分布

- **咽喉炎**
  咽喉区出现"井"字纹，6线有"米"字纹

- **冠心病**
  明堂处、3线尾端出现"△"形纹

- **高血压**
  心区颜色鲜红，肾区淡白无光，2线走向平直

- **低血压**
  3线起点低，无名指下7线呈"井"字纹

- **贫血**
  眼区和肾区颜色偏白，青筋浮现，肝区则有淡青之色

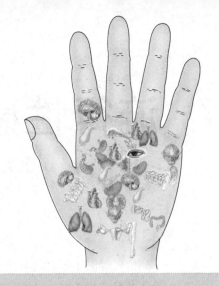

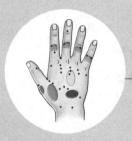

第四章

呼吸系统及循环系统疾病

　　根据我国1992年的死因调查结果显示，呼吸系统疾病（不包括肺癌）在城市的死亡率中占第3位，而在农村占首位，又由于大气污染、吸烟等因素，呼吸系统及循环系统疾病的发病率不断增加，所以本章节主要是介绍一些判断呼吸系统及循环系统疾病的手诊知识及手疗方法，使读者能及时掌握自己的健康状况，及早及时发现问题，对症治疗。

流行性感冒

　　流行性感冒是流感病毒引起的急性呼吸道感染，也是一种传染性强、传播速度快的疾病。其主要通过空气中的飞沫、人与人之间的接触或与被污染物品的接触传播。

● 症状

　　病情较轻时干咳、流鼻涕；病情较重时呼吸困难、胸闷或咳嗽。每次发作历时数十分钟或数小时。

● 手诊流程

　　（1）手掌笼罩着一层暗灰色，各处青筋浮现，光泽度差，鼻区发青，气管部位有微凸，色白或灰暗。肺区暗淡或青筋凸起。

　　（2）震位表层青暗，青筋浮起，触之不平。

　　（3）3线靠近掌心处有众多胚芽毛状纹，提示此种人怕冷，容易感冒。

● 病因

　　流行性感冒是由流感病毒引起的急性呼吸道传染病，流行病毒有甲、乙、丙三种类型。感冒发生的主要原因是体虚，抗病能力减弱等，再加上气候剧变，人体内外功能不能适应外界环境变化，邪气乘虚由皮毛、口鼻而入，导致感冒。

● 手疗

手疗部位	步骤	选穴	方法
手心	第一步	太渊	按法15次
	第二步	列缺	掐法15次
手心	第三步	肺穴	摩法20次
	第四步	呼吸器官区	摩法30次

● 小贴士

　　（1）禁吃咸食。食用咸食后易使致病部位黏膜收缩，加重鼻塞、咽喉不适等症状，而且过咸的食物容易生痰，刺激局部引起咳嗽加剧。

　　（2）禁食甜、腻食物。甜味能助湿，而油腻食物不易消化，故感冒患者应忌食各类糖果、饮料、肥肉等。

　　（3）禁食辛热食物。辛热食物易伤气灼津，助火生痰，使痰不易咳出，故感冒患者不宜食用。

速效对症手诊手疗法

看手诊病

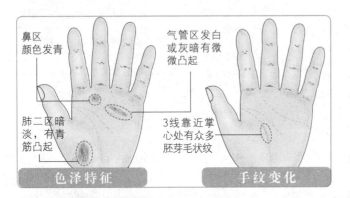

鼻区
颜色发青

气管区发白
或灰暗有微
微凸起

肺二区暗
淡，有青
筋凸起

3线靠近掌
心处有众多
胚芽毛状纹

色泽特征

手纹变化

手疗治病

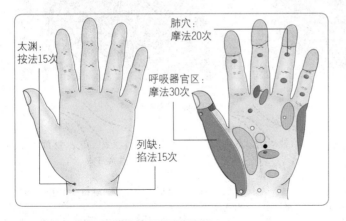

太渊：
按法15次

肺穴：
摩法20次

呼吸器官区：
摩法30次

列缺：
掐法15次

专 家 出 诊

问：每年秋冬交替之际，感冒或流感就会流行，有什么方便可行的预防方法吗？

答：每晚用较热的水泡脚15分钟，水量没过脚面，泡后双脚要发红，可预防感冒。感冒初起时，可用电吹风对着太阳穴吹3~5分钟热风，每日数次，可减轻症状。此外，勤洗手、经常开窗、不与患者有身体接触、适当休息、多喝水、保持生活作息规律等都是预防流感需注意的事项。

流行性感冒手操自疗法

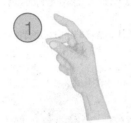

① 微屈五指，大拇指对挤中指，两指指尖相掐。

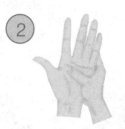

② 用一手拇指及食指捻按另一手掌心。

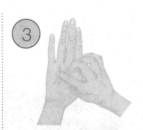

③ 右手拇指、食指揪抓左手无名指根背部皮肤。

29

流行性感冒的对症药膳

● 白芷鱼头汤

材料：

鳙鱼头 1 个，川芎 5 克，白芷 1 克，生姜 5 片，食盐适量

做法：

①将鱼头洗净，去鳃和内脏，起油锅，下鱼头煎至微黄，取出备用；川芎、白芷洗净。

②把川芎、白芷、生姜、鱼头一起放入炖锅内，加适量开水，炖锅加盖，小火隔水炖 2 个小时。

③最后加入食盐调味即可。

功效：

本品具有发散风寒、祛风止痛的功效，适合风寒型流行性感冒的患者食用。

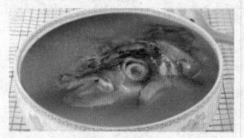

● 菊豆枸杞子汤

材料：

菊花 10 克，绿豆 30 克，枸杞子 20 克，红糖适量

做法：

①将绿豆洗净，用清水浸约半个小时；枸杞子、菊花洗净。

②把绿豆放入锅内，加适量清水，大火煮沸后，小火煮至绿豆开花。

③然后加入菊花、枸杞子，再煮 20 分钟，加入红糖调味即可。

功效：

本品具有疏风散热、泻火利尿的功效，适合风热型流行性感冒、目赤肿痛、口渴喜饮、小便发黄的患者食用。

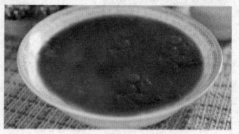

● 苦瓜排骨汤

材料：

排骨 100 克，苦瓜 200 克，麻黄 10 克，食盐适量

做法：

① 将苦瓜洗净，去瓤，切成块；麻黄洗净；猪排骨洗净。

②把排骨、苦瓜、麻黄一同放入锅内，加适量清水，大火煮沸后改为小火煮 1 个小时。

③最后加入食盐调味即可。

功效：

本品具有发汗祛邪、宣肺止咳的功效。适合流行性感冒汗出不畅、咳嗽痰多、鼻塞流涕的患者食用。

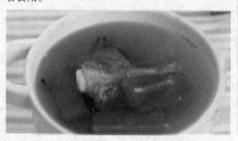

● 石膏退热粥

材料：

生石膏 50 克，葛根 25 克，淡豆豉 2 克，麻黄 2 克，桑叶 5 克，粳米 100 克，生姜 3 片

做法：

①将生石膏、葛根、淡豆豉、麻黄、生姜片、桑叶等洗净。

②将生石膏、葛根、淡豆豉、麻黄、生姜片、桑叶放进锅中，加入清水煎煮取汁去渣。

③将洗净的粳米加清水煮沸后，加入药汁煮成粥。

功效：

本品具有解表、发汗、清热的作用，适合流行性感冒发热、头痛、口渴咽干的患者食用。

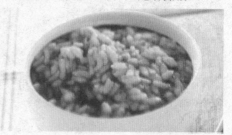

● 白扁豆山药粥

材料：
白扁豆 30 克，山药 50 克，粳米 100 克，冰糖适量

做法：
①锅中放入洗净的粳米、白扁豆，加水 1000 毫升，用大火烧开。
②再将山药洗净放入，转小火慢煮成粥。
③最后下入冰糖调匀即可。

功效：
解表祛湿、和中健脾。适合流行性感冒的患者食用，症见头痛、食欲不振、呕吐或伴腹泻等。

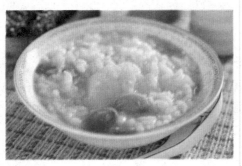

● 芦荟炒苦瓜

材料：
芦荟 350 克，苦瓜 200 克，食盐、味精、香油各适量

做法：
①芦荟去皮，洗净切成条；苦瓜去瓤，洗净，切成条，做焯水处理。
②炒锅加香油烧热，放苦瓜条煸炒，再加入芦荟条、食盐、味精一起翻炒，炒至断生即可。

功效：
本品具有清热、解毒、凉血的功效，对外感风热的流行性感冒患者有一定的辅助治疗作用。

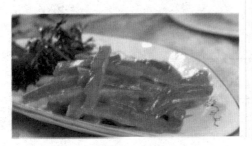

● 石膏汤

材料：
绿豆、石膏各 50 克，知母、金银花各 15 克

做法：
①先将绿豆、石膏加 1000 毫升水，煮至绿豆开裂后，加入知母和金银花。
②再共煎 15 分钟即可。

功效：
本品具有疏风散热、清热泻火、凉血解毒的功效，适合热毒炽盛的流行性感冒患者食用。

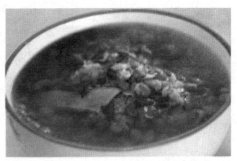

● 蒜蓉马齿苋

材料：
马齿苋 400 克，大蒜 10 克，食盐、味精、食用油各适量

做法：
①马齿苋洗净；大蒜洗净去皮，剁成蓉。
②将洗干净的马齿苋下入沸水中稍余，捞出沥干水分，备用。
③锅中加食用油烧至九成热时，下入蒜蓉爆香，再下入马齿苋快速翻炒，出锅时，加食盐、味精炒匀即可出锅。

功效：
马齿苋和大蒜均有杀菌抗病毒的作用，常食可预防流行性感冒。

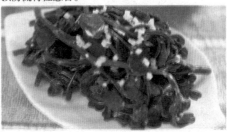

慢性支气管炎

慢性支气管炎是由感染或理化因素等引起的气管、支气管黏膜及其周围组织的慢性炎症，机体免疫力低下及自主神经功能失调对慢性支气管炎的形成及发展亦起到重要作用。

● 症状

临床上以长期反复发作的咳嗽、咯痰或伴有喘息为其特征。早期症状轻微，多在冬季发作，春暖后缓解；晚期炎症加重，症状长期存在，不分季节。疾病进展又可并发肺气肿、肺动脉高压及右心肥大。

● 手诊流程

（1）患者指甲色暗，甲面上出现纵沟，提示气管开始有炎症侵入。

（2）中指根部离位色泽青暗，有黄褐色发亮，如老茧样凸起。

（3）1线紊乱，出现羽毛状细纹，小鱼际兑位可见纵纹，为呼吸系统功能低下，不能抵御外邪，易患感冒。

● 病因

慢性支气管炎的病因迄今尚有许多因素不够明了，近年来认为，有关因素如下。

（1）大气污染：如氯、氧化氮、二氧化硫等，对支气管黏膜有刺激作用。

（2）吸烟：吸烟为慢性支气管炎最主要的发病因素。

（3）感染：呼吸道感染是慢性支气管炎发病和加剧的另一个重要因素。

● 手疗

手疗部位	步骤	选穴	方法
手心	第一步	劳宫穴	按法20次
	第二步	鱼际穴	摩法15次
手心	第三步	肺穴	掐法15次
	第四步	胸腔呼吸器官区	摩法15次

● 小贴士

此症的饮食原则应适时补充必要的蛋白质，如鸡蛋、瘦肉、牛奶、动物肝、鱼类、豆制品等。寒冷季节应补充一些含热量高的肉类暖性食品以增强御寒能力，也应经常进食新鲜蔬菜瓜果，以确保机体对维生素C的需要。

速效对症手诊手疗法

看手诊病

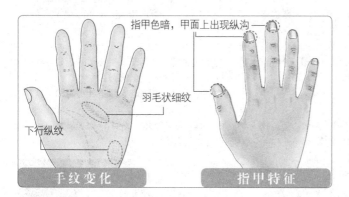

指甲色暗，甲面上出现纵沟

羽毛状细纹

下行纵纹

手纹变化　　　　指甲特征

手疗治病

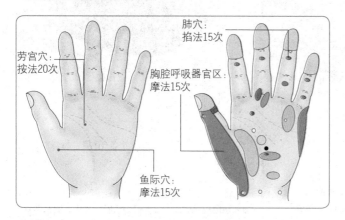

肺穴：
掐法15次

劳宫穴：
按法20次

胸腔呼吸器官区：
摩法15次

鱼际穴：
摩法15次

专家出诊

问：慢性支气管炎患者为什么不能吃冰西瓜？

答：虽然西瓜是清热解暑的佳品，但西瓜生冷性寒，吃冰西瓜过多不仅容易伤脾胃，还会加重咽部的不适感，或引起咽喉炎。因为西瓜在进行低温冷藏之后，其中的水分便会结成冰晶，我们在吃的时候会使口腔受到突然刺激，进而引起舌部味觉神经、牙周神经及唾液腺迅速降温，从而引发咽炎。所以对于支气管炎患者来说，要少吃冰西瓜。

慢性支气管炎手操自疗法

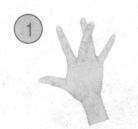

① 平伸手掌，掌心向外，把中指内搭于无名指背，由上向下极力按压。

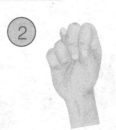

② 拇指内收掌心，置于中指及无名指指缝间，然后用力收缩其他四指，内压拇指。

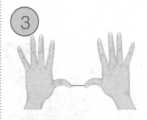

③ 把一根火柴棒放在两手拇指尖端处，并用力挤压住火柴棒。

30

慢性支气管炎的对症药膳

● 半夏桔梗薏苡仁汤

材料：

半夏 15 克，桔梗 10 克，薏苡仁 50 克，冰糖适量

做法：

①半夏、桔梗用水略冲。

②将半夏、桔梗、薏苡仁、百合一起放入锅中，加水 1000 毫升煮至薏苡仁熟烂。

③加入冰糖调味即可。

功效：

本品具有燥湿化痰、理气止咳的功效，适合痰湿蕴肺型的慢性支气管炎患者食用。

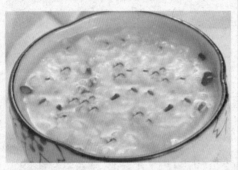

● 紫苏子牛蒡茶

材料：

紫苏子 10 克，牛蒡子 10 克，枸杞子 5 克，绿茶 20 毫升

做法：

①枸杞子洗净后与紫苏子、牛蒡子一起放入锅中，加 500 毫升水用小火煮至沸腾。

②倒入杯中后，再加入冰糖、绿茶汁搅匀即可饮用。

功效：

本品具有发散风热、化痰止咳的功效，适合风热型慢性支气管炎患者食用。

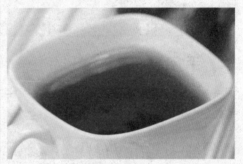

● 蜜心雪梨

材料：

雪梨 1 个，蜂蜜 60 毫升

做法：

①将雪梨洗净，挖出梨核。

②将蜂蜜倒入梨心中，入锅蒸熟即可。

③睡前食用，每日 1 次，连服 20 ~ 30 天。

功效：

本品具有润肺止咳、滋阴润燥的功效，适合患病日久的慢性支气管患者食用，症见干咳无痰或痰中带血丝、咽喉干燥。

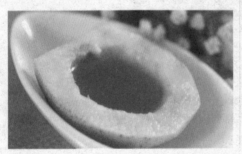

● 桑白杏仁茶

材料：

桑白皮、南杏仁、枇杷叶各 10 克，绿茶 12 克，红糖 20 克

做法：

①将杏仁洗净，打碎。

②桑白皮、绿茶、南杏仁、枇杷叶洗净，加水煎汁，去渣。

③加入红糖溶化，即可饮服。

功效：

本品具有泻肺平喘、止咳化痰的功效，适合慢性支气管炎伴热证者，咳吐黄痰者食用。

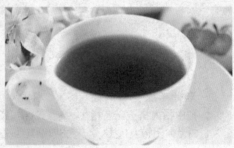

● 果仁鸡蛋羹

材料：

白果仁、甜杏仁、核桃仁、花生仁各 10 克，鸡蛋 2 个，水适量

做法：

①白果仁、甜杏仁、核桃仁、花生仁一起炒熟，混合均匀。

②打入鸡蛋液，调入适量的水。

③入锅蒸至蛋熟即成。

功效：

　　本品具有止咳平喘、益气补虚、润肠通便作用，适合肺气虚型慢性支气管炎、肺炎的患者食用，但腹泻的患者不宜食用。

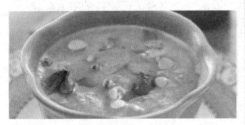

● 杏仁核桃牛奶饮

材料：

杏仁 30 克，核桃仁 20 克，牛奶 200 克

做法：

①将杏仁、核桃仁放入清水中洗净，与牛奶一起放入炖锅中。

②加适量清水后将炖锅置于火上烧沸，再用小火煎煮 20 分钟即可。

功效：

　　本品具有温肺定喘、润肠通便、健脾益胃、益智安神的功效。尤其适合肺虚咳嗽、便秘、神经衰弱、失眠、支气管炎等患者食用。

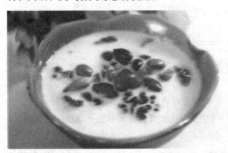

● 杏仁拌苦瓜

材料：

苦瓜 250 克，杏仁 50 克，枸杞子 10 克，香油、食盐、鸡精各适量

做法：

①苦瓜剖开，去瓤，洗净切成薄片，放入沸水中焯至断生，捞出，沥干水分，放入碗中。

②杏仁用温水泡一下，撕去外皮，掰成两瓣，放入开水中烫熟；枸杞子泡发洗净。

③将香油、食盐、鸡精与苦瓜搅拌均匀，撒上杏仁、枸杞子即可。

功效：

　　本菜具有止咳化痰、提神健脑的功效，对肺热咳嗽、咳吐黄痰的支气管炎患者有食疗作用。

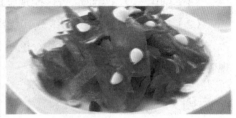

● 二仁汤

材料：

北杏仁 10 克，瓜蒌仁 15 克，瘦猪肉 100 克，食盐适量

做法：

①将瘦猪肉洗净，切细，备用。

②将瘦肉、杏仁、瓜蒌仁加适量水共煎汤，用食盐调味即可。

功效：

　　本品具有清热素肺、豁痰止咳的功效，适合痰热郁肺型的慢性支气管炎患者食用。

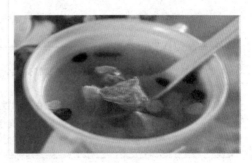

支气管哮喘

支气管哮喘简称哮喘，是一种以嗜酸粒细胞、肥大细胞反应为主的气道慢性炎症，对易感者可引起不同程度的可逆性气道阻塞症状。

● 症状

突然感到呼吸困难，伴有哮喘、气急、吐白色泡沫状痰。吸气还比较顺利，但呼气则很困难。哮喘发作持续24个小时以上，严重时可出现四肢末端和嘴唇发紫，称为紫绀。

● 手诊流程

（1）肺区、支气管区，肾区隐现暗斑，提示气道出现了可逆性的阻塞症状。

（2）1线、2线变浅，有9线或10线出现，平时会出现干咳和流涕。

（3）1线尾端纹线深重杂乱、色暗，无名指下有"丰"字纹，病情加重会出现呼吸困难、胸闷等症状。

● 病因

（1）吸入物：吸入物分为特异性和非特异性两种。前者如花粉、真菌、动物毛屑等；非特异性吸入物如硫酸、二氧化硫、氯胺等。

（2）感染：哮喘的形成和发作与反复呼吸道感染有关。

（3）食物：由于饮食关系而引起哮喘发作的现象在哮喘患者中常可见到。

● 手疗

手疗部位	步骤	选穴	方法
手心	第一步	肺穴	掐法15次
	第二步	大肠穴	掐法15次
	第三步	咳喘点	掐法15次
手腕	第四步	太渊穴	按法15次

● 小贴士

禁忌：刺激性食物，诱发哮喘的食物如鱼、虾等，肥腻生湿食物如肥肉等，产气食物如韭菜、红薯等。

宜食：清淡饮食，并供给充足的蛋白质和铁。饮食中应多食瘦肉、动物肝脏、豆腐、豆浆等，多食新鲜蔬菜和水果。新鲜蔬菜不仅可补充各种维生素和无机食盐，而且还有清痰祛火之功效；水果不仅可祛痰止咳，而且能健脾补肾养肺。

速效对症手诊手疗法

看手诊病

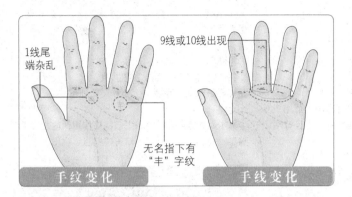

1线尾端杂乱

9线或10线出现

无名指下有"丰"字纹

手纹变化　　　手线变化

手疗治病

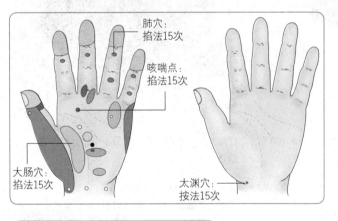

肺穴：掐法15次

咳喘点：掐法15次

大肠穴：掐法15次

太渊穴：按法15次

问：喷雾剂要怎么用才算正确呢？

答：使用时先深吸一口气，将气呼出后，再将雾化器的接口端放入口内，按下压力阀将药雾喷入口中，缓缓深吸气，一边吸气一边雾化，根据病情需要喷1次至数次。喷完药雾气后，深吸一口气使药物到达呼吸道，然后屏住呼吸5～10秒，让药物沿气管、支气管进入下呼吸道远端再恢复呼吸，最后用水反复漱口，吐出。

支气管哮喘手操自疗法

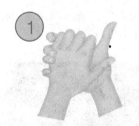

① 右手掌横握左手掌，两手五指均紧扣对掌手背，用力挤压。

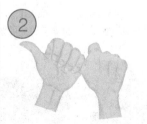

② 左手五指套住右手拇指根部，呈离心方向用力且缓慢地进行拔伸。

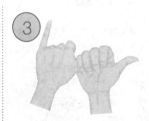

③ 右手五指套住左手拇指根部，呈离心方向用力且缓慢地进行拔伸。

31

支气管哮喘的对症药膳

● 天南星冰糖水

材料：
天南星 9 克，冰糖适量

做法：
①天南星洗净，备用。
②加水 200 毫升，煎煮 20 分钟，去渣。
③加入适量冰糖，以微甜为准。

功效：
　　本品具有燥湿化痰、祛风解痉作用，可用于寒痰、湿痰阻肺，咳喘痰多，胸膈胀闷的寒证哮喘症患者食用。

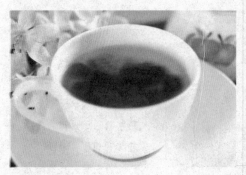

● 果仁粥

材料：
白果 10 克，浙贝母 10 克，莱菔子 15 克，粳米 100 克，食盐、香油各适量

做法：
①白果、粳米、浙贝母、莱菔子洗净，一起装入瓦煲内。
②加入 2000 毫升清水，烧开后，改为小火慢煮成粥样。
③加入食盐，淋香油，调匀即可。

功效：
　　此粥具有下气、平喘、止咳、化痰的功效，对哮喘痰多的患者有一定食疗效果。

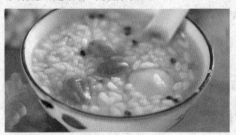

● 紫菀款冬猪肺汤

材料：
紫菀 10 克，款冬 15 克，猪肺 300 克，食盐 6 克，生姜片 4 克

做法：
①将猪肺用清水洗净，切块。
②猪肺与洗净的紫菀、款冬共煮。
③煮至熟时加入食盐、生姜片调味即可。

功效：
　　本品具有补肺定喘、去咳祛痰作用，适合咳逆喘息、痰多阻肺、呼吸困难等哮喘患者食用。

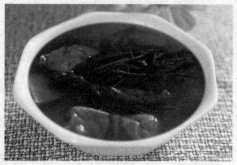

● 菊花桔梗雪梨汤

材料：
甘菊 5 朵，桔梗 5 克，雪梨 1 个，冰糖 5 克

做法：
①甘菊、桔梗洗净，加 1200 毫升水煮开，转小火继续煮 10 分钟，去渣留汁。
②加入冰糖搅匀后，盛出待凉。
③雪梨洗净，削去皮，梨肉切丁，加入已凉的甘菊水即可。

功效：
　　本品开宣肺气、清热止咳，适合咳嗽气喘、咳吐黄痰等症的哮喘患者食用。

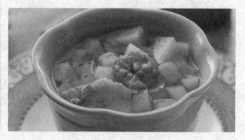

● 椰汁薏苡仁白萝卜粥

材料：

椰汁 50 克，薏苡仁 80 克，玉米粒、白萝卜、豌豆各 15 克，冰糖 7 克，葱花少许

做法：

①薏苡仁洗净后泡发；玉米粒洗净；白萝卜洗净，切丁；豌豆洗净。

②锅置火上，注入水，加入薏苡仁煮至米粒开花后，加入玉米、白萝卜、豌豆同煮。

③煮熟烂后加入冰糖、椰汁，撒上葱花即可。

功效：

此汤具有清热宣肺、化痰定喘的功效，适合热哮型的哮喘患者食用。

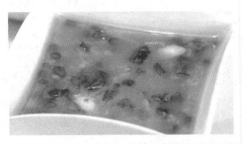

● 鹌鹑五味子陈皮粥

材料：

鹌鹑 3 只，大米 80 克，五味子、陈皮各 10 克，肉桂、生姜、食盐、葱花各适量

做法：

①鹌鹑洗净，切块，入沸水中余烫；大米淘净；肉桂、五味子、陈皮洗净，装入棉布袋，扎紧袋口。生姜洗净，切末。

②锅中放入鹌鹑、大米、生姜末及药袋，加入沸水，中火焖煮至米粒开花后，改小火熬煮成粥，加食盐，撒入葱花即可。

功效：

本粥具有健脾益气、补肺纳喘的作用，适合虚哮型的哮喘患者食用。

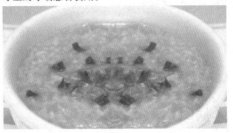

● 蛤蚧酒

材料：

蛤蚧 1 对，白酒 2000 毫升

做法：

①将蛤蚧洗净，去头足。

②将准备好的蛤蚧浸入酒中，密封后置于阴凉处，每日摇动酒罐一次，半月后即可饮用。

③每日饮用一次，一次 30 毫升。

功效：

本品具有健脾益气、补肺纳喘的功效，适合虚哮型的哮喘患者食用，症见哮喘发作时喘息、汗出、四肢抽搐，平时患者神疲乏力、咳嗽声低等。

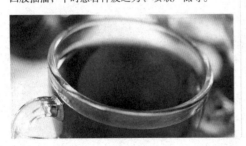

● 五味子炖肉

材料：

五味子 50 克，猪瘦肉 200 克，银杏 30 克，食盐适量

做法：

①猪瘦肉洗净，切片，备用。

②五味子、银杏洗净，备用。

③将五味子、银杏与瘦肉一起放入炖锅，炖至肉熟，加入食盐调味即可。

功效：

本品具有健脾益气、补肺纳喘的功效，适合虚哮型的哮喘患者食用。

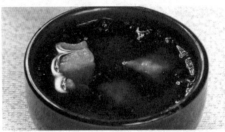

第四章 呼吸系统及循环系统疾病

31

肺炎球菌性肺炎

肺炎球菌性肺炎是肺炎链球菌引起的急性肺泡性炎症。临床上以突发寒战、高热、胸痛、咳嗽为特点。以20～40岁的青壮年患病较多，冬春季发病率较高。

● 症状

多有上呼吸道感染的前驱症状。起病多急骤，高热、寒战、全身肌肉酸痛，体温通常在数个小时内升至39～40℃，高峰在下午或傍晚，脉率随之增速。患侧胸痛，可放射至肩部或腹部；咳嗽或深呼吸时加剧；痰少，可带血或呈铁锈色，偶有恶心、腹痛或腹泻，可被误诊为急腹症。

● 手诊流程

（1）3线起始处靠近大拇指下有干扰线切过，提示肺炎信号。

（2）无名指与中指的交界处有一"井"字纹，3线中央部位有狭长"岛"纹，提示这种肺炎是一种急性肺泡性炎症。

● 病因

机体免疫功能正常时，肺炎链球菌是寄居在口腔及鼻咽部的一种正常菌群，其带菌率常随年龄、季节及免疫状态的变化而有差异。当患者受凉、淋雨、疲劳、醉酒、病毒感染等导致机体免疫功能受损时，有毒性的肺炎链球菌入侵人体而致病。

● 手疗

手疗部位	步骤	选穴	方法
手心	第一步	肺穴	捻法15次
	第二步	咳喘点	掐法20次
	第三步	少商	揉法15次
手背	第四步	阳溪	揉法15次

── ● 小贴士 ──

肺炎患者饮食治疗的目的是为了提高机体的抵抗力，防止病情恶化。患者因高热体力消耗严重，因此，必须供给患者充足的营养，特别是热量和优质蛋白质，以补充机体的消耗。酸碱失衡是肺炎的常见症状，应多吃新鲜蔬菜或水果，以补充矿物质，有助于纠正水和电解质紊乱。还可给予含铁丰富的食物，如动物内脏、蛋黄等；含铜丰富的食物，如动物肝、芝麻酱等；也可给予虾皮、奶制品等高钙食物。

速效对症手诊手疗法

看手诊病

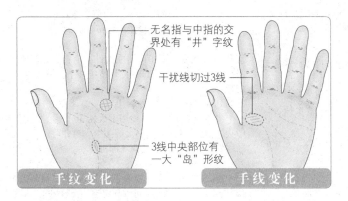

无名指与中指的交界处有"井"字纹

干扰线切过3线

3线中央部位有一大"岛"形纹

手纹变化   手线变化

手疗治病

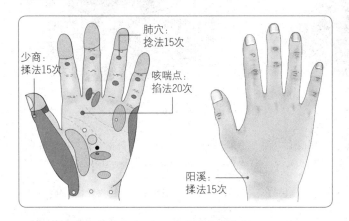

肺穴：
捻法15次

少商：
揉法15次

咳喘点：
掐法20次

阳溪：
揉法15次

肺炎球菌性肺炎手操自疗法

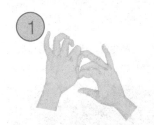

① 以一手的拇指及食指呈螺旋状捻按另一手的无名指，从根部移动到顶端。

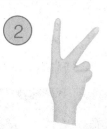

② 伸出中指与食指并拢，然后突然伸开食指，表现为"V"字手势。

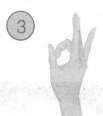

③ 伸掌，中指向大拇指弯缩，食指、无名指及小指仍伸直。

32

肺炎球菌性肺炎的对症药膳

● 白前扁豆猪肺汤

材料：
白前 9 克，扁豆 10 克，猪肺 300 克，葱 25 克，食盐 3 克

做法：
①白前、扁豆择净后用清水漂洗，再用纱布包起来备用。
②猪肺冲洗干净，挤净血污，同白前、扁豆一起放入砂锅内，再将葱洗净放入，注入清水约 2000 毫升。
③先用大火烧沸，改用小火炖 1 个小时，至猪肺熟透，加少许食盐调味即可。

功效：
　　本品祛痰降逆，宣肺平喘，适合痰浊阻肺型的慢性肺炎患者食用。

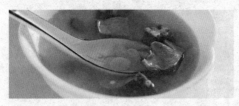

● 四仁鸡蛋粥

材料：
核桃仁、花生仁各 40 克，鸡蛋 2 个，白果仁、甜杏仁各 20 克，白糖适量

做法：
①白果仁洗净，去壳、去皮；甜杏仁、核桃仁、花生仁洗净。
②将白果仁、甜杏仁、核桃仁、花生仁共研成粉末，用干净、干燥的瓶罐收藏，放于阴凉处。
③每次取 20 克加水煮沸，冲鸡蛋，成一小碗，加白糖搅拌均匀即可。

功效：
　　本品补气敛肺，止咳化痰，适合肺气虚弱，久病不愈的肺炎患者食用。

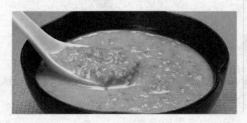

● 杏仁白萝卜炖猪肺

材料：
猪肺 250 克，南杏仁 30 克，白萝卜 200 克，花菇 50 克，上汤、生姜、食盐、味精各适量

做法：
①猪肺反复冲洗干净，切成大件；南杏、花菇浸透洗净；白萝卜洗净，带皮切成中块；生姜洗净，切片。
②将以上用料连同 1.5 碗上汤、姜片放入炖盅，盖上盅盖，隔水炖煮，先用大火炖 30 分钟，再用中火炖 50 分钟，后用小火炖 1 个小时即可。
③炖好后加食盐、味精调味即可。

功效：
　　杏仁可止咳平喘，白萝卜可生津清热，猪肺治肺虚咳嗽，三者搭配，可敛肺定喘、止咳化痰、增强体质，适合肺炎患者食用。

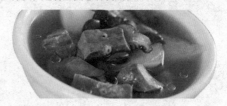

● 白果扒草菇

材料：
白果 15 克，草菇 450 克，陈皮 6 克，姜丝 10 克，葱花、花生油、食盐、味精、香油各适量

做法：
①将草菇洗净，切片；白果去皮发好；陈皮泡后切成丝。
②锅内加少许底油，下葱花、姜丝爆香后，下入陈皮和草菇炒。
③最后加入白果，调入食盐、味精、香油翻炒均匀即可。

功效：
　　本品补气健脾，止咳化痰，适用于咳吐白痰或咳嗽痰少的肺炎患者食用。

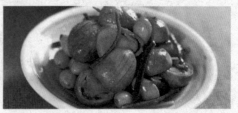

复方菊花茶

材料：
金银花 21 克，菊花、桑叶各 9 克，杏仁 6 克，芦根 30 克（鲜的加倍），蜂蜜适量

做法：
①将金银花、菊花、桑叶、杏仁、芦根用水略冲洗。
②放入锅中用水煮，将汤盛出。
③待凉后再加入蜂蜜即可。

功效：
　　本品具有清热润肺、止咳化痰的功效，可用于咳嗽、咳吐黄痰、发热、小便发黄的肺炎患者食用。

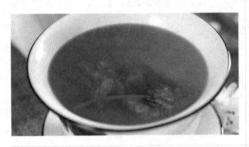

苹果雪梨煲牛腱

材料：
甜杏、苦杏、红枣各 25 克，苹果、雪梨各 1 个，牛腱 90 克，生姜、食盐各适量

做法：
①苹果、雪梨洗净，去皮，切薄片；牛腱洗净，切块，氽烫后捞起备用。
②甜杏、苦杏、红枣和姜洗净，红枣去核备用。
③将上述材料加水，以大火煮沸后，再以小火煮 1.5 个小时，最后加食盐调味即可。

功效：
　　本品止咳定喘、滋阴润肺。适合咽喉发痒干痛，音哑，急、慢性肺炎，肺结核患者食用。

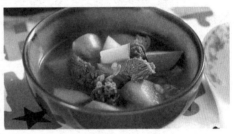

银杏炖鹧鸪

材料：
银杏 20 克，鹧鸪 1 只，生姜 10 克，食盐 5 克，味精 3 克，鸡精 5 克，胡椒粉 3 克

做法：
①鹧鸪洗净斩小块，生姜切片。
②净锅上火，加水烧沸，把鹧鸪下入沸水中氽烫。
③锅中加油烧热，下入姜片爆香，加入适量清水，放入鹧鸪、银杏煲 30 分钟，加入食盐、味精、鸡精、胡椒粉即可。

功效：
　　此汤具有清热宣肺、化痰止咳的功效，适合慢性肺炎患者食用。

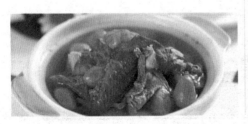

旋覆花乳鸽止咳汤

材料：
乳鸽 1 只，旋覆花、沙参各 10 克，山药 20 克，食盐适量

做法：
①将乳鸽去毛及肠杂，洗净切块。
②山药、沙参洗净切片；将旋覆花、放入药袋中，扎紧。
③将乳鸽、山药、沙参放入砂锅中，加药袋及食盐，用小火炖 30 分钟至肉烂，取出药袋即可。

功效：
　　本品清热化痰、补肺、益气、养阴，适合热痰郁肺、肺气阴两虚型的慢性肺炎患者食用。

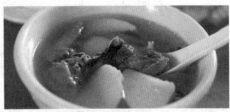

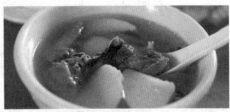

肺结核

结核病是由结核杆菌引起的一种慢性传染病。其传染途径主要由口、鼻经呼吸道侵入，故多以肺部直接感染常见。正常人靠先天性免疫可抑制结核菌繁殖，获得性免疫。如果机体免疫力低下或侵入的细菌量多，毒性强，则可形成结核病灶，导致肺结核。

● 症状

典型肺结核起病缓慢，病程经过较长，有低热、乏力、食欲不振、咳嗽和少量咯血。

（1）全身症状：全身毒性症状表现为午后低热、乏力、体重减轻、盗汗等。

（2）呼吸系统：一般有干咳或只有少量黏液。伴继发感染时，痰呈液性或脓性，有不同程度的咯血。

● 手诊流程

（1）手部整体色泽晦暗，或有灰色与白色斑点相间分布。

（2）1线、2线、3线开端紊乱，中间有障碍线切过。

● 病因

肺结核是由结核杆菌引起的一种呼吸道传染病。多数患者是通过呼吸道感染的，结核杆菌在阴暗、潮湿的环境中可以存活几个月。当患有活动期肺结核的患者吐痰后，结核菌就可随干了的痰迹飞散到四周，随时都可能感染健康人。

● 手疗

手疗部位	步骤	选穴	方法
手心	第一步	咳喘点	掐法20次
	第二步	少商	擦法15次
	第三步	胸腔呼吸器官区	摩法20次
手侧	第四步	心肺穴	掐法20次

● 小贴士

患者会产生消极、多疑、恐惧、悲观等心理状态，使病情加重，要做好患者的心理护理。

（1）根据每个患者的性格特征进行心理护理。

（2）根据长期住院患者的心理特征进行心理护理。

（3）根据心理学的特点去接近患者。

速效对症手诊手疗法

看手诊病

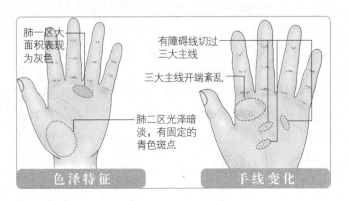

肺一区大面积表现为灰色

有障碍线切过三大主线

三大主线开端紊乱

肺二区光泽暗淡，有固定的青色斑点

| 色泽特征 | 手线变化 |

手疗治病

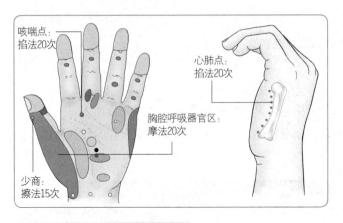

咳喘点：掐法20次

心肺点：掐法20次

胸腔呼吸器官区：摩法20次

少商：擦法15次

专家出诊

问：肺结核咳血可用什么食疗呢？

答：胡萝卜蜂蜜汤：将胡萝卜洗净切片，加水350克，煮沸20分钟，去渣取汁，加入蜂蜜、明矾，搅匀，再煮沸片刻即成。适用于咳嗽痰白、肺结核咳血等症。

肺结核手操自疗法

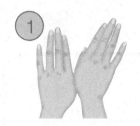

① 两手掌心向下，掌根相抵，拇指内缩，两手相互摩擦。

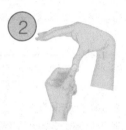

② 右手掌面下垂，左手拇指食指捏右手拇指向下垂直拉平。

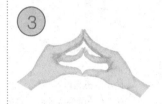

③ 五指相对，以各指尖直对，对抗挤压形成最大角度。

第四章 呼吸系统及循环系统疾病

33

咽喉炎

咽喉炎属上呼吸道疾病，指咽部黏膜和淋巴组织的炎性病变。根据发病的时间和症状的不同，可分为急性咽炎和慢性咽炎。

● 症状

主要症状为咽痛咽痒、吞咽困难、发热、声音嘶哑。轻者声音低、毛糙；重者则失音。成年人以咽部症状为主，病初咽部有干痒、灼热、渐有疼痛，吞咽时加重，唾液增多，咽侧受累则有明显的耳痛。体弱成人或小儿，则全身症状显著，有发热怕冷、头痛、食欲不振、四肢酸痛等。

● 手诊流程

（1）离位有一条与1线平行的6线，颜色多偏红。

（2）离位的6线，上有"米"字纹、"十"字纹或"井"字纹。咽喉区有"井"字纹、凸起的黄色斑点或青暗色斑。

● 病因

（1）急性咽炎：常为病毒引起，其次为细菌所致。冬春季最为多见。

（2）慢性咽炎：主要是由于急性咽炎治疗不彻底而反复发作，转为慢性。

● 手疗

手疗部位	步骤	选穴	方法
手心	第一步	少商	推法20次
	第二步	胸腔反射区	摩法20次
手背	第三步	商阳	推法20次
	第四步	咽喉点	点法20次

● 小贴士

防治咽喉炎的方法：

（1）注意劳逸结合，防止受冷，急性期应卧床休息。

（2）平时多饮淡食盐开水，吃易消化的食物，保持大便通畅。

（3）避免烟、酒及辛辣、过冷、过烫等刺激性食物。

（4）注意口腔卫生，养成饭后漱口的习惯，使病菌不易生长。

超简单手疗消百病全书

速效对症手诊手疗法

看手诊病

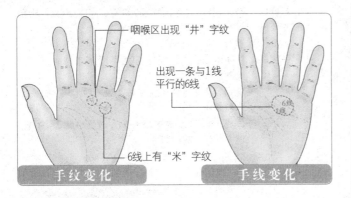

咽喉区出现"井"字纹

出现一条与1线平行的6线

6线
1线

6线上有"米"字纹

| 手纹变化 | 手线变化 |

手疗治病

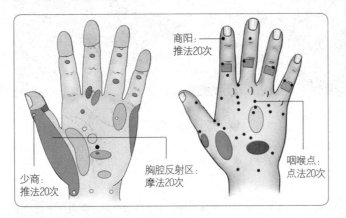

商阳：
推法20次

少商：
推法20次

胸腔反射区：
摩法20次

咽喉点：
点法20次

专 家 出 诊

问：咽喉炎有什么好的食疗方法吗？

答：（1）枸杞子粥。糯米、枸杞子分别洗净，加水泡置30分钟，以小火煮制成粥。每天服用1碗，具有滋阴润喉的功效，适用于慢性喉炎咽喉干燥者。

（2）甘蔗萝卜饮。将百合煮烂后混入甘蔗汁和萝卜汁备用。每天临睡前服用1杯，具有滋阴降火的功效，适用于嗓音疲劳和慢性喉炎者。

咽喉炎手操自疗法

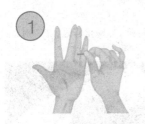

① 用木棒沿无名指尖端部向下均匀点刺，同时深呼吸。

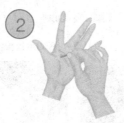

② 掌心向里，五指散开，以木棒由上至下均匀点状用力刺激大拇指横屈纹。

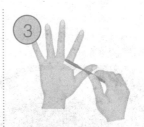

③ 牙刷上下方向平刷手背合谷穴处。

第四章 呼吸系统及循环系统疾病

34

咽喉炎的对症药膳

● 冬瓜薏苡仁煲老鸭

材料：
冬瓜 200 克，鸭 1 只，连翘 15 克，红枣、薏苡仁各少许，生姜、食盐、鸡精、胡椒粉、香油各适量

做法：
①冬瓜洗净切块；鸭清洗干净剁件；生姜洗净去皮，切片；红枣、连翘洗净。
②锅上火，油烧热，爆香姜片，加入清水烧沸，下鸭汆烫后捞起。
③将鸭转入砂钵内，放入红枣、连翘、薏苡仁、冬瓜煲至熟，调入食盐、鸡精、胡椒粉，淋入香油即可。

功效：
本品清热解毒、滋阴利咽，适合咽喉干燥、喉间有异物感的患者食用。

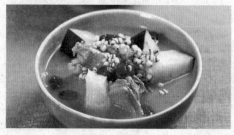

● 甘草清咽汤

材料：
甘草 5 克，胖大海、玄参、玉竹各 10 克，白糖少许

做法：
①将玄参、玉竹、甘草洗净放入锅内。
②加清水煮沸 15 分钟后离火。
③加入白糖，最后加入洗净的胖大海，凉后放入冰箱，食用时取出即可。

功效：
本品清热利咽、生津止渴，可解咽喉干燥，对干燥性咽炎有很好的疗效。

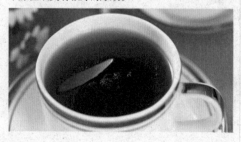

● 薄荷西米粥

材料：
嫩薄荷叶 15 克，西米 100 克，灵芝 10 克，枸杞子适量，食盐 3 克，味精 1 克

做法：
①西米洗净，用温水泡至透亮；薄荷叶洗净，切碎；灵芝、枸杞子洗净。
②锅置火上，注入清水后，放入西米用大火煮至米粒开花。
③放入薄荷叶、灵芝、枸杞子，改用小火煮至粥成，调入食盐、味精即可。

功效：
此粥具有清凉利咽、爽喉解毒的功效，适合咽喉肿痛、干咳等患者食用。

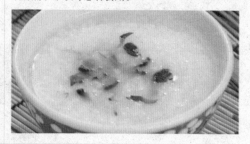

● 香菇肉片汤

材料：
薄荷 8 克，香菇 100 克，猪瘦肉 150 克，葱花少许

做法：
①将香菇洗净，用手撕成两半；瘦肉洗净切片；薄荷洗净备用。
②将薄荷、香菇和肉片放入水中煮大约 8 分钟。
③起锅后放入些许葱花即可。

功效：
本品具有清热利咽、止咳化痰的功效，对急、慢性咽炎均匀较好的疗效。

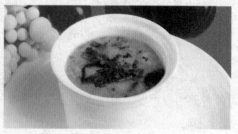

● 蒲公英罗汉果茶

材料：

罗汉果 1 颗，胖大海 5 颗，蒲公英 10 克，冰糖适量

做法：

①将罗汉果洗净后，拍碎；胖大海、蒲公英洗净，备用。

②将罗汉果、胖大海、蒲公英放进锅内，加 1500 毫升水，煮开后小火再煮 20 分钟，滤渣。

③加入适量冰糖调味即可。

功效：

本品具有润喉爽声、化痰清热、益气补虚的功效，适合咽喉充血疼痛、口干咽燥、咳吐黄痰的患者食用。

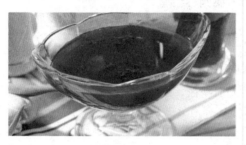

● 知母玉竹饮

材料：

知母 60 克，玉竹 60 克，蜂蜜 10 毫升

做法：

①知母、玉竹快速洗净，放入瓦罐中，加冷水 1500 毫升，小火煎 1 个小时。

②将药汁、蜂蜜一起倒入大瓷盆内，加盖，大火隔水蒸 2 个小时即可。

功效：

本品具有泻火解毒、清热滋阴、消肿排脓的功效，适合阴液亏虚所致的慢性咽炎患者。

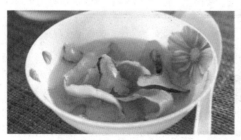

● 半枝莲蛇舌草茶

材料：

半枝莲 50 克，白花蛇舌草 50 克，冰糖少许

做法：

①将半枝莲、白花蛇舌草洗净，放入锅内，备用。

②砂锅洗净，倒入清水，至满盖过材料，以大火煮开，转小火熬煮 30 分钟。

③直到药味熬出，加入适量冰糖，大约 10 分钟左右，即可溶化，去渣取汁饮用。

功效：

白花蛇舌草具有清热、利湿、解毒的功效，临床上常用来治疗扁桃体炎、咽喉炎、肝炎、痈肿疔疮。本品具有清热解毒、利湿排脓的功效，适合火毒内蕴的咽炎者饮用。

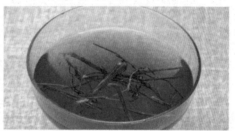

● 石膏汤

材料：

绿豆、石膏各 50 克，知母、金银花各 15 克

做法：

①先将绿豆、石膏加 1000 毫升水，煮至绿豆开裂后，加入知母和金银花。

②再共煎 15 分钟即可。

功效：

本品具有清热泻火、凉血解毒、滋阴利咽的功效，适合阴虚火旺型慢性咽炎患者食用。

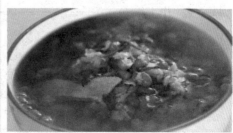

冠心病

冠心病是冠状动脉粥样硬化心脏病的简称,是指其导致心肌缺血、缺氧而引起的心脏病。为冠状动脉硬化导致器官病变的最常见类型。

● 症状

（1）心绞痛型：表现为胸骨后的压榨感、闷胀感,伴随明显的焦虑,持续3~5分钟,常发散到左侧臂部、肩部、咽喉部、背部和右臂。

（2）心肌梗死型：梗死发生前一周常有前驱症状,如静息和轻微体力活动时发作的心绞痛,伴有明显的不适和疲惫。

（3）无症状性心肌缺血型：很多患者有广泛的冠状动脉阻塞却没有感到过心绞痛,甚至有些患者在心肌梗死时也没有感到心绞痛。

● 手诊流程

（1）明堂处出现独立的"△"形纹,说明患有冠心病,而且正向严重的方向发展。

（2）3线尾端出现"△"形纹,提示心肌缺血,要预防隐性冠心病。

● 病因

因冠状动脉狭窄、供血不足而引起的心肌机能障碍和（或）器质性病变,故又称缺血性心肌病。

● 手疗

手疗部位	步骤	选穴	方法
手心	第一步	心悸点	掐法15次
	第二步	劳宫穴	揉法20次
	第三步	心穴	点法15次
手背	第四步	急救点	掐法20次

● 小贴士

冠心病患者牢记16字秘诀：

（1）心平气和。冠心病患者最忌脾气急躁,要经常提醒自己遇事心平气和。

（2）宽以待人。宽恕别人不仅能给自己带来平静和安宁,也益于疾病的康复。

（3）心胸开阔。冠心病患者对金钱、地位以及对自己的疾病都要坦然、淡化。

（4）坚持锻炼。通过气功、太极拳等活动,增强自身康复能力。

速效对症手诊手疗法

看手诊病

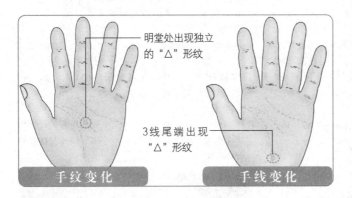

明堂处出现独立的"△"形纹

3线尾端出现"△"形纹

手纹变化　　　　手线变化

手疗治病

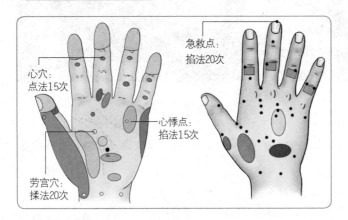

心穴：
点法15次

劳宫穴：
揉法20次

心悸点：
掐法15次

急救点：
掐法20次

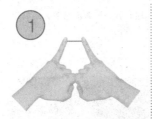 把木棒夹在两小指尖端之间，以指力挤压。

冠心病手操自疗法

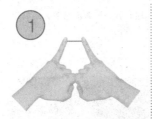
①
把木棒夹在两小指尖端之间，以指力挤压。

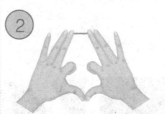
②
把一根木棒放在两中指尖端用力夹住，同时两手拇指相互抵住，两手食指内收。

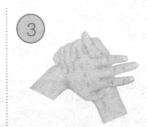
③
右手掌横握左手掌，压住左手内收其小指，左手三指搭按在右手手背上。

专家出诊

问：冠心病的发作跟天气有关系吗？

答：有关系。寒冷刺激使心脏血液供应需要量增加，又因冠状动脉的收缩而减少了对心脏的血液供应量，两方面均能促使心肌缺血，诱发心绞痛。所以冠心病患者寒冷、大风等天气时，要提前做好防范，避免病情恶化。出门时最好戴口罩，注意保暖，以防冷空气刺激，尽量避免迎风走路等。

第四章　呼吸系统及循环系统疾病

35

冠心病的对症药膳

● 洋葱炒芦笋

材料：

洋葱 150 克，芦笋 200 克，食盐 3 克，味精少许

做法：

①芦笋洗净，切成斜段；洋葱洗净，切成片。

②锅中加水烧开，下入芦笋段稍焯后捞出沥水。

③锅中加油烧热，下入洋葱爆炒香，再下入芦笋稍炒，下入食盐和味精炒匀即可。

功效：

本品具有活血化淤、通脉止痛的功效，适合心血淤阻型的冠心病患者食用。

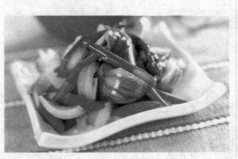

● 鸽肉莲子红枣汤

材料：

鸽子 1 只，莲子 60 克，红枣 25 克，生姜 5 克，食盐 6 克，味精 4 克

做法：

①鸽子洗净，砍成小块；莲子、红枣泡发洗净；生姜切片。

②将鸽块下入沸水中汆去血水后，捞出。

③锅上火加油烧热，用姜片爆锅，下入鸽块稍炒后，加适量清水，下入红枣、莲子一起炖 35 分钟至熟，调入食盐、味精即可。

功效：

本品具有益气养阴、活血通脉的功效，适合气阴两虚型的冠心病患者食用。

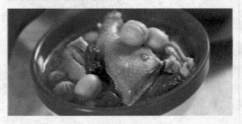

● 知母玉竹饮

材料：

知母 10 克，玉竹 20 克，蜂蜜适量

做法：

①将知母、玉竹洗净，放入锅中，加水 500 毫升。

②大火煮开后再转小火煮 5 分钟即可关火。

③将药汁倒入杯中，待温度低于 60℃时，加入蜂蜜，搅拌均匀即可饮用。

功效：

本品具有安神宁心、养阴生津的功效，对气阴两虚型冠心病以及热病伤阴的干渴、烦渴有良好的食疗作用。

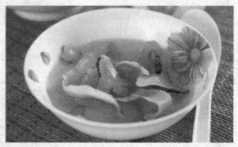

● 枸杞子炖甲鱼

材料：

甲鱼 250 克，枸杞子 30 克，熟地黄 30 克，红枣 10 枚，食盐、味精各适量

做法：

①甲鱼宰杀后洗净。

②枸杞子、熟地黄、红枣洗净。

③将全部用料一齐放入煲内，加开水适量，以小火炖 2 个小时，加食盐和味精调味即可。

功效：

本品具有滋阴养血、补益肝肾的功效，适合气阴两虚型的冠心病患者食用。

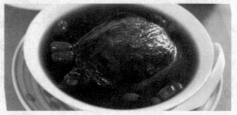

● 桂参红枣猪心汤

材料：

桂枝 5 克，党参、杜仲各 10 克，红枣 6 颗，猪心半个，食盐适量

做法：

①将猪心挤去血水，放入沸水中余烫，捞出冲洗净，切片。

②桂枝、党参、红枣、杜仲分别洗净，放入锅中，加 3 碗水，以大火煮开，转小火续煮 30 分钟。

③再转中火让汤汁沸腾，放入猪心片，待水再开，加食盐调味即可。

功效：

本品具有辛温散寒、宣通心阳的功效，适合寒凝心脉型的冠心病患者食用。

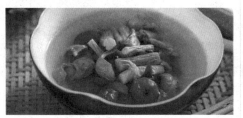

● 腐竹黑木耳瘦肉汤

材料：

猪瘦肉 100 克，腐竹 50 克，木耳 30 克，花生油 20 克，精食盐、酱油各适量，味精、香油各 3 克，葱 5 克

做法：

①将猪瘦肉切丝、余水，腐竹用温水泡开切小段，木耳撕成小块备用。

②净锅上火倒入花生油，将葱爆香，倒入水，下入肉丝、腐竹、黑木耳，调入精食盐、味精、酱油烧沸，淋香油即可。

功效：

本品具有活血化淤、通脉止痛的功效，适合心血淤阻型的冠心病患者食用。

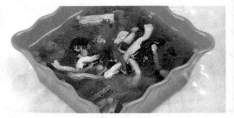

● 生姜肉桂炖猪肚

材料：

猪肚 150 克，猪瘦肉 50 克，生姜 15 克，肉桂 5 克，薏苡仁 25 克，食盐 6 克

做法：

①猪肚里外反复洗净，余水后切成长条；猪瘦肉洗净后切成块。

②生姜去皮，洗净，用刀拍烂；肉桂浸透洗净，刮去粗皮；薏苡仁淘洗干净。

③将所有材料放入炖盅，加适量清水，隔水炖 2 小时，加食盐调味即可。

功效：

本品具有辛温散寒、宣通心阳的功效，适合寒凝心脉型的冠心病患者食用。

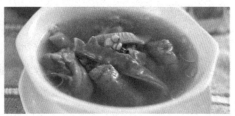

● 红花糯米粥

材料：

糯米 100 克，红花、桃仁各 10 克，蒲黄 5 克

做法：

①将红花、桃仁、糯米、蒲黄洗净，备用。

②把红花、桃仁、蒲黄放入净锅中，加水煎煮 30 分钟，捞出药渣。

③锅中再加入糯米煮成粥即可。

功效：

本品具有活血化淤、通脉止痛的功效，适合心血淤阻型的冠心病患者食用。

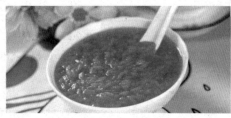

35

高血压

高血压是一种世界性的常见疾病，世界各国的患病率高达10%~20%，并可导致脑血管、心脏、肾脏的病变，是危害人类健康的主要疾病。

● 症状

（1）头疼：若经常感到头痛，而且很剧烈，同时又恶心作呕，就可能是向恶性高血压转化的信号。

（2）耳鸣：双耳耳鸣，持续时间较长。

（3）气短心悸：高血压会导致心肌肥厚、心脏扩大、心功能不全，这些都会导致气短心悸的症状。

● 手诊流程

（1）心区及大鱼际部位颜色鲜红，肝部有暗红色线条出现，肾区淡白无光。表明情绪急躁、易怒，有心悸头晕症状。

（2）1线紊乱，不清晰，纹路深刻，明显易见，2线走向平直。

● 病因

此病病因尚未十分明确。一般认为高级神经中枢功能障碍在发病中占据主导地位，体液、内分泌因素、肾脏等也参与发病过程。

● 手疗

手疗部位	步骤	选穴	方法
手背	第一步	血压反应区	揉法20次
手侧	第二步	颈肩穴	按法20次
	第三步	心肺穴	掐法20次
	第四步	肝胆穴	擦法20次

● 小贴士

远离高血压的八字箴言：

低食盐——食盐，危害生命的"秘密杀手"。

减肥——体重减少1千克，血压下降1毫米汞柱。

减压——保持心情愉快每一天。

限酒——酒精是血压升高的助推剂。

速效对症手诊手疗法

看手诊病

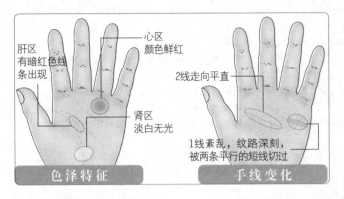

肝区
有暗红色线
条出现

心区
颜色鲜红

肾区
淡白无光

2线走向平直

1线紊乱，纹路深刻，
被两条平行的短线切过

色泽特征　　　　　手线变化

手疗治病

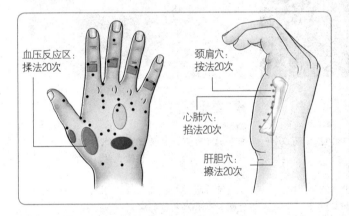

血压反应区：
揉法20次

颈肩穴：
按法20次

心肺穴：
掐法20次

肝胆穴：
擦法20次

第四章　呼吸系统及循环系统疾病

专家出诊

问：高血压也遗传吗？

答：世界卫生组织调查发现，有高血压家族史的人群中会发生高血压。父母均有高血压的人，其高血压发生率为45%；父母仅一人有高血压的人，其高血压发生率为28%；父母均无高血压的人，其高血压发生率仅为3%。而且遗传导致的高血压还有遗传性，因此，身体好坏与否，都要定期做身体检查，做到早发现早治疗，最好防患于未然。

高血压手操自疗法

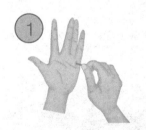
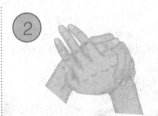
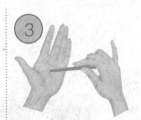

① 木棒由上至下沿手掌心中四指横屈纹均匀点状用力刺激。

② 右手掌心向下，小指内收，左手俯置于右手掌面之上，压住右手手背，挤压右手小指。

③ 用一支圆珠笔对手心进行均匀刺激。

36

高血压的对症药膳

● 蜜柚黄豆浆

材料：

黄豆 50 克，柚子 60 克，白糖少许

做法：

①黄豆加水泡至发软，捞出洗净；柚子去皮去子，将果肉切碎丁备用。

②将上述材料放入豆浆机中，加水搅打成豆浆，煮沸后滤出蜜柚黄豆浆，加入白糖拌匀即可。

功效：

本品具有补气养血、调养心脾的功效，适合气血亏虚型的高血压患者食用。

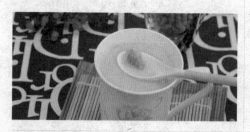

● 山药薏苡仁白菜粥

材料：

山药、薏苡仁各 20 克，白菜 30 克，大米 70 克，食盐 2 克

做法：

①大米、薏苡仁均泡发洗净；山药洗净；白菜洗净，切丝。

②锅置火上，倒入清水，放入大米、薏苡仁、山药，以大火煮开。

③加入白菜煮至浓稠状，调入食盐拌匀即可。

功效：

本品具有化湿祛痰、健脾和胃的功效，适合痰湿逆阻型的高血压患者食用。

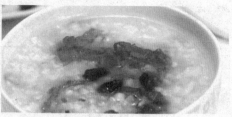

● 胡萝卜山药鲫鱼汤

材料：

鲫鱼 1 条（约 300 克），胡萝卜 350 克，山药 60 克，食盐 4 克，味精 2 克

做法：

①鲫鱼去鳞及内脏，洗净；胡萝卜洗净切片。

②油锅烧热，下入鲫鱼煎至两面金黄。

③将鲫鱼、胡萝卜块、山药放入锅中，加适量水，以大火煮开，转用小火煲 20 分钟，加食盐、味精调味即可。

功效：

本品具有化湿祛痰、健脾和胃、补气养血的功效，适合痰湿逆阻、气血亏虚型高血压患者食用。

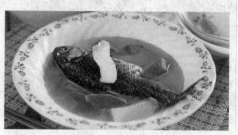

● 香菇豆腐汤

材料：

鲜香菇 100 克，豆腐 90 克，水发竹笋 20 克，三棱 10 克，清汤适量，食盐 5 克，香菜 3 克

做法：

①将鲜香菇、豆腐、水发竹笋均洗净，切片，备用；三棱、香菜洗净，备用。

②净锅上火倒入清汤，调入食盐，下入香菇、豆腐、水发竹笋、三棱煲至熟。

③最后撒入香菜即可。

功效：

本品具有化湿祛痰、健脾和胃的功效，适合痰湿逆阻型的高血压患者食用。

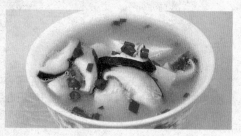

● 莴笋炒蘑菇

材料：

莴笋 250 克，蘑菇 200 克，甜椒 20 克，植物油 4 克，黄酒、食盐、白糖、味精、水淀粉、素鲜汤各适量

做法：

①将莴笋去皮，洗净切菱形片；蘑菇洗净，切片；甜椒洗净，切片。

②起锅，加入植物油，放入蘑菇片、莴笋片、甜椒片，倒入素鲜汤煮沸，最后加入适量的黄酒、食盐、白糖、味精烧沸。

③用水淀粉勾芡即成。

功效：

本品具有清肝泻火、平肝潜阳的功效，适合肝阳上亢型的高血压患者食用。

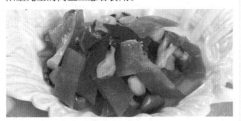

● 牡蛎豆腐羹

材料：

牡蛎肉 150 克，豆腐 100 克，鸡蛋 1 个，韭菜 50 克，花生油 20 克，食盐少许，葱段、香油各 2 克，高汤适量

做法：

①牡蛎肉洗净泥沙；豆腐洗净，切成细丝；韭菜洗净，切末；鸡蛋打入碗中备用。

②净锅上火倒入花生油，将葱炝香，倒入高汤，下入牡蛎肉、豆腐丝，调入食盐煲至入味。

③再下入韭菜末、鸡蛋，淋入香油即可。

功效：

本品具有滋阴潜阳、清肝泻火、补虚损的功效，可用于肝火旺盛及肝阳上亢所致的高血压症。

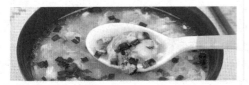

● 白菜海带豆腐汤

材料：

白菜 200 克，海带结 80 克，豆腐 55 克，黄精 10 克，高汤、食盐各少许，香菜 3 克

做法：

①将白菜洗净撕成小块；海带结、黄精洗净，备用；豆腐洗净切块备用。

②黄精入锅，加适量水煲 10 分钟，取汁备用。

③炒锅上火加入高汤，下入白菜、豆腐、海带结、药汁，调入食盐煲至熟，最后撒入香菜即可。

功效：

本品具有滋阴潜阳、滋补肝肾的功效，适合肝肾阴虚型的高血压患者食用。

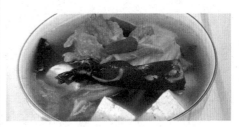

● 玉米须荷叶粥

材料：

玉米须、荷叶各 10 克，决明子 20 克，大米 100 克，食盐 1 克，葱 5 克

做法：

①大米洗净置冷水中泡发半个小时，捞出沥干；玉米须洗净，稍浸泡后，捞出沥干；决明子、荷叶洗净；葱洗净，切圈。

②锅置火上，先下入决明子、荷叶和玉米须，加适量水煎汁，去渣留汁。

③再放入大米煮至米粒开花、浓稠，调入食盐拌匀，撒上葱即可。

功效：

此粥可清热利水、润肠通便、降压降糖，适用于肝火旺盛或肝阳上亢所致的高血压病以及尿路感染、糖尿病、便秘等。

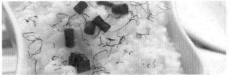

37 低血压

低血压是指体循环动脉压力低于正常的状态。正常血压的变化范围很大，随着年龄、体质、环境因素的不同而有很大变化。低血压的诊断目前尚无统一标准，一般认为成年人肢动脉血压低于 90/60 mmHg 即为低血压。

● 症状

（1）头昏、头晕、乏力、心悸、认识功能障碍等。

（2）常于晨起出现低血压，站立时头昏眼花、腿软乏力、眩晕或昏厥，昏厥时伴有面色苍白、出汗、恶心、心率改变等。

● 手诊流程

（1）双手掌三大主线均浅之人，提示体质差，血压偏低。1线走到食指下巽位，或无名指下有两条干扰线竖切交1线，均提示血压不稳定。

（2）3线起点低，弹力又差；无名指下7线呈"井"字纹符号，均提示血压偏低。

● 病因

一般根据低血压的起病形式将其分为急性和慢性两大类。急性低血压是指患者血压由正常或较高的水平突然且明显下降；慢性低血压是指血压持续低于正常范围的状态，其中多数与患者体质、年龄或遗传等因素有关。

● 手疗

手疗部位	步骤	选穴	方法
手背	第一步	中渚	揉法20次
	第二步	阳池	揉法20次
手心	第三步	神门	揉法20次
手背	第四步	升压点	掐法15次

● 小贴士

（1）常淋浴以加速血液循环，或以冷水、温水交替洗足。

（2）加强营养，多食易消化蛋白食物，如鸡蛋、鱼、牛奶等。

（3）早上起床时，应缓慢地改变体位，防止血压突然下降。

（4）晚上睡觉将头部垫高，可减轻低血压症状。

速效对症手诊手疗法

看手诊病

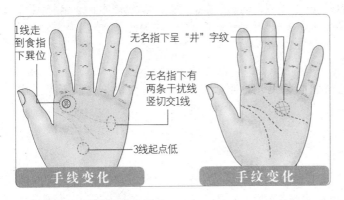

1线走到食指下异位

无名指下呈"井"字纹

无名指下有两条干扰线竖切交1线

3线起点低

手线变化　　　　手纹变化

手疗治病

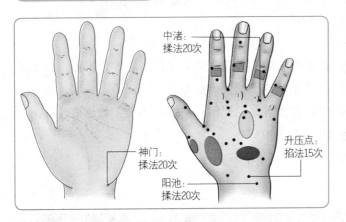

中渚：揉法20次

神门：揉法20次

阳池：揉法20次

升压点：掐法15次

专家出诊

问：低血压的人饮食上应注意些什么啊？

答：桂圆、莲子、红枣、桑葚等这些东西能健神补脑，应多吃。要少吃生冷、寒凉、破气的食物，像菠菜、萝卜、芹菜、冷饮等。尤其是玉米等降血压食物，尽量不吃。

低血压手操自疗法

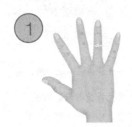

① 戒指戴在无名指中节上，用手转动戒指对手指进行刺激。

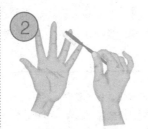

② 牙刷平刷手掌正面无名指，上下各15次。

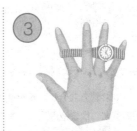

③ 用食指和小拇指勾住手表，中指放在手表上。

第四章　呼吸系统及循环系统疾病

37

贫血

贫血为循环血液单位容积内，血红蛋白低于正常值下限。国内诊断贫血的血红蛋白标准为：成人男性低于12克/分升，成年女性低于11克/分升，孕妇低于10克/分升。

● 症状

临床常见患者皮肤苍白和面色无光，呼吸急促、心跳加快、食欲不振、腹泻、闭经、性欲减退等症状。

● 手诊流程

（1）掌心色白，手掌皮肤皱纹处淡白无光，眼区和肾区颜色偏白，青筋浮现。肝区则有淡青之色，郁结不散。

（2）2线末端有分叉，且成"八"字形，提示贫血信号。

● 病因

（1）失血性贫血。失血最常见的原因，主要有创伤引起的外出血，内脏破裂的内出血，血管肉瘤引起的体腔内出血或外出血等。

（2）溶血性贫血。因其血管内溶血的原因，主要有感染，如传染性贫血、钩端螺旋体病、附红细胞体病、梨形虫病等。

（3）再生障碍性贫血。一种是再生不良，另一种是再生不能。

● 手疗

手疗部位	步骤	选穴	方法
手心	第一步	神门	擦法15次
手侧	第二步	脾胃穴	擦法15次
	第三步	肾穴	擦法15次

● 小贴士

饮食营养要合理，食物必须多样化，食谱要广，不应偏食，否则会因某种营养素的缺乏而引起贫血。饮食应有规律、有节制，严禁暴饮暴食。多食含铁丰富的食物，如猪肝、猪血、瘦肉、奶制品、豆类、大米、苹果、绿叶蔬菜等。多饮茶能补充叶酸，维生素B$_{12}$，有利于巨细胞性贫血的治疗。但缺铁性贫血则不宜饮茶，因为饮茶不利于人体对铁剂的吸收，适当补充酸性食物则有利于铁剂的吸收。忌食辛辣、生冷不易消化的食物。

速效对症手诊手疗法

看手诊病

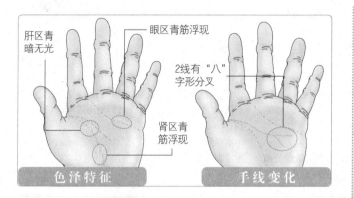

肝区青暗无光　眼区青筋浮现
2线有"八"字形分叉
肾区青筋浮现

色泽特征　　手线变化

手疗治病

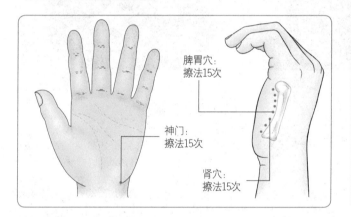

脾胃穴：擦法15次
神门：擦法15次
肾穴：擦法15次

专家出诊

问：岳母得了贫血，我老婆就拼命地给她买补铁的保健品，补铁能治贫血吗？

答：老人贫血别乱补铁。最近众多学者对铁与老年痴呆症进行大量研究后认为，铁的蓄积可加重老年痴呆症的病情。正常浓度的铁对大脑的发育和功能是必需的，但体内铁负荷过多则使机体的铁储存系统饱和，可对人体造成损伤。由此可见，老年人发生了贫血别乱补铁。

贫血手操自疗法

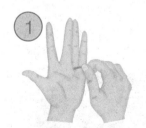

① 伸掌，五指散开，用木棒均匀点状用力刺激手掌心。

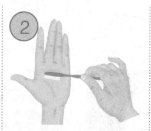

② 上下30遍，用牙刷平刷手心。

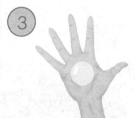

③ 把圆球置于手掌中心，五指张开，用五指根出力进行旋转，顺时针、逆时针各10次。

38

贫血的对症药膳

● 归芪补血乌鸡汤

材料：

乌鸡1只，当归、黄芪各15克，食盐适量

做法：

①乌鸡洗净，剁块，放入沸水中氽烫，待3分钟后捞起，冲净，沥水。

②当归、黄芪分别洗净，备用。

③乌鸡和当归、黄芪一道入锅，加6碗水，以大火煮开，转小火续炖25分钟，煮至乌鸡肉熟烂，以食盐调味即可。

功效：

此汤有造血功能，能促进血液循环，适合贫血、体虚等患者食用。

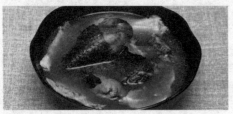

● 当归桂圆鸡肉汤

材料：

鸡大胸肉175克，桂圆肉10颗，当归5克，精食盐4克，葱段2克，姜片3克

做法：

①将鸡大胸肉洗净切块，桂圆肉洗净，当归洗净备用。

②汤锅上火倒入水，调入精食盐、葱段，姜片，下入鸡大胸肉、桂圆肉、当归煲至成熟即可。

功效：

本品具有补脾养血、宁心安神的功效，适合心血虚型的贫血患者食用。

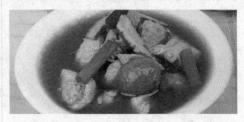

● 猪肝汤

材料：

猪肝200克，小白菜段半杯，食盐2克，米酒、淀粉、香油、姜丝适量

做法：

①猪肝洗净，切片，蘸淀粉后氽烫，捞出备用。

②烧开3杯水，水开后投入小白菜、食盐、姜丝，最后再把猪肝加入稍沸熄火。

③淋上米酒及香油即可。

功效：

本品具有补血养肝、增强肝脏的藏血功能的作用，可缓解小儿因肝血亏虚引起的两目干涩、面色苍白等症状。

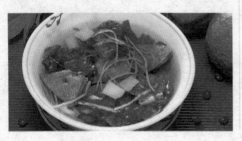

● 红腰豆煲鹌鹑

材料：

南瓜200克，鹌鹑1只，红腰豆30克，食盐3克，味精1克，生姜3克，高汤适量，香油2毫升

做法：

①将南瓜去皮、籽，洗净切滚刀块，鹌鹑洗净剁块焯水备用，红腰豆洗净。

②炒锅上火倒入花生油，将姜炝香，下入高汤，调入食盐、味精，加入鹌鹑、南瓜、红腰豆煲至熟，淋入香油即可。

功效：

本品具有益气健脾、养血补血的功效，适合气血两虚型的贫血患者食用。

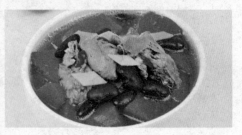

● 黄芪鸡汁粥

材料：

母鸡 500 克，黄芪 8 克，大米 70 克，食盐适量

做法：

①将母鸡剖洗干净，切块，煎取鸡汁。

②将黄芪洗净；大米淘洗干净备用。

③将鸡块、鸡汁和黄芪混合，倒入锅中，加入大米煮粥，加食盐调味即可。

功效：

本品具有益气血、填精髓的功效，适合气血亏虚，症见少气懒言、体虚多病、抵抗力差的小儿食用。

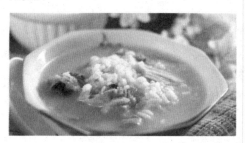

● 桂圆山药红枣汤

材料：

山药 200 克，红枣 10 颗，桂圆肉 30 克，冰糖适量

做法：

①山药削皮，洗净，切小块；红枣、桂圆肉洗净。

②煮锅内加 3 碗水煮开，加入山药煮沸，再下红枣；待山药煮熟、红枣松软，加入桂圆肉；等桂圆的香味渗入汤中即可熄火。

③根据个人口味加入适量冰糖调味即可。

功效：

本品具有健脾养胃、滋阴养血的功效，适合面色淡白、唇甲色淡、身体倦怠无力的贫血者食用。

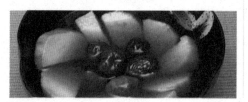

● 当归红枣牛肉汤

材料：

牛肉 300 克，当归 15 克，红枣 10 颗，食盐、味精各适量

做法：

①牛肉洗净，切块。

②当归、红枣洗净。

③以上用料放入煲内，用适量水，大火煲至滚，改用小火煲 2～3 个小时，调味可用。

功效：

本品具有活血养血、健脾补血的功效，适合面色发白、口唇淡白的贫血患者食用。

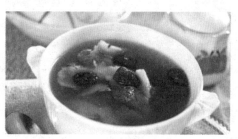

● 首乌黄精肝片汤

材料：

制何首乌 15 克，黄精 15 克，猪肝 200 克，胡萝卜 1 根，鲍鱼菇 6 片，葱 1 根，生姜 1 小块，蒜薹 2～3 根，食盐适量

做法：

①将以上药材和食材洗净；胡萝卜切块，猪肝切片，蒜薹、葱切段。

②将制何首乌、黄精煎水去渣留用；猪肝片用开水汆去血水。

③将药汁煮开，将所有食材放入锅中，加食盐煮熟即成。

功效：

何首乌养肝补血；黄精滋补肝肾、养血滋阴；猪肝养肝补血。三者搭配同用，对肝肾精血亏虚引起的头晕耳鸣、心悸失眠、萎黄无力等症的妊娠贫血患者有较好的食疗作用。

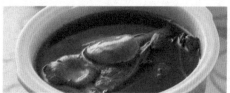

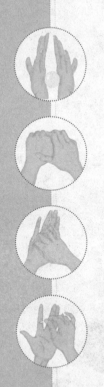

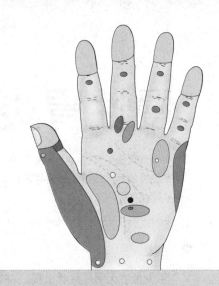

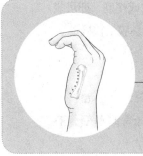

第五章
消化系统疾病

消化系统疾病是发生在口腔、唾液腺、食管、胃、肠、肝、胆、胰腺、腹膜及网膜等脏器的疾病。本章就一些日常生活中常见的消化系统疾病，如慢性胃炎、慢性腹泻、胃下垂等，详细介绍相关的病理病变、手诊知识、手疗方法等，让读者自己就可以学着诊断一些简单的疾病。例如，手掌3线内侧有副线，则提示可能患有腹泻；胆区有"十"字纹，则提示可能患有胆囊炎等。

慢性胃炎

慢性胃炎是胃黏膜上皮遭到各种致病因子的长期侵袭而发生的持续性、慢性炎症，由于黏膜的再生改造，最后导致胃腺体萎缩，并可伴有肠上皮化生及不典型增生的癌前组织学病变。

● 症状

不少患者无明显症状出现。一般的常见症状为进食后上腹部不适或疼痛，亦可表现为无规律的阵发性或持续性上腹部疼痛。必要时可通过胃镜结合胃黏膜活检确诊。

● 手诊流程

（1）指甲上可出现暗淡白斑。患者多为乌骨型手，指甲脆弱易裂，没有光泽。

（2）胃一区有固定局限性黑色斑块，按压可产生胀痛。肝区青暗不润，有的凹陷无肉，青筋浮起；肾区暗淡无光。

（3）明堂发暗，艮位纹理散乱，皮肤粗糙，有椭圆形暗色呈现。

（4）3线呈锁链状，4线中断不连续。

● 病因

常见的病因有长期、大量地饮酒和吸烟，饮食无规律，食物过冷或过热、过粗糙坚硬，浓茶、咖啡等，这些因素都易诱发或加重病情。饮食不卫生所导致的胃黏膜受到幽门螺旋杆菌的感染所致的慢性胃炎不易痊愈。

● 手疗

手疗部位	步骤	选穴	方法
手心	第一步	肠胃点	点法15次
	第二步	肝胆穴区	擦法20次
	第三步	劳宫穴	揉法20次
手背	第四步	合谷穴	按法20次

● 小贴士

（1）宜节，饮食应有节律，切忌暴饮暴食及食无定时。

（2）宜洁，注意饮食卫生，杜绝外界微生物对胃黏膜的侵害。

（3）宜细，尽量做到进食较精细、易消化、富有营养的食物。

速效对症手诊手疗法

看手诊病

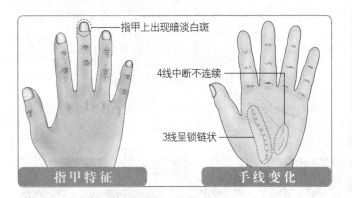

指甲上出现暗淡白斑

4线中断不连续

3线呈锁链状

| 指甲特征 | 手线变化 |

手疗治病

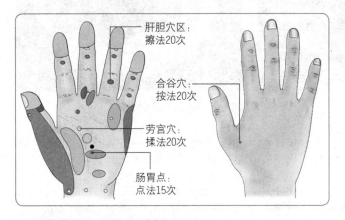

肝胆穴区:
擦法20次

合谷穴:
按法20次

劳宫穴:
揉法20次

肠胃点:
点法15次

专家出诊

问：得了慢性胃炎影响夫妻性生活吗？

答：一般来讲是不影响的，但是不能过于频繁，因为性生活过频可加重慢性胃炎。过频的性生活，会导致情绪激动、心态异常，容易造成胃自身防护机能减退、内分泌失调。房事时，性器官广泛充血，使胃组织缺血、缺氧，影响胃的分泌和消化，从而可能加重慢性胃炎。

第五章 消化系统疾病

慢性胃炎手操自疗法

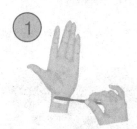

① 用牙刷横向平刷手掌腕横纹内侧，左右刷30次。

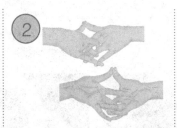

② 两手拇指相抵，右食指勾住左中指，右中指勾左无名指，右小指压住左小指。

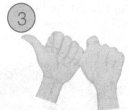

③ 左手五指套住右手拇指根部，呈离心方向用力地缓慢拔伸。

39

慢性胃炎的对症药膳

● 牛奶木瓜甜汤

材料：

木瓜 200 克，牛奶 300 毫升

做法：

①将木瓜洗净，削皮，去籽，切成小块。

②将切好的木瓜放进碗中。

③加入牛奶即可食用。

功效：

　　木瓜有中和胃酸、生津止痛的作用，可抑制胃酸分泌，有效保护胃黏膜，与牛奶同食可生津止渴、补虚开胃、保护胃黏膜，适合慢性胃炎患者食用。

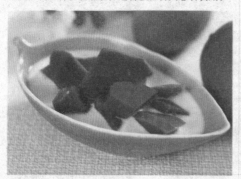

● 韭菜种子蒸猪肚

材料：

韭菜种子 9 克，猪肚 1 个，食盐、胡椒粉各适量

做法：

①猪肚洗净，将韭菜种子放入肚内。

②猪肚放入碗中，加入食盐、胡椒粉。

③将装有猪肚的碗上笼蒸至烂熟即可。

功效：

　　本品具有温中行气、健脾和胃的功效，适合胃脘虚寒的胃炎患者食用。

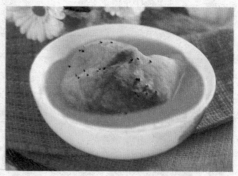

● 山药五宝甜汤

材料：

山药 200 克，莲子 150 克，百合 10 克，银耳 15 克，桂圆肉 15 克，红枣 8 颗，冰糖 80 克

做法：

①山药削皮，洗净，切段；银耳泡发，去蒂，切小朵；莲子淘净；百合用清水泡发；桂圆肉、红枣洗净。

②将材料放入煲中，加清水适量，中火煲 45 分钟。放入冰糖，以小火煮至冰糖溶化即可。

功效：

　　本品健脾养血、滋阴益胃，对胃阴亏虚，有烧心感的胃炎患者有较好疗效。

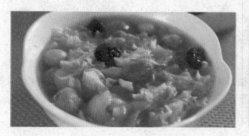

● 山药白术羊肚汤

材料：

羊肚 250 克，红枣、枸杞子各 15 克，山药、白术各 10 克，食盐、鸡精各 5 克

做法：

①羊肚洗净，切块，余水；山药洗净，去皮，切块；白术洗净，切段；红枣、枸杞子洗净，浸泡。

②锅中烧水，放入羊肚、山药、白术、红枣、枸杞子，加盖。

③炖 2 个小时后调入食盐和鸡精即可。

功效：

　　本品具有健脾益气、暖胃宽中的功效，适合慢性胃炎患者食用。

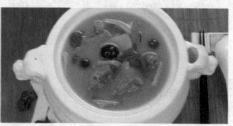

● 香菇冬瓜

材料：

干香菇 10 朵，冬瓜 500 克，海米、姜丝、食盐、味精、水淀粉、香油各适量

做法：

①香菇泡发，洗净切丝；冬瓜去皮、籽，洗净挖成球状。

②锅中油烧热，爆香姜丝后放入香菇丝，倒入清水，放入洗净的海米煮开。

③放入冬瓜球煮熟，加食盐、味精调味，勾芡，淋上香油即可。

功效：

　　本品具有疏肝理气的功效，适合肝胃不和的慢性胃炎患者。

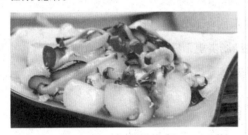

● 冬瓜蛤蜊汤

材料：

冬瓜 50 克，蛤蜊 250 克，姜 10 克，食盐 5 克，胡椒粉 2 克，料酒约 5 毫升，香油少许

做法：

①冬瓜洗净，去皮，切丁块状；姜切片。

②蛤蜊洗净，用淡食盐水浸泡 1 个小时后捞出沥干水分备用；炒锅内加入开水，将冬瓜煮至熟烂。

③放入蛤蜊、姜片及食盐、胡椒粉、料酒，大火煮至蛤蜊开壳后关火，捞出泡沫即可。

功效：

　　本品滋阴润燥、养胃生津，适合胃阴亏虚型的慢性胃炎患者食用。

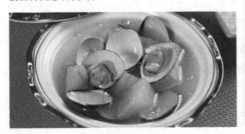

● 金针菇牛肉卷

材料：

金针菇 250 克，牛肉 100 克，青椒、红椒各 10 克，油 50 克，日本烧烤汁 30 克

做法：

①牛肉洗净，切成长薄片；青椒、红椒洗净，切丝；金针菇洗净备用。

②将金针菇、辣椒丝卷入牛肉片。

③锅中注油烧热，放入牛肉卷煎熟，淋上日本烧烤汁即可。

功效：

　　本品有健脾益胃、理气宽中、养胃生津的功效，适合肝胃不和、肝胃郁热以及胃阴亏虚型慢性胃炎患者。

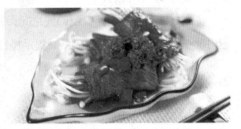

● 冬瓜红豆汤

材料：

冬瓜 200 克，红豆 100 克，食盐 3 克，鸡精 2 克

做法：

①冬瓜去皮洗净，切块；红豆泡发洗净备用。

②锅入水烧开，放入红豆余至八成熟，捞出沥干水分备用。

③锅下油烧热，放入冬瓜略炒，加入清水，放入红豆，加食盐、鸡精调味，煮熟装盘即可。

功效：

　　本品具有清热泻火、养胃生津的功效，适合肝胃郁热以及胃阴亏虚型的慢性胃炎患者。

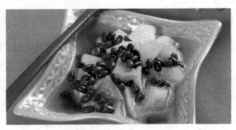

慢性腹泻

腹泻是消化系统疾病中的一种常见症状，是指排便次数增多，粪便稀薄，含水量增加，有时脂肪增多，伴有不消化物，或含有脓血。

● 症状

临床症状常见腹痛腹鸣，便意频繁，里急后重，便后痛减，腹闷纳呆，胸胁胀闷等。

● 手诊流程

（1）小鱼际发黑，为受寒邪，侵袭脾胃所致；若掌心发热潮红，则为宿食内停，积于肠胃所致。

（2）6线呈弓形横跨2线和3线之间，表示饮食不节导致胃肠消化吸收失常。3线内侧出现一条紧贴的平行稍长副线，提示慢性结肠炎史，只要一吃生冷的食物就腹泻。

● 病因

（1）非感染性因素：饮食不当；不良刺激，受凉、过热、精神情绪不佳；过敏性腹泻，食用容易引起过敏的食物等，这些都可能导致腹泻。

（2）感染性因素：细菌感染，主要是大肠杆菌和痢疾杆菌；病毒感染，常见轮状病毒、呼吸道肠道病毒感染等。

● 手疗

手疗部位	步骤	选穴	方法
手心	第一步	神经性胃肠区	摩法15次
手心	第二步	胃脾大肠区	摩法20次
手心	第三步	胃二区	摩法20次
手心	第四步	脾一区	摩法20次

● 小贴士

（1）注意饮用水卫生。饮用水煮沸后用，可杀灭致病微生物。

（2）讲究食品卫生。食物要生熟分开，避免交叉污染。

（3）注意手的卫生。饭前、便后要勤洗手。

（4）清洁环境，灭蝇、灭蟑。

速效对症手诊手疗法

看手诊病

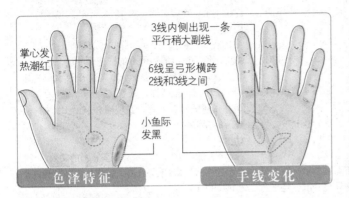

掌心发热潮红

3线内侧出现一条平行稍大副线

6线呈弓形横跨2线和3线之间

小鱼际发黑

色泽特征

手线变化

手疗治病

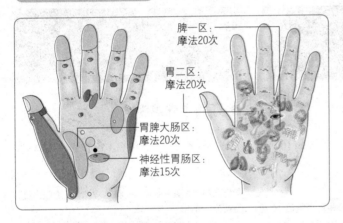

脾一区：摩法20次

胃二区：摩法20次

胃脾大肠区：摩法20次

神经性胃肠区：摩法15次

专家出诊

问：宝宝得了腹泻，可是实在不忍心让宝宝总是喝药打针，有没有好的食疗推荐一下？

答：有两种食疗方比较方便实用，可以作为辅助的疗法来使用。一是藕楂泥：山楂5枚，适量藕粉。把山楂煮后去皮及核，用纱布过滤，放到藕粉中，拌匀，食用。主治因饮食肥腻引起的小儿腹泻。二是焦米汤：适量大米。把清洁的米炒至黄色，再按照1：10的比例加入水，煮45分钟，过滤后即可服用。

第五章 消化系统疾病

慢性腹泻手操自疗法

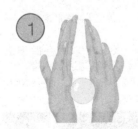

① 两手手背挤住圆球，使圆球在两手背皮肤之间滚动。

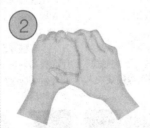

② 左手攥拳，右手包住左手手背，右手拇指推按左手背部皮肤。

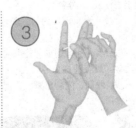

③ 张开五指，用木棒均匀地点状刺激食指第二节和第三节。

40

慢性腹泻的对症药膳

● 莲子紫米粥

材料：

莲子 25 克，红枣 5 颗，紫米 100 克，桂圆 40 克，白糖适量

做法：

①莲子洗净、去心；紫米洗净后以热水泡 1 个小时。红枣洗净，泡发，待用。

②砂锅洗净，倒入泡发的紫米，加约 4 碗水，用中火煮滚后转小火。

③再放进莲子、红枣、桂圆续煮 40~50 分钟，直至粥变黏稠，最后加入白糖调味即可。

功效：

莲子具有养心补肾，安和五脏的功效；紫米具有补血益气、健肾润肝、收宫滋阴之功效，特别适合孕产妇和康复病人保健食用，具有非常良好的效果；本药膳将二者结合，可以养心润肺。

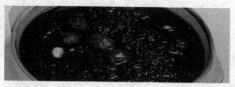

● 柠檬蜂蜜汁

材料：

柠檬 1 个，蜂蜜 1 匙（约 15 毫升），白糖少许

做法：

①将新鲜柠檬洗净，可根据个人口味，决定是否剥皮，然后榨出酸甜清香的柠檬原汁。

②柠檬原汁与蜂蜜混合，加入温开水 500 毫升，用勺子顺时针地搅拌、调匀。

③可在杯里插上吸管，在玻璃杯口沿上，插一块薄薄的柠檬片即可。

功效：

本药膳具有清热化痰、抗菌止泻的功效。柠檬能治疗中暑烦渴、食欲不振、怀孕妇女胃气不和等，还能降血压。

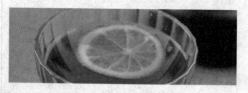

● 土茯苓鳝鱼汤

材料：

当归 8 克，土茯苓 10 克，赤芍 10 克，鳝鱼 100 克，蘑菇 100 克，清水 800 毫升，食盐 2 小匙，米酒 1/2 大匙

做法：

①鳝鱼洗净，切小段，可适当撒些食盐腌渍 10 分钟，再用清水洗净；再将剩余材料用清水洗净。

②全部材料、药材与清水共置锅中，以大火煮沸，再转小火续煮 20 分钟。

③加入食盐、米酒搅拌均匀，即可食用。

功效：

本药膳具有利湿解毒、补虚损、驱风湿、强筋骨的功效。患有脾虚血亏、腹冷肠鸣、下痢脓血、身体羸瘦、脱肛、内痔出血、子宫脱垂等病症的人可适当食用。

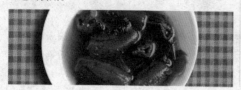

● 丁香多味鸡腿

材料：

丁香、陈皮各 10 克，党参、白术各 15 克，鸡腿 2 只，生姜 3 片

做法：

①将药材、鸡腿分别洗净，将陈皮泡发，鸡腿余烫，去血丝，备用。

②把药材放于锅底，再将鸡腿放在药材上，水盖过药材和肉，再放入姜片，上方封一层保鲜膜，使其药味及肉味能够保存。

③在电饭锅中加 1 杯水，等电饭锅跳起即可。

功效：

本药膳芳香健胃，具有促进消化的功能，可治疗肠胃虚寒所导致的腹部冷痛、呕吐或腹泻等症。此外，孕妇因早孕反应所引起的不适，也可选择本菜品调治。

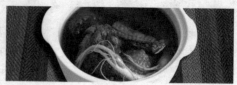

● 莲子红枣糯米粥

材料：

红枣 10 颗，莲子 150，圆糯米 1 杯，冰糖适量

做法：

① 莲子洗净、去莲心。糯米淘净，加 6 杯水以大火煮开，转小火慢煮 20 分钟。

② 红枣洗净、泡软，与莲子一同加入已煮开的糯米中续煮 20 分钟。

③ 等莲子熟软，米粒呈糜状，加冰糖调味，搅拌均匀即可。

功效：

此粥能健脾补气养血，适合体质较弱者食用。红枣中铁的含量丰富，有助于治疗贫血。莲子可补中养神，止渴去热，强筋骨，补虚损、除寒湿，具有滋阳补血、润肺养心、延年益寿的功效。

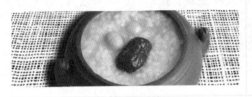

● 栗子桂圆粥

材料：

板栗肉、桂圆肉各 20 克，粳米 100 克，白糖 5 克，葱少许

做法：

① 栗子肉、桂圆肉洗净；粳米泡发洗净。

② 锅置火上，注入清水后，放入粳米，用大火煮至米粒开花。

③ 放入栗子肉、桂圆肉，用中火煮至粥成，调入白糖入味，撒上葱花即可。

功效：

本品具有温补脾阳、补肾健脾的功效，适合脾肾阳虚、脾胃气虚型的慢性腹泻患者。

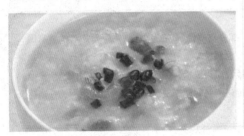

● 车前草猪肚汤

材料：

鲜车前草 150 克，薏苡仁 30 克，杏仁 10 克，红枣 3 颗，猪肚 2 副，猪瘦肉 250 克，食盐 5 克，花生油、淀粉各适量

做法：

① 猪肚用花生油、淀粉反复搓揉，除去黏液和异味，洗净，稍氽烫后，取出切块。

② 鲜车前草、薏苡仁、红枣等分别洗净。

③ 将 1600 毫升清水放入瓦煲内，煮沸后加入所有材料，大火煲滚后改用小火煲 2 个小时，加食盐调味即可。

功效：

车前草有利尿和化痰止咳等作用，还能清热、明目，主治尿血、小便不通、黄疸、水肿、热痢、泄泻、目赤肿痛、喉痛等等。

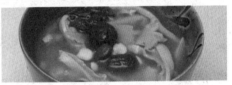

● 石榴芡实红豆浆

材料：

红豆 40 克，石榴 20 克，芡实 8 克

做法：

① 红豆加水浸泡 6 个小时，捞出洗净；石榴去皮，掰成颗粒；芡实洗净。

② 将上述材料放入豆浆机中，添水搅打成豆浆，并煮熟。

③ 去渣取汁饮用。

功效：

本品具有益气健脾、涩肠止泻的功效，适合脾胃气虚型的腹泻患者。

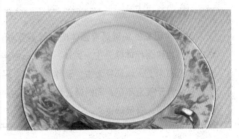

40

41 胃下垂

胃下垂是指胃体下降至生理最低线以下位置的病症，主要是由于长期饮食失节或劳倦过度，致中气下降、胃气升降失常所致，患者感到腹胀、恶心、嗳气、胃痛，偶有便秘、腹泻，或交替性腹泻以及便秘。

● 症状

轻度胃下垂者一般无症状；胃下垂明显者有上腹不适，饱胀，饭后明显，伴有恶心、嗳气、厌食、便秘等，有时腹部有深部隐痛感，常于餐后、站立及劳累后加重。长期胃下垂者常有消瘦、乏力、站立性昏厥、低血压、心悸、失眠、头痛等症状。

● 手诊流程

（1）中指指甲有黑乌色纵线纹，甲根皮肤变皱，提示胃下垂病较重。

（2）1线在无名指或中指下有下行弧走，使手掌碱区增大，提示胃下垂病。

（3）5线末顶端如羽毛球拍样长竖岛纹出现，提示胃下垂。

● 病因

该病的发生多是由于膈肌悬吊力不足，肝胃、膈胃韧带功能减退而松弛，腹内压下降及腹肌松弛等因素，加上体形或体质等因素，使胃呈极底低张的鱼钩状，即为胃下垂所见的无张力型胃。

● 手疗

手疗部位	步骤	选穴	方法
手心	第一步	胃肠点	点法20次
手心	第二步	胃脾大肠区	揉法20次
手背	第三步	关冲	按法20次
手背	第四步	商阳	按法20次

● 小贴士

治疗胃下垂的关键是增强体质，改善营养，加强对腹部肌肉的锻炼。胃下垂患者的体育锻炼应以气功和医疗体操为主。另外，散步、慢跑、保健按摩、打太极拳等亦可配合进行。练气功时可以躺在床上，以仰卧为主，动作要柔和、轻缓，肌肉放松，保持安静。气功可以改善全身症状，补脾胃元气之不足，同时通过膈肌的运动，促进胃肠蠕动，提高胃肠平滑肌的张力，使消化吸收功能增强，食欲增进。

速效对症手诊手疗法

看手诊病

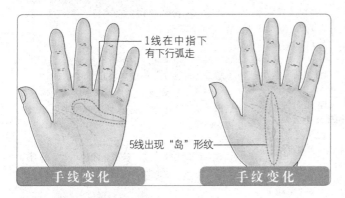

1线在中指下有下行弧走

5线出现"岛"形纹

手线变化　　手纹变化

手疗治病

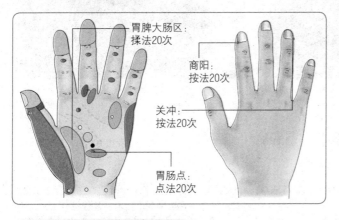

胃脾大肠区：揉法20次

商阳：按法20次

关冲：按法20次

胃肠点：点法20次

第五章　消化系统疾病

专家出诊

问：胃下垂去医院应该做哪些检查？

答：主要做超声波检查和X线钡餐检查。超声波检查就是先饮水使胃腔充盈后，超声波测出胃下缘下移入盆腔。X线钡餐检查是胃下垂最可靠的诊断方法。胃下垂程度以胃小弯切迹低于髂嵴连线水平1～5厘米为轻度，6～10厘米为中度，11厘米以上为重度。

胃下垂手操自疗法

①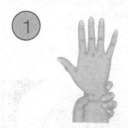

右手掌心向外伸掌，左手保持横握固定右手腕部，右手掌顺时针、逆时针旋转各10次。

②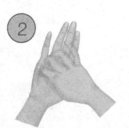

右手拇指、食指揪捏左手小指掌骨延伸线直至腕横纹处的皮肤。

③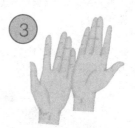

两手掌心向上，掌跟相抵，两手前后相互摩擦，不限次数。

(41)

胃下垂的对症药膳

● 补胃牛肚汤

材料：

牛肚 1000 克，鲜荷叶半张，白术、黄芪、升麻、神曲各 10 克，生姜、桂皮、胡椒粉、黄酒、食盐、醋各适量

做法：

①牛肚用食盐、醋反复搓洗干净，将鲜荷叶垫于锅底，放入牛肚；白术、黄芪、升麻、神曲洗净放入锅内，加水旺火烧沸，转中火炖 30 分钟，取出切小块后复入砂锅，加黄酒和桂皮小火煨 2 个小时。

②加食盐、姜、胡椒粉，继续煨至肚烂即可。

功效：

本品益气健脾、升阳举陷，适合脾胃气虚所致的内脏下垂的患者食用。

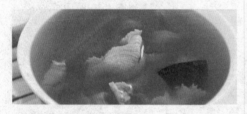

● 枣参茯苓粥

材料：

白茯苓 20 克，人参、红枣各 10 克，大米 100 克，白糖 8 克

做法：

①大米泡发，洗净；人参洗净，切小块；白茯苓洗净；红枣去核洗净，切开。

②锅置火上，注入清水后，放入大米，用大火煮至米粒开花，放入人参、白茯苓、红枣同煮。

③改用小火煮至粥浓稠闻见香味时，放入白糖调味，即可食用。

功效：

此粥益脾和胃、益气补虚，适合脾胃气虚引起内脏下垂的患者食用。

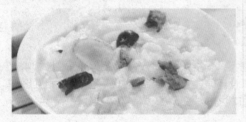

● 人参糯米鸡汤

材料：

人参片 15 克，长糯米 100 克，鸡腿 1 只，红枣 6 枚，食盐 2 小匙

做法：

①糯米淘净，以清水浸泡 1 个小时沥干。

②鸡腿剁块，洗净，余烫后捞起，再冲净 1 次。

③再将糯米、鸡腿及人参片、红枣盛入炖锅，加水后以大火煮开，再转小火炖至肉熟米烂，加食盐调味即可。

功效：

本品具有大补元气、补虚生津的功效，适合中气下陷、胃阴亏虚的胃下垂患者。

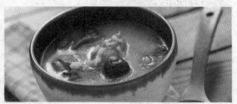

● 白术猪肚粥

材料：

白术 20 克，升麻 10 克，猪肚 100 克，大米 80 克，食盐 3 克，鸡精 2 克，葱花 5 克

做法：

①大米淘净，浸泡半个小时后，捞起沥干水分；猪肚洗净，切成细条；白术、升麻洗净。

②大米入锅，加入适量清水，以大火烧沸，下入猪肚、白术、升麻，转中火熬煮。

③待米粒开花，改小火熬煮至粥浓稠，加食盐、鸡精调味，撒上葱花即可。

功效：

此粥具有补脾益气、升阳举托的功效，适用于脾胃虚弱、内脏下垂者。

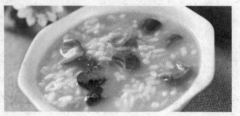

● 姜韭牛奶

材料：
韭菜 250 克，牛奶 250 毫升，鲜姜 25 克

做法：
①将姜、韭菜洗净，切碎。
②将姜、韭菜一同放锅中，加少量水煮开，再倒入牛奶，煮沸即可。

功效：
本品具有益气健脾、升托内脏的功效，适合体质虚弱、气虚下陷引起内脏下垂的患者食用。

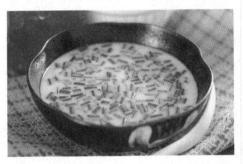

● 参片莲子汤

材料：
莲子 40 克，人参片、红枣、冰糖各 10 克

做法：
①红枣洗净、去核，再用水泡发 30 分钟；莲子洗净，泡发备用。
②莲子、红枣、人参片放入炖盅，加水至盖满材料（约 10 分钟），移入蒸笼内，转中火蒸煮 1 个小时。
③随后加入冰糖续蒸 20 分钟，取出即可食用。

功效：
本品具有健脾和胃的功效，适合中气下陷的胃下垂患者。

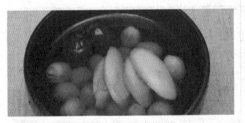

● 山楂肉丁汤

材料：
山楂 15 克，陈皮、枳壳各 10 克，猪瘦肉 100 克，食盐适量

做法：
①先将猪肉洗净，切丁，用食盐腌渍待用；陈皮、枳壳洗净备用。
②山楂、陈皮、枳壳入锅，加水煮 30 分钟。
③下入猪肉丁，煮至熟，调入食盐即可。

功效：
本品具有疏肝理气、健脾和中、消食化积的功效，可有效减轻胃肠负担，缓解胃下垂症状。

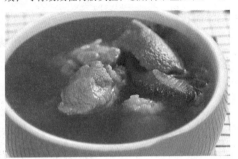

● 银耳海鲜汤

材料：
鲑鱼 200 克，虾仁 10 只，蚌肉、银鱼各 100 克，银耳 15 克，葱 20 克，食盐、生粉各 5 克

做法：
①银耳冲净，浸入清水中泡发后，捞起去蒂，撕小朵。
②鲑鱼洗净切丁；虾仁挑去泥肠洗净；葱洗净，切末。
③锅中加水，先下入银耳，煮沸后再加入鲑鱼、洗净的蚌肉、虾仁、银鱼，煮熟后加食盐调味，再加入以水拌匀的生粉和匀，撒上葱花即可。

功效：
本品具有益气健脾、滋阴生津的功效，适合中气下陷、胃阴亏虚型的胃下垂患者。

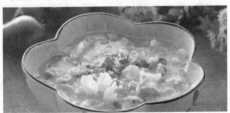

肠炎

肠炎按病程长短不同，分为急性和慢性两类。肠炎极为普遍，全世界每年发病人数有30亿~50亿，尤以发展中国家发病率和病死率为高，特别是儿童。根据世界卫生组织统计，在发展中国家，感染性腹泻是儿童发病率最高的传染病，仅在亚洲、非洲、拉丁美洲地区，每年就要夺去约460万婴幼儿的生命。肠炎又分为小肠炎和结肠炎。

● 症状

（1）消化道症状：恶心、呕吐、腹痛、腹泻是本病的主要症状。

（2）全身症状：一般全身的症状轻微，严重患者有发热、失水、酸中毒、休克等症状。

（3）体征方面：早期或轻病例可无任何体征。查体时可有上腹部或脐周有轻压痛、肠鸣音常明显亢进，一般患者的病程较短，数天内可好转自愈。

● 手诊流程

（1）十指甲面有紫色纵线纹，提示大肠病变信号。

（2）若金星丘处呈青黑色，提示为近几天腹泻。

（3）3线靠大拇指内侧有细长"岛"纹样副线，提示慢性肠炎腹泻。

● 病因

菌性肠炎的致病菌以痢疾杆菌最常见，其次为空肠弯曲菌和沙门氏菌。

● 手疗

手疗部位	步骤	选穴	方法
手心	第一步	肝胆穴区	擦法20次
	第二步	肾穴	捻法15次
	第三步	胃肠点	捻法15次
手背	第四步	关冲	捻法15次

● 小贴士

（1）痢疾患者饮食以少油、少纤维质为主。在发病初期只能进食清淡流食来解渴。

（2）排便次数减少后，可喝些肉汤、牛奶、豆浆、蛋花汤汁等流质饮食，以后可逐渐吃点清淡的半流质饮食。

（3）腹泻如完全停止，就可增加蛋羹、鱼片、碎嫩瘦肉、菜泥等软食品，而且每餐食物的总量也不宜过多，以利消化。

速效对症手诊手疗法

看手诊病

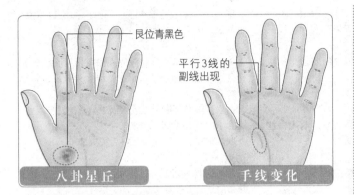

艮位青黑色

平行3线的
副线出现

| 八卦星丘 | 手线变化 |

手疗治病

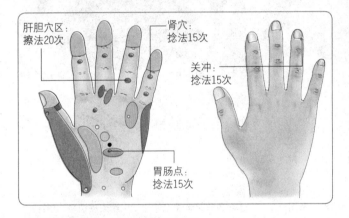

肝胆穴区:
擦法20次

肾穴:
捻法15次

关冲:
捻法15次

胃肠点:
捻法15次

问：我得了肠炎，胃口不好，请问我可以吃些什么？

答：注意补充蛋白质及维生素。在日常饮食中应选用一些易消化的优质蛋白质食品，如鱼、蛋、豆制品及富含维生素的新鲜嫩叶菜等。最好食用菜汁，以减少纤维的摄入，因为慢性肠炎病人的消化吸收功能差，应采用易消化的半流少渣饮食、少量多餐的方法，以增加营养，改善症状。慢性结肠炎急性发作时，应食粥类、精米面类、鱼虾、蛋及豆制品和易消化的食物，以使肠道得以休息。

第五章　消化系统疾病

肠炎手操自疗法

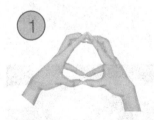

① 两掌相对，十指指尖相对，两掌中心空如球状。

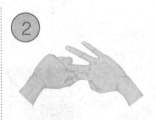

② 用左手中指与无名指的间缝夹紧右手中指，用力地缓慢进行拔伸。

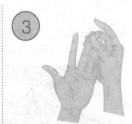

③ 用右手拇指和食指呈旋转状地捻按左手中指。

42

肠炎的对症药膳

● 猪腰山药薏苡仁粥

材料：

猪腰100克，山药80克，薏苡仁50克，大米120克，食盐3克，味精2克，香油、葱花适量

做法：

①猪腰收拾干净，切花刀；山药洗净，去皮，切块；薏苡仁、大米淘净，泡好。

②锅中注水，下入薏苡仁、大米、山药大火煮沸，再用中火煮半个小时。

③改小火，放入猪腰，至猪腰煮熟，调入食盐、味精调味，淋香油，撒上葱花即可。

功效：

薏苡仁具有利水渗湿、健脾止泻的功效，本品具有健脾化湿、补脾益气的功效，可改善肠炎。

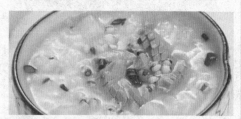

● 白扁豆莲子鸡汤

材料：

白扁豆100克，莲子40克，鸡腿300克，半夏、草豆蔻、山楂各10克，食盐、米酒各适量

做法：

①将半夏、山楂、草豆蔻放入棉布袋与清水1500毫升、鸡腿、莲子置入锅中，以大火煮沸，转小火续煮45分钟备用。

②白扁豆洗净，沥干，放入锅中与其他材料混合，续煮15分钟至白扁豆熟软。

③取出棉布袋，加入调味料后关火即可。

功效：

本品化痰化湿、健胃补虚，适合脾胃气虚、湿热型的结肠炎患者。

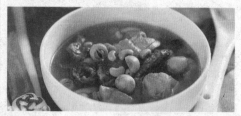

● 韭菜炒蚕豆

材料：

蚕豆150克，韭菜100克，食盐5克，味精3克，生姜10克

做法：

①将韭菜洗干净，切成段；生姜拍碎，备用。

②再将蚕豆放入水中煮熟备用。

③锅中放油烧热，下入蚕豆，加韭菜、生姜爆炒熟后，调入食盐、味精即可。

功效：

本品具有健脾化湿、温补脾阳、涩肠止泻的功效，适合脾胃气虚、脾肾阳虚型的慢性结肠炎患者。

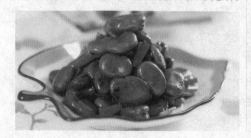

● 山药炒鲈鱼

材料：

鲈鱼、山药各150克，食盐、味精各3克，料酒、香油各10克

做法：

①鲈鱼收拾干净，切片；山药去皮洗净，切片。

②油锅烧热，下鲈鱼滑熟，再下入山药同炒。

③调入食盐、味精、料酒炒匀，淋入香油即可。

功效：

本品具有补气养血、健脾补气的功效，适合脾胃气虚型的结肠炎患者。

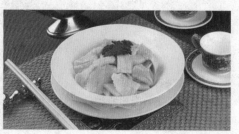

● 银杏炒鹌鹑

材料：

银杏 50 克，鹌鹑 150 克，蘑菇少许，食盐 4 克，白糖 1 克，水淀粉 5 克，香油 2 克，青椒、红椒各 80 克，姜末、葱段各 10 克

做法：

①鹌鹑取肉洗净切丁，用食盐、水淀粉腌渍；青椒、红椒、蘑菇洗净，切丁；银杏洗净，入笼锅蒸透。

②烧锅下油，加入姜末爆香，放入鹌鹑丁、蘑菇丁、银杏、青椒丁、红椒丁，调入食盐、白糖、葱段爆炒至香。

③用水淀粉勾芡，淋入香油即成。

功效：

本品具有温补脾阳、固肾止泻的功效，适合脾肾阳虚型的慢性结肠炎患者。

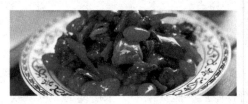

● 莲子扒冬瓜

材料：

冬瓜 200 克，莲子 50 克，扁豆 50 克，火腿肠 1 根，食盐 3 克，鸡精 2 克

做法：

①冬瓜去皮、去籽洗净，切片；扁豆去头尾，洗净；莲子洗净备用；火腿肠切丁，备用。

②锅入水烧开，放入扁豆氽熟后，捞出摆盘。

③锅下油烧热，放入冬瓜、莲子、火腿肠滑炒片刻，加入食盐、鸡精炒匀，加适量清水焖熟，起锅装盘即可。

功效：

本品具有清热解毒、利湿止泻的功效，适合湿热型的急性肠炎患者。

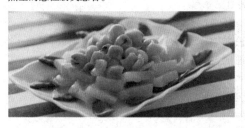

● 四味猪肚汤

材料：

益智仁、芡实、山药、莲子（去心）各 20 克，猪肚 1 副

做法：

①将猪肚洗净，切块；益智仁、芡实、山药、莲子冲洗干净。

②锅中加水，放入猪肚、益智仁、芡实、山药、莲子，用小火炖熟。

③最后下食盐调味即可。

功效：

本品具有健脾化湿、补中益气、涩肠止泻的功效，适合脾胃气虚型的结肠炎患者。

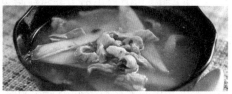

● 海带拌土豆丝

材料：

土豆 500 克，海带 150 克，蒜、葱、酱油、醋、食盐、辣椒油各适量

做法：

①土豆洗净去皮，切成丝，入沸水焯烫，捞出放盘中。

②海带泡开洗净，切成细丝，用沸水稍焯，捞出沥水，放在土豆丝上。

③蒜切末，葱切丝，同酱油、醋、食盐、辣椒油调在一起，浇入土豆、海带丝中，拌匀即可食用。

功效：

本品具有泄热利水、健脾益气的功效，适合湿热型的急性肠炎患者。

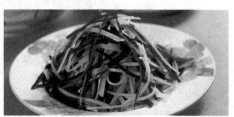

胆囊炎

急性胆囊炎由化学性刺激和细菌感染引起；慢性胆囊炎指胆囊慢性炎症性病变，时隐时现，病程可长达数年乃至十余年。少数患者可出现胆绞痛和急性发作。

● 症状

急性胆囊炎主要表现为突然右上腹疼痛、发热、寒战、恶心、呕吐，有的还出现黄疸，易出现休克症状。慢性胆囊炎临床表现一般不明显，可出现轻重不一的腹胀，上腹部或右上腹部不适，持续钝痛或右肩胛区疼痛，胃部灼热、嗳气、返酸等消化不良症状。在进食油脂类食物后，症状可加剧。

● 手诊流程

（1）胆二区有白里透着红色或暗黄色的斑点。

（2）胆一区纹理紊乱，呈网状，有"十"字纹或是"井"字纹。

● 病因

大多是由胆囊结石引起的，当胆囊管梗阻后，胆汁浓缩，浓度高的胆汁酸食盐会损害胆囊黏膜上皮，引起炎症的变化。还有部分患者是大肠杆菌、产气杆菌及绿脓杆菌等细菌入侵。少部分的急性胆囊炎则是由于创伤、化学刺激所致。

● 手疗

手疗部位	步骤	选穴	方法
手心	第一步	肝胆穴区	摩法20次
手背	第二步	关冲	揉法20次
手心	第三步	大陵	揉法20次
手背	第四步	腕骨	揉法20次

● 小贴士

（1）急性发作胆绞痛时应予禁食，可由静脉补充营养。

（2）提供丰富的维生素，尤其是维生素A、维生素C以及维生素E等。

（3）食用适量膳食纤维，可刺激肠蠕动，预防胆囊炎发作。

（4）少量多餐，可反复刺激胆囊收缩，促进胆汁排出，达到引流目的。

（5）合理烹调，宜采用煮、软烧、卤、蒸、烩、炖、焖等烹调方法，忌用熘、炸、煎等烹调方法。高温油脂中，含有丙烯醛等裂解产物，可刺激胆道，引起胆道痉挛急性发作。

速效对症手诊手疗法

看手诊病

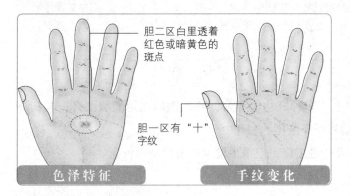

胆二区白里透着红色或暗黄色的斑点

胆一区有"十"字纹

色泽特征　　手纹变化

手疗治病

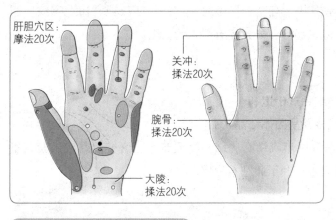

肝胆穴区：摩法20次

关冲：揉法20次

腕骨：揉法20次

大陵：揉法20次

专家出诊

问：大家都说胆囊炎是吃出来的"富贵病"，那得了胆囊炎是不是要坚持吃素啊？

答：其实胆囊炎患者不宜长期吃素食。长期只吃素食容易造成胆囊内胆汁分泌排泄减少，胆汁过分浓缩淤积，从而引发和加速胆石的形成，使胆囊炎患者病情加重。因此在病情稳定期间，可以少量多餐进食一些荤菜，不仅可以保证营养的需要，而且有利于胆汁的分泌排泄，防止形成胆石，保持病情稳定。

胆囊炎手操自疗法

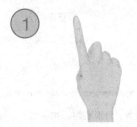

① 手平伸手心朝外，迅速缩回大拇指、中指、无名指和小指，只留食指呈现"一"字姿势。

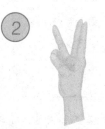

② 先做"二"字手势，然后迅速伸直无名指，做10次。

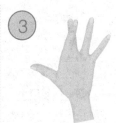

③ 中指外搭在食指背上，由上向下极力按压。

43

胆结石

胆结石是胆管内形成的凝结物，是临床最常见的消化系统疾病之一。临床表现主要包括发作性腹痛、急性炎症，如果结石进入胆总管后可出现下列并发症：黄疸、胆管炎和胰腺炎等。

● 症状

（1）反复发作期可出现多种肝功能异常，间歇期碱性磷酸酶上升；久病不愈可致肝叶分段发生萎缩和肝纤维化。

（2）腹痛、黄疸、发热是主症，但很少发生典型的剧烈绞痛。

● 手诊流程

（1）无名指指甲出现了褐色的纵线，提示应积极防治胆结石病的发生。

（2）巽位纹理紊乱呈网状，有"十"字纹、"井"字纹或"田"字纹。胆二区有"米"字纹。提示除患胆结石外，还有严重的失眠。

● 病因

（1）胆汁中的胆固醇或钙过于饱和。

（2）溶质从溶液中成核并呈固体结晶状而沉淀。

（3）结晶体聚集和融合以形成结石，结晶物遍布于胆囊壁的黏液、凝胶里增长和集结，胆囊排空受损害有利于胆结石形成。

● 手疗

手疗部位	步骤	选穴	方法
手心	第一步	肝胆穴区	擦法20次
	第二步	肾穴	点法20次
	第三步	神门	点法20次
手侧	第四步	肝胆穴	点法20次

● 小贴士

（1）定时进餐，促进胆汁的排出和更新，养成良好的习惯，饮食要规律，特别是要按时吃早饭。

（2）饮食结构不要太单一，要荤素菜搭配，粗细粮混吃，适当调节，进食量也要符合生理特点，多吃新鲜的蔬菜和水果。

（3）积极参加体育活动，增强内脏功能，防止胆汁淤滞而形成结石。

速效对症手诊手疗法

看手诊病

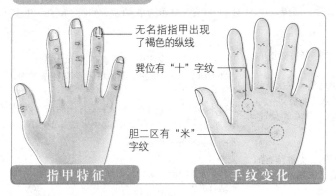

无名指指甲出现了褐色的纵线

巽位有"十"字纹

胆二区有"米"字纹

指甲特征 | 手纹变化

手疗治病

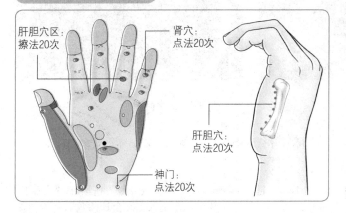

肝胆穴区：擦法20次

肾穴：点法20次

肝胆穴：点法20次

神门：点法20次

胆结石手操自疗法

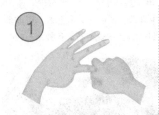

① 右手五指套住左手食指根部，呈离心方向用力缓慢拔伸。

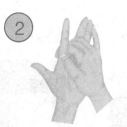

② 一手拇指及食指捻按另一手的食指掌根部。

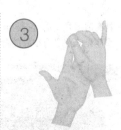

③ 一手拇指及食指捻按另一手的食指指尖部。

专家出诊

问：得了胆结石，饮食上要注意哪些问题呢？

答：热量供给要满足生理需要，但要防止超量，一般为1500～2400千卡。限制脂肪，避免刺激胆囊收缩以缓解疼痛。手术前后饮食中的脂肪应限制在20克左右，随病情好转可略为增加，以改善菜肴色香味而刺激食欲。忌食用油腻、煎、炸以及脂肪多的食物，如肥猪肉、羊肉、烤鸭、肥鹅、黄油、油酥点心、奶油蛋糕等。

第五章　消化系统疾病

44

胆结石的对症药膳

● 利尿汤

材料：

冬瓜肉、冬瓜皮、冬瓜籽合计2碗，老姜2片，老玉米须25克

做法：

①冬瓜须买带籽的，先将冬瓜皮、肉、籽切至分开，并将冬瓜籽剁碎。

②到中药房买老玉米须，并购小布袋，一次取用25克，将其中灰尘杂质洗净，装入小布袋。

③将所有材料加入750毫升煮开改小火煮20分钟，滤汤取饮，食冬瓜肉即可。

功效：

本品具有清热利尿、平肝利胆、促进排石的功效，适合湿热淤结型肝胆结石、尿路结石的患者食用。

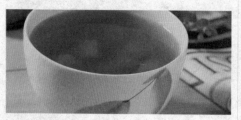

● 三金茶

材料：

鸡内金10克，金钱草20克，海金沙25克，冰糖10克

做法：

①将海金沙用布包扎好，与鸡内金、金钱草一起放入锅中，加水500毫升。

②以大火煮沸后再转小火煮10分钟左右，加入冰糖即可。

功效：

本品具有清湿热、消结石、健脾胃的功效，对湿热蕴结型胆结石患者有很好的食疗作用。

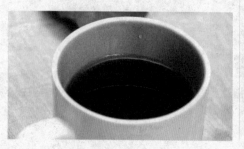

● 木瓜车前草滚猪腰汤

材料：

木瓜50克，鲜车前草40克，猪腰140克，生姜3克，食盐适量

做法：

①木瓜洗净，去皮切块；鲜车前草洗净，去除根须；猪腰洗净后剖开，剔除中间的白色筋膜；生姜洗净，去皮切片。

②将木瓜、车前草、猪腰、生姜片一同放入砂煲内，加适量清水，大火煲沸后改小火煲煮2个小时，加入食盐调味即可。

功效：

本品清热利湿、补肾消肿，适用于湿热蕴结型胆结石患者。

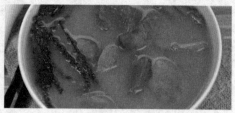

● 赤小豆炖鲫鱼

材料：

鲫鱼1条（约350克），赤小豆500克，海金沙10克

做法：

①将鲫鱼处理干净；赤小豆、海金沙洗净，备用。

②将鲫鱼、赤小豆、海金沙均放入锅内，加2000~3000毫升水清炖。

③炖至鱼熟豆烂即可。

功效：

本品具有补中利水、消肿排石的功效，可辅助治疗湿热蕴结型胆结石、膀胱结石等各种结石症。

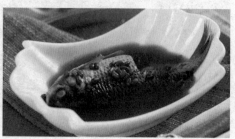

● 金钱草茶

材料：

金钱草 20 克，红花 10 克，蜂蜜适量

做法：

①将金钱草、红花洗净备用。

②锅内加入清水适量，放入金钱草、红花，以大火煮开后小火煮 5 分钟即可。

③倒出药茶待稍凉后加入蜂蜜调匀即可饮用。

功效：

本品具有清热解毒、活血化淤的功效，非常适合气滞血淤型胆结石的患者食用。

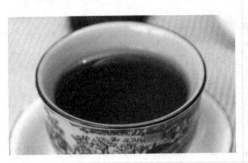

● 通草海金沙茶

材料：

通草、车前子、海金沙、玉米须各 10 克，白糖 15 克

做法：

①将海金沙用布包扎好，与洗净的通草、车前子、玉米须一起盛入锅中，加 500 毫升水煮茶。

②大火煮开后，转小火续煮 15 分钟。

③最后加入白糖即成。

功效：

本品具有清湿热、排结石的功效，对肝胆湿热型结石患者有很好的食疗作用。

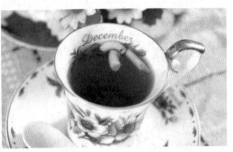

● 苦瓜牛蛙汤

材料：

牛蛙 250 克，苦瓜 200 克，冬瓜 100 克，清汤适量，食盐 6 克，姜片 3 克

做法：

①将苦瓜去籽，洗净，切厚片，用食盐水稍泡；冬瓜洗净，切片备用。

②牛蛙处理干净，斩块，余水备用。

③净锅上火倒入清汤，调入食盐、姜片烧开，下入牛蛙、苦瓜煲至成熟即可。

功效：

本品具有清热利尿、祛湿消肿等功效，适合湿热内蕴型胆结石患者食用。

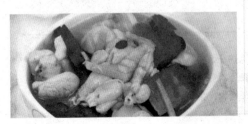

● 青螺煲鸭肉

材料：

鸭半只，鲜青螺肉 200 克，熟火腿 25 克，水发香菇 150 克，白扁豆 30 克，食盐、冰糖各适量，姜片 10 克

做法：

①将鸭肉洗净，煮熟捞出；青螺肉洗净备用。

②转放砂锅中，加水大火烧开，转小火煲至六成熟时，加食盐、冰糖。

③将火腿、香菇洗净，切丁，与净青螺、白扁豆、姜片一同入锅煲至熟烂。

功效：

本品可清热解毒、利湿通淋、益气补虚，适合胆结石患者食用。

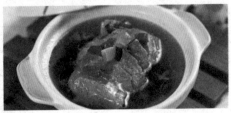

肝硬化

肝硬化是一种常见的，由不同病因引起的慢性、进行性、弥漫性肝病。多数可维持多年而不发展，少数则逐步或迅速恶化发展成晚期肝硬化。

● 症状

患者的一般症状为健康减退、易感疲劳、食欲不振、恶心、呕吐、腹胀、上腹不适或隐痛。肝脾肿大，肝质地较硬。随病情进展，肝脏功能减退，丧失代谢能力。出现门脉高压、脾功能亢进，胃底静脉曲张、免疫功能异常，内分泌失调。

● 手诊流程

（1）3线只走到全程的一半。短而变色的4线出现在手掌中央，表明病情严重。

（2）食指下的巽位出现"方"形纹，提示肝硬化进一步严重。

● 病因

（1）乙型肝炎一般经过慢性活动性肝炎阶段发展至肝硬化，它是肝硬化的主因。

（2）饮酒量和时限同肝硬化的发病率有直接关系，长期饮酒者极易发展为酒精性肝硬化。

（3）血吸虫排卵于肝脏内的汇管区，造成局部阻塞而继发汇管区炎症及肉芽肿，并导致广泛纤维化，最终使肝脏硬变。

● 手疗

手疗部位	步骤	选穴	方法
手心	第一步	肝胆穴区	摩法20次
	第二步	劳宫穴	摩法20次
手心	第三步	肝区	摩法20次

● 小贴士

（1）治疗肝硬化必须有充足的蛋白质，以保护肝细胞，并修复与再生肝细胞。

（2）每日供给适量高碳水化合物，可防止毒素对肝细胞的损害。

（3）肝硬化患者应食用细软易消化的半流质食物，并实行少量多餐的原则。

速效对症手诊手疗法

看手诊病

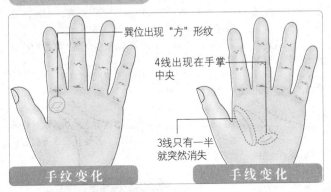

巽位出现"方"形纹

4线出现在手掌中央

3线只有一半就突然消失

手纹变化　　　　手线变化

手疗治病

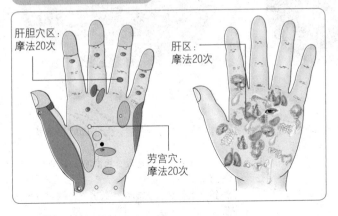

肝胆穴区：摩法20次

肝区：摩法20次

劳宫穴：摩法20次

专家出诊

问：肝硬化跟喝酒到底有多大关系？

答：在西方国家的肝硬化病因中，乙醇占首位，在欧洲为42%，美洲为66%。亚洲仅占11.9%，在中国并非主要原因，仅占肝硬化患者的5%左右。饮酒的量和时限直接影响了肝硬化的发病率，长期饮酒者，首先肝细胞代谢受损，接着肝组织内纤维组织增生，最后发展为酒精性肝硬化。

第五章　消化系统疾病

肝硬化手操自疗法

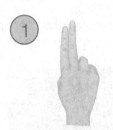

① 先伸出食指，然后突然伸出中指与食指并拢，呈现"二"字姿势。

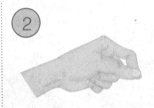

② 五指微屈，呈空心握拳状，拇指对挤食指。

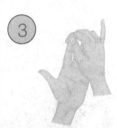

③ 右手拇指和食指捻按左手食指第一指关节。

45

肝硬化的对症药膳

● 溪黄草泥鳅猪肝汤

材料：

溪黄草 30 克，活泥鳅 200 克，猪肝 200 克，生姜 2 片，食盐适量

做法：

①活泥鳅宰杀，去内脏；溪黄草洗净；猪肝洗净，切片。

②猪肝、泥鳅、溪黄草与生姜同入锅，加适量水煮汤，小火煮 2 个小时。

③加入适量食盐调味即可。

功效：

本品能清热祛湿、健脾利水，可辅助治疗慢性病毒性肝炎、肝硬化。

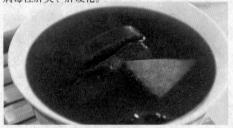

● 茯苓玉米须鲫鱼汤

材料：

鲫鱼 450 克，茯苓 30 克，玉米须 10 克，莲子肉 30 克，食盐少许，食用油适量，味精 3 克，葱段、姜片各 5 克

做法：

①将鲫鱼处理干净，在鱼身上切上几刀；茯苓、玉米须洗净；莲子洗净备用。

②锅上火倒入油，将葱、姜片炝香，下入鲫鱼略煎，倒入水，加入玉米须、茯苓、莲子煲至熟，调入食盐、味精即可。

功效：

本品具有健脾养肝、利水消肿的功效，对肝硬化的患者有很好的辅助治疗作用。

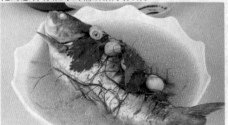

● 猪苓垂盆草粥

材料：

垂盆草 30 克，猪苓 10 克，粳米 30 克，冰糖 15 克

做法：

①先将垂盆草、猪苓洗净，加水煎煮 10 分钟左右，捞出垂盆草、猪苓。

②药汁与淘洗干净的粳米一同煮成稀粥。

③最后加入冰糖即成。

功效：

本品具有利湿退黄、清热解毒的功效。对病毒性肝炎、黄疸、肝功能异常、肝硬化腹水等症有食疗作用。

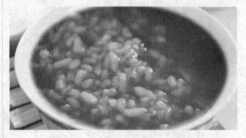

● 玉米车前大米粥

材料：

玉米粒 80 克，车前子适量，大米 120 克，食盐 2 克

做法：

①玉米粒和大米一起泡发，再洗净；车前子洗净，捞起沥干水分。

②锅置火上，加入玉米粒和大米，再倒入适量清水烧开。

③放入车前子同煮至粥呈糊状，调入食盐拌匀即可。

功效：

此粥具有清热利水、帮助排石的功效，适合肝硬化腹水、胆结石、胆囊炎、水肿、尿路结石等症患者食用。

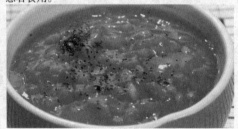

● 莪术粥

材料：

鱼腥草 30 克，知母 15 克，莪术 9 克，三棱 9 克，粳米 100 克

做法：

①将所有的药用纱布包好备用。

②入瓦锅中，加适量的水煎煮，去渣取汁。

③加入洗净的粳米煮成粥即可。

功效：

本品具有清热解毒、行气破血、散结止痛，适合湿热淤结以及气滞血淤型肝硬化患者食用。

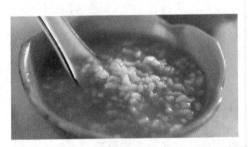

● 山楂玉米须茶

材料：

山楂、荞菜花、玉米须各 8 克，蜂蜜适量

做法：

①将山楂、荞菜花、玉米须冲洗干净，用纱布包好，扎紧。

②在砂锅中加入 800 毫升水，放入包好的纱布包，水开后再煮 5 分钟。

③去掉纱布包，取汁；待药茶微温时，加入蜂蜜即可饮用。

功效：

本品具有清热利尿、消食化积、活血化淤的功效，适合肝硬化、黄疸、胆结石患者食用。

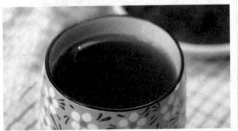

● 柴胡白菜汤

材料：

柴胡 15 克，白菜 200 克，食盐、味精、香油各适量

做法：

①将白菜洗净，掰开；柴胡洗净，备用。

②在锅中放水，放入白菜、柴胡，用小火煮 10 分钟。

③出锅时放入食盐、味精，淋上香油即可。

功效：

此汤具有和解表里、疏肝升阳的功效，对肝硬化有一定的食疗作用。

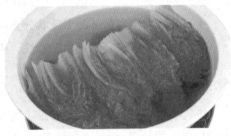

● 丹参糖水

材料：

丹参 15 克，虎杖、香附各 5 克，冰糖 50 克

做法：

①将丹参、虎杖、香附均洗净。

②将上述药材放入锅中，加水 1000 毫升，煎煮 20 分钟。

③去渣，加适量冰糖即可。

功效：

本品具有疏肝解郁、活血化淤、通经止痛的功效，对冠心病、及妇女月经不调、肝炎、肝硬化等病均有一定的疗效。

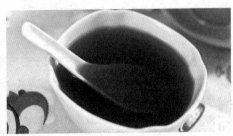

痔疮

痔疮是直肠末端黏膜下和肛管皮下的静脉丛发生扩张、曲张所形成的静脉团，成年人多见。由痔疮发生的部位不同，可分为内痔、外痔和混合痔。除了部位不同外，其原因和治法均相同。

● 症状

外痔一般无明显症状，只有长期站立或行走后才有异物感或发胀感。内痔一般不引起任何不适感，主要症状为出血，早期便后有少量出血。

● 手诊流程

（1）3线内侧有向下的羽毛状分支，提示痔疮信号。

（2）3线上有细长的"岛"形纹，提示痔疮信号。

● 病因

（1）解剖学原因：人在站立或坐位时，肛门直肠位于下部，由于重力和脏器的压迫，静脉向上回流颇受障碍。直肠静脉及其分支缺乏静脉瓣，血液不易回流，容易淤积。

（2）职业关系：人久站或久坐，长期负重远行，影响静脉回流，使盆腔内血流缓慢或腹内脏器充血，引起痔静脉过度充盈，血管容易淤血扩张。

（3）局部刺激和饮食不节：肛门部受冷、受热、便秘、腹泻、过量饮酒和多吃辛辣食物，都可刺激肛门和直肠，使痔静脉丛充血，影响静脉血液回流，以致静脉壁抵抗力下降。

● 手疗

手疗部位	步骤	选穴	方法
手背	第一步	会阴点	揉法20次
手心	第二步	大肠穴	揉法20次
	第三步	胃脾大肠区	揉法20次

● 小贴士

日常饮食中要多吃新鲜蔬菜、水果等富含纤维素和维生素的食物，少吃辛辣刺激性食物；对顽固性便秘应尽早到医院诊治，治疗原发病，切不可长期服用泻药或采用经常灌肠的办法，以免直肠黏膜感觉迟钝，排便反应迟钝，加重便秘，反使痔疮发生。

速效对症手诊手疗法

看手诊病

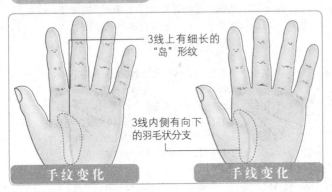

3线上有细长的"岛"形纹

3线内侧有向下的羽毛状分支

手纹变化　　　　手线变化

手疗治病

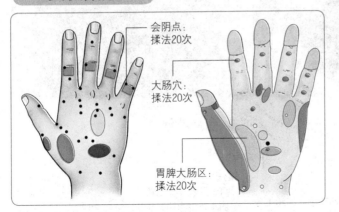

会阴点：揉法20次

大肠穴：揉法20次

胃脾大肠区：揉法20次

专家出诊

问：我刚做了痔疮手术，现在已经出院了，还会复发吗？

答：痔疮手术后是可能复发的，而且复发率相当高。因为痔疮是一种血管病变，长期的坐位、站位工作，就有可能发生痔疮。手术只是将原有的痔核摘除，如果术后不注意保养，直肠和肛管的痔静脉照样会经常淤血，就有可能产生新的痔核，形成痔疮。

第五章　消化系统疾病

痔疮手操自疗法

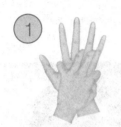

① 右手掌心向下，用左手指叉入右手五指缝中随意按压。

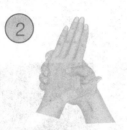

② 右手掌横握左手，右手四指尖端点按左手背皮肤，同时左手掌竭力外抗。

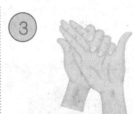

③ 右手掌放在左手掌中，左手四指内收与拇指一起挤压右手手掌，同时右手掌则用力对抗。

46

痔疮的对症药膳

● 地黄乌鸡汤

材料：

生地黄 10 克，牡丹皮 10 克，红枣 6 颗，午餐肉 100 克，乌鸡 1 只（约重 1500 克），生姜、食盐、味精、料酒、骨头汤各适量

做法：

①将生地黄洗净，切成薄片；红枣、牡丹皮洗净；午餐肉切片。

②乌鸡去内脏及爪尖，切成方块，入开水中余去血水。

③将骨头汤倒入净锅中，放入所有材料，炖至鸡肉熟烂即可。

功效：

此汤具有补虚损、凉血止血的功效，对痔疮出血有一定的疗效。

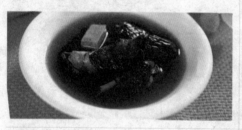

● 生地绿茶饮

材料：

绿茶 6 克，生地 5 克

做法：

①将绿茶、生地放入保温杯。

②先冲入沸水，第一遍水用来冲洗茶叶，约 1 分钟后将水倒掉。

③再冲沸水，泡 20 分钟后即可饮用。

功效：

本品具有清热解毒、润肠通便、改善微循环的功效，适合便秘、痔疮、癌症及心脑血管疾病患者食用。

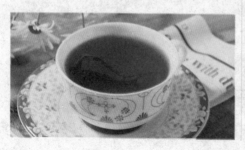

● 猴头菇螺片汤

材料：

螺肉、猴头菇各 50 克，山药、五味子、豆蔻仁、鱼腥草、黄芪、桂圆肉各 10 克，玉竹、食盐各 5 克，瘦肉、龙骨各 100 克

做法：

①先将猴头菇用水浸泡 20 分钟，挤干水分；瘦肉洗净，切片；龙骨洗净，斩段。

②螺肉用食盐搓洗干净。

③将所有的材料装入纱布袋扎紧，与瘦肉、龙骨一起放入煲内，加水适量，武火煲沸，再小火煲 2 个小时，汤成后取出纱布袋即可。

功效：

本品具有清热利尿的功效，适合湿热下注型的痔疮患者。

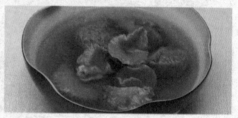

● 鱼肚甜汤

材料：

赤小豆 100 克，鱼肚 200 克，白糖 10 克

做法：

①将鱼肚洗净，备用。

②赤小豆洗净，备用。

③将鱼肚、赤小豆、白糖一同放在砂锅内，加适量清水，大火煮开，转中火炖熟烂即可。

功效：

此汤具有清热解毒、止血消肿的功效，适合痔疮、肠炎等患者食用。

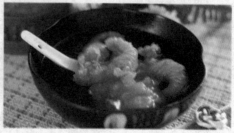

● 核桃仁拌韭菜

材料：

核桃仁 300 克，韭菜 150 克，白糖 10 克，白醋 3 克，食盐 5 克，香油 8 克

做法：

①韭菜洗净，焯熟，切段。

②锅内放入油，待油烧至五成热下入核桃仁炸成浅黄色捞出。

③在另一只碗中放入韭菜、白糖、白醋、食盐、香油拌匀，和核桃仁一起装盘即成。

功效：

本品润肠通便，易消化，对痔疮、便秘有一定食疗作用。

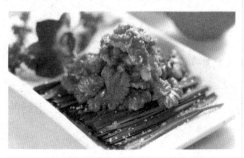

● 核桃乌鸡汤

材料：

乌鸡肉 200 克，核桃 100 克，大米 80 克，枸杞子 30 克，姜末、鲜汤、食盐、葱花各适量

做法：

①核桃去壳，取肉；大米淘净；枸杞子洗净；乌鸡肉洗净，切块。

②油锅烧热，爆香姜末，下乌鸡肉过油，倒入鲜汤，放入大米烧沸，下核桃肉和枸杞子，熬煮。

③小火将粥焖煮好，调入食盐调味，撒上葱花即可。

功效：

本品具有清热滋阴、补肾养血的功效，适合湿热下注、肝肾阴虚型的痔疮患者。

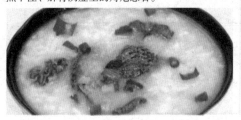

● 槐花大米粥

材料：

槐花适量，大米 80 克，牛蒡 15 克，白糖 3 克

做法：

①大米淘洗干净，置于冷水中泡发半个小时后，捞出沥干水分；槐花、牛蒡洗净，装入纱布袋，下入锅中，加适量水熬取汁备用。

②锅置火上，倒入清水，放入大米，以大火煮至米粒开花。

③加入槐花牛蒡汁煮至浓稠状，调入白糖拌匀即可。

功效：

此粥清热润肠、凉血止血，适合痔疮出血、便血等出血患者食用。

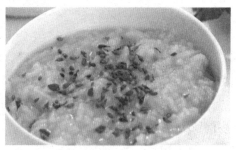

● 韭菜花烧猪血

材料：

韭菜花 100 克，猪血 150 克，上汤 200 毫升，食盐 5 克，味精 2 克，红辣椒 1 个，食用油 15 毫升，辣椒酱 30 克，豆瓣酱 20 克

做法：

①猪血切块，韭菜花切段，红椒切块。

②锅中水烧开，放入猪血焯烫，捞出沥水。

③油烧热，爆香红椒，加入猪血、上汤及调味料煮入味，再加入韭菜花煮熟即可。

功效：

本品具有温补脾肾的功效，适合脾肾阳虚型的痔疮患者食用。

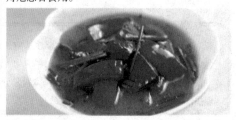

胃、十二指肠溃疡

47

十二指肠溃疡是消化道的常见病，一般认为是由于大脑皮质接受外界的不良刺激后，导致胃和十二指肠壁血管和肌肉发生痉挛，使胃肠壁细胞营养发生障碍和胃肠黏膜的抵抗力降低，致使胃肠黏膜易受胃液消化而形成溃疡。

● 症状

（1）柏油样便和呕血。呕血多指十二指肠以上消化道出血，而柏油样便在消化道任何部位均可出现，但有呕血者必然有柏油样便。

（2）休克。失血过多时，出现休克，面色苍白、口渴、脉细数。

（3）贫血。大量出血，血红蛋白、红细胞计数和红细胞压积均下降。

● 手诊流程

（1）1线走行食指和中指的指缝，2线突然如书法折锋下行，提示长期消化功能差。

（2）3线中央有几个"岛"形纹相连，震位有"井"字纹，提示十二指肠溃疡信号。

● 病因

溃疡病大出血是溃疡侵蚀基底血管破裂的结果，多为中等动脉出血。大出血的溃疡一般位于胃小弯或十二指肠后壁。胃小弯溃疡出血常来自胃右、左动脉的分支，而十二指肠溃疡出血则多来自胰十二指肠上动脉或胃十二指肠动脉及其分支。

● 手疗

手疗部位	步骤	选穴	方法
手背	第一步	胸腹区	擦法20次
	第二步	前头点	掐法20次
手心	第三步	胃肠点	掐法20次

● 小贴士

（1）忌冰冻和过热饮食。饮食温度适中，饮茶、汤不宜过热。

（2）忌食煎炸的食物。饮食中以易消化食物为主，肉类炒煮要熟。

（3）饮食以清淡为主，味重会刺激胃酸分泌；少量的生姜和胡椒，可暖胃和增强胃黏膜的保护作用。

超简单手疗消百病全书

速效对症手诊手疗法

看手诊病

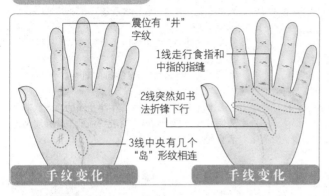

震位有"井"字纹

1线走行食指和中指的指缝

2线突然如书法折锋下行

3线中央有几个"岛"形纹相连

手纹变化　　　　手线变化

手疗治病

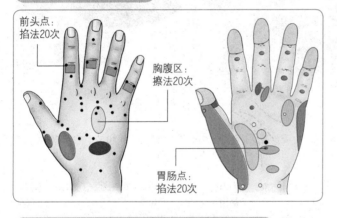

前头点：掐法20次

胸腹区：擦法20次

胃肠点：掐法20次

专家出诊

问：溃疡会转变成癌症吗？

答：在所有溃疡中，胃溃疡是与癌症离得最近的。最典型的胃溃疡症状就是饭后1～3个小时，上腹部烧灼样疼痛或钝痛，以后会逐渐减轻。大多数胃溃疡不会转为癌症，但是如果疼痛不定时发作或者是持续性隐痛；常规服用抗溃疡药物无效；出现反复呕血，持续性黑便或柏油样大便，则应警惕是癌症，应立即到医院做胃镜和病理切片的检查。

胃、十二指肠溃疡手操自疗法

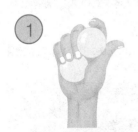

① 把圆球放在手心，用五指指力使其旋转但不相互接触。

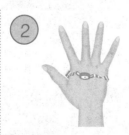

② 把手表或松紧带戴在手掌上，使手伸缩带动手表或松紧带伸缩。

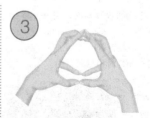

③ 两掌相对中心空如球状，十指指尖用力相抵。

胃、十二指肠溃疡的对症药膳

● 椰子鸡汤

材料：

白芍 15 克，椰子 100 克，母鸡肉 150 克，菜心 30 克，食盐 5 克

做法：

①将椰子洗净，切块；白芍洗净备用。

②母鸡肉洗净斩块，汆水备用；菜心洗净。

③煲锅上火倒入水，下入椰子、鸡块、白芍，煲至快熟时，调入食盐，下入菜心煮熟即可。

功效：

此汤具有益气补虚、和胃止痛的功效，对消化性溃疡疼痛有较好的食疗作用。

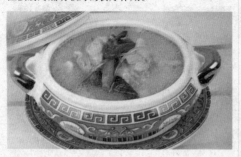

● 糖蜜红茶饮

材料：

红茶 5 克，蜂蜜、红糖各适量

做法：

①将红茶洗净，放进杯中。

②加入开水冲泡。

③待凉后，加入蜂蜜和红糖调味即可。

功效：

本品具有养胃益气、生津止渴的功效，适合胃阴亏虚、口干咽燥、胃脘灼痛的消化性溃疡患者食用。

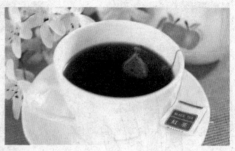

● 三七郁金炖乌鸡

材料：

三七 6 克，郁金 9 克，乌鸡 500 克，生姜、葱、食盐各 5 克，大蒜 10 克

做法：

①三七洗净，切成小粒；郁金洗净；乌鸡肉洗净；大蒜洗净去皮切片；姜切片；葱切段。

②乌鸡放入蒸盆内，加入生姜、葱，在鸡身上抹匀食盐，把三七、郁金放入鸡腹内，注入 300 毫升清水。

③把蒸盆置蒸笼内，用大火蒸 50 分钟即成。

功效：

本品行气解郁、理气止痛，适合肝气郁结引起的消化性溃疡患者食用。

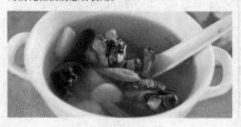

● 白芍山药鸡汤

材料：

莲子、山药各 50 克，鸡肉 40 克，白芍 10 克，枸杞子 5 克，食盐适量

做法：

①山药去皮，洗净切块；莲子、白芍及枸杞子洗净，备用。

②鸡肉洗净，入沸水中汆去血水。

③锅中加入适量水，将山药、白芍、莲子、鸡肉放入；水沸腾后，转中火煮至鸡肉熟烂，加枸杞子，调食盐即可食用。

功效：

本品补气健脾、敛阴止痛，适合脾胃气虚型胃痛、消化性溃疡患者食用。

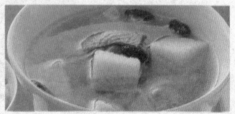

● 麦芽槐花茶

材料：
炒麦芽 30 克，槐花、牡丹皮各 10 克，玄参、白芍各 8 克

做法：
①将所有的药材洗净，备用。
②锅中加入炒麦芽，加水 700 毫升，大火煮开后转小火煮 15 分钟，再加入槐花、牡丹皮、玄参、白芍，小火煮 15 分钟即可。
③去渣取汁，分两次服用。

功效：
　本品具有健胃消食、凉血滋阴、止血止痛的功效，对胃及十二指肠溃疡出血，消化不良有一定的疗效。

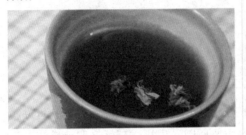

● 素炒茼蒿

材料：
茼蒿 500 克，蒜蓉 10 克，食盐 3 克，鸡精 1 克

做法：
①将茼蒿洗净，切段。
②油锅烧热，放入蒜蓉爆香，倒入茼蒿快速翻炒至熟。
③最后调入食盐和鸡精调味，出锅装盘即可。

功效：
　本品具有温胃散寒、疏肝理气的功效，适合脾胃虚寒、肝郁气滞型的胃及十二指肠溃疡患者。

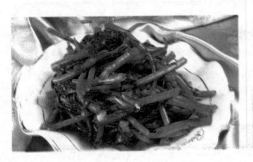

● 麻酱茄子

材料：
茄子 2 根，大蒜头 2 瓣，芝麻酱 50 克，食盐 3 克，味精 2 克，香油少许

做法：
①蒜头拍碎，切成末。
②将芝麻酱、食盐、味精、香油、蒜末拌匀。
③茄子洗净，切条状，装入盘中，淋上拌匀的调料，入锅蒸 8 分钟即可。

功效：
　本品具有活血化淤、止血凉血、清热泻火的功效，适合淤血阻滞、阴虚胃热型的胃及十二指肠溃疡患者。

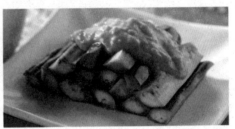

● 西瓜木瓜汁

材料：
西瓜 100 克，木瓜 1/4 个，生姜 1 克，柠檬 1/8 个，冰水 200 毫升，低聚糖 1 小勺

做法：
①将木瓜与西瓜去皮、去籽，生姜、柠檬洗净后去皮，将这几种材料均以适当大小切块。
②将所有材料放入榨汁机一起搅打成汁，滤出果肉即可。

功效：
　本品具有清热泻火、养胃生津的功效，适合肝胃郁热、胃阴亏虚型的胃、十二指肠溃疡患者。

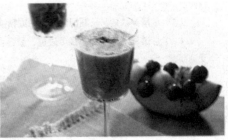

消化性溃疡

消化性溃疡是指与含有酸和胃蛋白酶的胃液接触的消化道组织所产生的慢性溃疡。

● 症状

本病症状的主要特点是：慢性、周期性和节律性中上腹疼痛，除此之外，有唾液分泌增多、烧心、反胃、嗳酸、嗳气、恶心、呕吐等其他胃肠道症状。食欲多保持正常，但偶可因食后疼痛发作而惧食，以致体重减轻。全身症状可有失眠等神经官能症的表现，或有缓脉、多汗等自主神经系统不平衡的症状。

● 手诊流程

（1）2线平直，有分裂，不圆滑。

（2）震位有"米"字纹与长叶状小"岛"形纹，有红色斑点。

● 病因

近年来的实验与临床研究表明，胃酸分泌过多、幽门螺旋杆菌感染和胃黏膜保护作用减弱等因素是引起消化性溃疡的主要原因。胃排空延缓和胆汁反流、胃肠肽的作用、遗传因素、药物因素、环境因素和精神因素等，都和消化性溃疡的发生有关。

● 手疗

手疗部位	步骤	选穴	方法
手侧	第一步	脾胃穴	推法15次
手背	第二步	前头点	推法15次
	第三步	胸腹区	推法20次

● 小贴士

（1）忌精神紧张。长期抑郁、焦虑或精神创伤后，易患溃疡病。

（2）忌过度疲劳。如果疲劳过度，就会引起胃肠供血不足，胃酸过多而黏液减少，使黏膜受到损害。

（3）忌酗酒无度。酒精本身可直接损害胃黏膜，酒精还能引起肝硬化和慢性胰腺炎，会加重胃的损伤。

（4）忌嗜烟成癖。吸烟能刺激胃酸和蛋白酶的分泌，加重对黏膜的破坏。

速效对症手诊手疗法

看手诊病

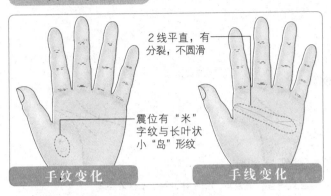

2线平直，有分裂，不圆滑

震位有"米"字纹与长叶状小"岛"形纹

手纹变化

手线变化

手疗治病

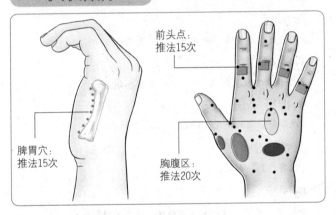

前头点：推法15次

脾胃穴：推法15次

胸腹区：推法20次

消化性溃疡手操自疗法

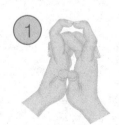

① 两掌均匀用力对抗挤压。

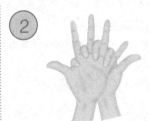

② 左手掌心向上，五指散开，右手掌从后面叉入左手五指缝中，手指内收用力点按左手。

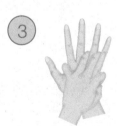

③ 右手掌心向下，左手指叉入右手五指缝中用力挤压。

48

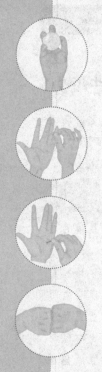

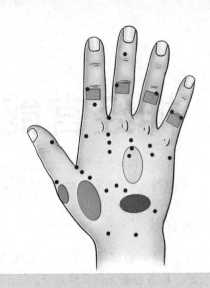

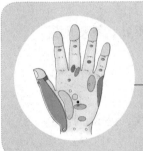

第六章
神经系统及内分泌系统疾病

　　神经系统疾病是指发生于中枢神经系统、周围神经系统、自主神经系统的以感觉、运动、意识、自主神经功能障碍为主要表现的疾病，又称神经病。而内分泌失调对身体的危害是极大的，使身体不能进行正常的生长、发育、生殖，不能进行正常的新陈代谢活动。本章节主要介绍如何判断神经系统和内分泌系统疾病的手诊知识以及手疗方法。

神经官能症

指因精神因素导致的具有精神和躯体的各种不适症状，但经检查机体无任何器质性病变的一类有自觉症状但无相应体征的疾病。

● 症状

（1）心神经官能症。表现为胸闷、心悸、气急等症状，有不安感和恐怖感，检查心脏无器质性病变。

（2）胃神经官能症。患者常有反酸、嗳气、厌食、恶心、呕吐、剑突下灼烧感、食后饱胀、上腹不适或疼痛，伴有倦怠、头痛等。

● 手诊流程

（1）2线平直，天庭有"十"字状纹，明堂区有"丰"字纹，提示心神经官能症。

（2）艮位色青紫，1线有分支，一条直达食指近节关节腔的下缘，一条流向食指与中指缝内，震位"十"字状纹，提示胃肠神经官能症。

● 病因

由于焦虑、紧张、情绪激动、精神创伤等因素的作用，中枢的兴奋和抑制过程发生障碍，受自主神经调节的心血管系统也随着发生紊乱，引起了一系列交感神经张力过高的症状。

● 手疗

手疗部位	步骤	选穴	方法
手心	第一步	心穴	按法15次
	第二步	手掌区	按法20次
手背	第三步	阳谷穴	揉法15次
	第四步	养老穴	揉法15次

● 小贴士

（1）茯神莲心红枣粥。将茯神碾成细粉，再将淘洗干净的粳米入锅，加水1000克，用大火煮沸，再转用小火，熬煮，待粥快熟时将白糖、茯神粉和洗净的莲子心加入锅中，稍煮即成。

（2）百合浮小麦粥。将百合剥瓣洗净，浮小麦淘洗干净，同入锅中，加水适量，用大火煮沸，再改小火煎煮至熟烂，待药汁转温后调入蜂蜜即成。

速效对症手诊手疗法

看手诊病

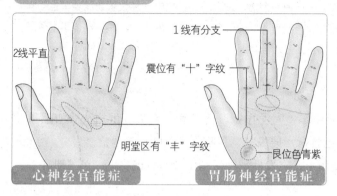

2线平直

1线有分支

震位有"十"字纹

明堂区有"丰"字纹

艮位色青紫

心神经官能症　　　胃肠神经官能症

手疗治病

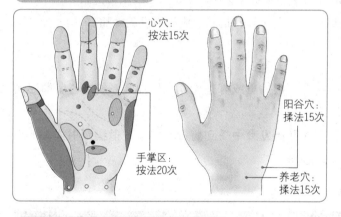

心穴:
按法15次

阳谷穴:
揉法15次

手掌区:
按法20次

养老穴:
揉法15次

专家出诊

问: 容易得神经官能症的人有什么显著特征吗?

答: 神经官能症患者几乎都有以下心理特征: 情感丰富、细腻、敏感、警惕、多疑、缺乏安全感; 个人欲望强烈, 思维能力发达, 有较强的内省力、理智性、意识性、责任心、执著性、道德感、纪律性。但是自制力较差, 一般会被人们形容为"小心眼儿"、"死心眼儿"、"好面子"、"想不开"。因此有这些特征的人应注意精神保健和心理卫生, 随时调整自己的心理状态。

神经官能症手操自疗法

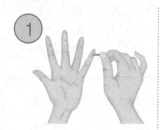

① 用木棒呈向心方向从小指尖端部沿掌骨线向下均匀点刺。

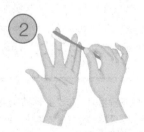

② 用牙刷上下平刷手掌中指。

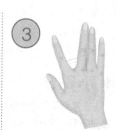

③ 把5分硬币横放于食指与中指根部之间的指缝, 并用两指用力夹住。

49

第六章　神经系统及内分泌系统疾病

癫痫

　　癫痫是指脑部兴奋性过高的神经元突然、过度的重复放电，导致脑功能突发性、暂时性紊乱。临床表现为短暂的感觉障碍、肢体抽搐、意识丧失、行为障碍或自主神经功能异常。

● 症状

　　（1）全身强直，阵挛发作（大发作），突然意识丧失，继之先强直后阵挛性痉挛。常伴有尖叫、面色青紫、尿失禁、舌咬伤、口吐白沫等症。

　　（2）失神发作（小发作），突发性精神活动中断，意识丧失，可伴肌阵挛。

● 手诊流程

　　（1）1线、2线、3线变浅，掌部细纹少。2线、3线呈锁链状。

　　（2）2线上有明显的两个"十"字纹，提示由头痛引发的癫痫。

● 病因

　　（1）遗传因素。在一些有癫痫病史或有先天性中枢神经系统或心脏畸形的患者家族中容易出现癫痫。

　　（2）脑损害与脑损伤。在胚胎发育中受到病毒感染、放射线照射或其他原因引起的胚胎发育不良可以引起癫痫。

● 手疗

手疗部位	步骤	选穴	方法
手心	第一步	心穴	摩法20次
手背	第二步	关冲	揉法20次
手心	第三步	中冲	揉法20次
手背	第四步	阳谷	揉法20次

● 小贴士

　　（1）在某些罕见的病例中，缺乏维生素B_6和维生素D促使癫痫发作。应常吃肉、全谷类、豆类、多油鱼和一些动物制品，尤其是乳酪和添加营养素的牛奶。

　　（2）某些矿物质对部分患者有帮助，镁（大量存在于全麦面粉、小米、鱼、坚果和豆类中）、锌（存在于肉、家畜内脏、麦芽、牡蛎和小扁豆中）和钙（主要存在于牛奶和乳制品中）可多补充。

速效对症手诊手疗法

看手诊病

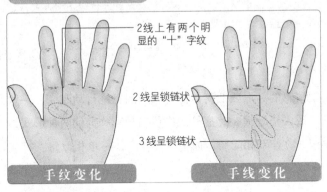

2线上有两个明显的"十"字纹

2线呈锁链状

3线呈锁链状

手纹变化　　　　手线变化

手疗治病

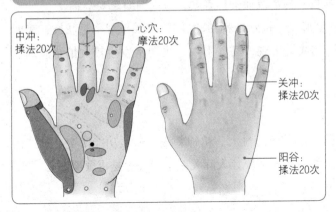

中冲：揉法20次

心穴：摩法20次

关冲：揉法20次

阳谷：揉法20次

专家出诊

问：姐姐被确诊为癫痫，全家都很担心，也很无助，下次如果发作了，我们应该怎么办？

答：当患者癫痫发作时，要迅速让她仰卧，不要垫枕头，把缠有纱布的压舌板（或牙刷把）垫在患者上下牙齿间，避免患者咬伤自己的舌头。而且要立即松开患者衣领，把她的头偏向一侧，防止口水误入气道，引起吸入性肺炎。同时，还要把患者的下颌托起，防止舌头堵塞气管。

癫痫手操自疗法

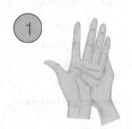

① 用一手拇指和食指捻按另一手掌心，按同心圆的方式逐渐扩大。

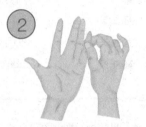

② 用拇指和食指从根部螺旋状捻按另一手掌小指。

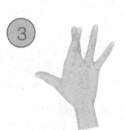

③ 掌心向外，把中指外搭在食指背上，由上向下极力压按。

第六章　神经系统及内分泌系统疾病

50

躁郁症

躁郁症是一种周期性情绪过度高昂或低落的疾病。这种情绪波动起伏较正常人大，且持续时间较长，会影响一个人的社会生活与生理功能。

● 症状

躁郁症的临床主要特征是情感的高涨或低落，伴有相应的思维行动改变。一般为发作性，缓解期正常，不导致人格缺损。此症的发作包括躁狂和抑郁两种形式，一部分患者两种形式交替发作，称作双相障碍，而单一发作者，称单相障碍。

● 手诊流程

（1）2线低垂，5线弯曲且尾端有一纹线斜行走向小指，表示其人性情多疑，感情脆弱，经受不起挫折，易消沉而抑郁寡欢，对周围缺乏安全感。

（2）食指第二指节有星形纹，提示精神活动异常。3线出现羽毛状纹，表明敏感易受刺激，多神经质。5线上出现"岛"形纹，表明常发生较大情绪波动、精神受到刺激的疾病。

● 病因

病因尚未明确。除遗传、心理压力过大、精神刺激、递质功能改变、神经内分泌失调等因素影响外，工作生活节奏快，人际关系紧张等也是重要原因。

● 手疗

手疗部位	步骤	选穴	方法
手心	第一步	心穴	按法20次
	第二步	多汗点	按法20次
	第三步	大陵	摩法20次
	第四步	神门	摩法20次

● 小贴士

（1）麦苗茶。青麦苗适量，桔子皮15克，败酱草9克，红枣10颗。四味共煮，取汁，加白糖，温服。宜于躁郁症。

（2）黑木耳豆腐汤。黑木耳30克，豆腐3块，核桃7个。用水炖，连汤带渣服之。宜于躁郁症。

速效对症手诊手疗法

看手诊病

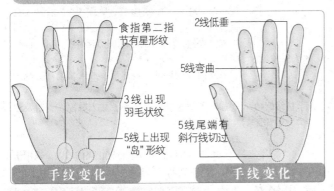

食指第二指节有星形纹

2线低垂

5线弯曲

3线出现羽毛状纹

5线上出现"岛"形纹

5线尾端有斜行线切过

手纹变化　　　　　**手线变化**

手疗治病

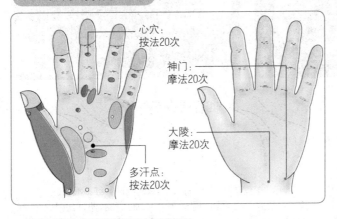

心穴：按法20次

神门：摩法20次

大陵：摩法20次

多汗点：按法20次

专家出诊

问：如何预防患者的自杀行为？

答：家属应给患者安排一个安全温暖的环境，除去周围环境中的危险物品，须特别注意的时间是清晨与深夜。还要密切观察患者言行，发现有自杀前兆时，随时陪伴患者。自杀前兆包括患者的情绪与行为突然改变，如严重忧郁患者转变成开朗或活跃；或怨恨、攻击转变成退缩或拒食；或言语中有想死的暗示。此外，情绪改善后，至少三个月内仍有再度自杀的可能性，仍须注意及预防。

第六章　神经系统及内分泌系统疾病

躁郁症手操自疗法

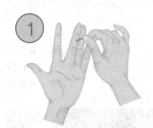

① 用木棒按向心方向均匀点状刺激手掌中指。

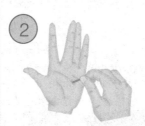

② 五指散开，用木棒由上至下沿手掌横屈纹用力刺激。

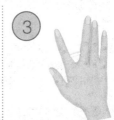

③ 把1角硬币横放于食指与中指根部之间的指缝，并用两指用力夹住。

51

躁郁症的对症药膳

● 菠萝甜汤

材料：
菠萝 250 克，白糖 60 克

做法：
①将菠萝去皮，洗净，切成块。
②锅中加水 300 毫升，放入菠萝块，大火煮沸。
③最后调入白糖即成。

功效：
菠萝具有补益心脾、生津止渴、调节情绪的功效，适合常常郁郁寡欢、心烦失眠、焦虑的患者食用，还可改善心火旺盛、口干咽燥等症。

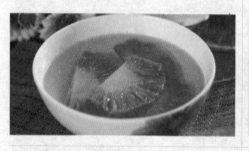

● 党参茯苓粥

材料：
白术、党参、茯苓各 15 克，甘草 5 克，红枣 3 颗，薏苡仁（或胚芽米）适量

做法：
①将红枣、薏苡仁洗净；红枣去核，备用。
②将白术、党参、茯苓、甘草用清水洗净，加入 4 碗水煮沸后，再转以小火煎成 2 碗，滤取出药汁。
③在煮好的药汁中加入薏苡仁或胚芽米、红枣，以大火烧开，再转入小火熬煮成粥，加入适当的调味料即可。

功效：
本药膳可益气、和胃、生津，治疗脾胃虚弱、气血两亏。适用于消瘦、食欲不振、病后身体虚弱等症。茯苓性味甘淡平，具有渗湿利水，健脾和胃，宁心安神的功效。

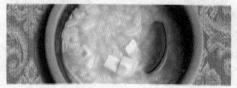

● 香附陈皮炒肉

材料：
瘦猪肉 200 克，香附 10 克，陈皮 3 克，食盐 3 克

做法：
①先将香附、陈皮洗净，陈皮切丝备用；猪肉洗净，切片备用。
②在锅内放少许油，烧热后，放入猪肉片，翻炒片刻。
③加适量清水烧至猪肉熟，放入陈皮、香附及食盐翻炒几下即可。

功效：
本品具有舒肝解郁、行气止痛的功效，适用于郁郁寡欢、食欲不振的患者食用。

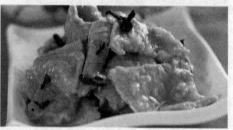

● 四仙莲藕汤

材料：
百合、红枣、茯苓、山药各 200 克，莲藕片 100 克，冰糖 2 大匙

做法：
①将所有的材料用清水洗净，红枣泡发。
②砂锅洗净置于火上，加入所有药材，以大火煮开，再转入小火，滤取药汁。加适量的水烧开，倒入药汁和莲藕片，以中火煮 30 分钟，直到藕片变软。
③待所有的材料煮软后，加入冰糖，再煮大约 15 分钟，用勺子调匀即可。

功效：
本药膳中的茯苓、莲藕具有益脾安神、益胃健脾、养血补益的功效。此外，莲藕有一定健脾止泻作用，能增进食欲，促进消化，开胃健中，有益于胃纳不佳、食欲不振者恢复健康。

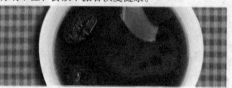

超简单手疗消百病全书

莲子茯神猪心汤

材料：

莲子 200 克，茯神 25 克，猪心 1 个，葱 2 根，食盐 2 小匙

做法：

①猪心汆烫去除血水，捞起，再放入清水中处理干净。

②莲子（去心）、茯神冲净，入锅，然后加 4 碗水熬汤，以大火煮开后，转小火约煮 20 分钟。

③猪心切片，放入熬好的汤中，煮滚后加葱段、食盐即可起锅。

功效：

猪心含有蛋白质、脂肪及多种维生素、矿物质，能维护神经系统、消化功能，对预防抑郁症，治疗神经衰弱有一定效果。加上莲子和茯神都具有宁心安神、稳定情绪的作用，故此汤是养心安神的佳品。

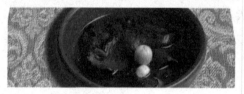

荞麦桂圆红枣粥

材料：

桂圆 50 克，红枣 30 克，荞麦 100 克，白糖 30 克

做法：

①荞麦洗净，泡发；桂圆去壳备用；红枣洗净、盛碗泡发。

②将砂锅洗净，锅中放水烧开，放入荞麦、桂圆、红枣，先用大火煮开，转小火煲 40 分钟。

③起锅前调入白糖，搅拌均匀即可食用。

功效：

本药膳具有良好的滋养补益作用。可用于心脾虚损、气血不足所致的失眠、躁郁、惊悸、眩晕等症。特别对于耗伤心脾气血的人，更为有效。另外，荞麦还有健脾益气、开胃宽肠、消食化滞的功效。

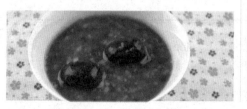

金针花黑木耳肉片

材料：

干金针花 100 克，黑木耳 1 朵，猪肉片 200 克，上海青 1 棵，食盐 2 小匙

做法：

①金针花去硬梗打结，以清水泡软，捞起，沥干。

②黑木耳洗净，泡发至软，切粗丝；上海青洗净切段。

③煮锅中加 1 碗水煮沸后，放入金针花、黑木耳、肉片，待肉片将熟，再加入上海青，加食盐调味，待水再沸腾一次即成。

功效：

黑木耳中的维生素 K，可以预防血栓的发生，防治动脉粥样硬化和冠心病。含有抗癌活性物质，经常食用能增强机体免疫力。不宜与田螺同吃，痔疮患者不能与野鸡一起食用，否则易诱发痔疮出血。

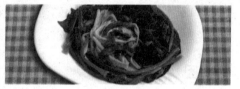

鸡丝炒百合金针菇

材料：

新鲜百合 1 粒，新鲜金针菇 200 克，鸡胸肉 200 克，食盐 1 小匙，黑胡椒末少许

做法：

①鸡胸肉洗净，去除血水，切丝备用。百合剥瓣，处理干净，去除老边和芯。

②金针菇去除蒂洗净，放入开水中烫一下，捞起备用。

③油锅加热，陆续下鸡丝、金针菇、百合、调味料、适量水一起翻炒，炒至百合呈半透明状即可。

功效：

这道菜可以增强机体抵抗力，改善精神紧张、焦虑的症状，还能够维护神经系统和脑机能的正常运作，减轻偏头痛。

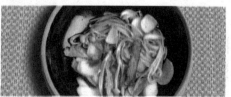

神经痛

　　周围神经病变引起并放射至该神经支配范围内的疼痛，称为神经痛。病因不明者称为原发性神经痛，有明确病因者称继发性神经痛。

● 症状

　　（1）三叉神经痛也被称作颜面神经痛，由颜面到前头部再到额头都感到剧烈的疼痛。

　　（2）坐骨神经痛是代表性的神经痛，大多是椎间盘突出所引起，当用力举起重物时，半蹲的时候，太急地站起，会造成从腰部到大腿后侧的疼痛。

● 手诊流程

　　（1）大拇指指节纹呈红色，提示慢性神经痛突然发作。

　　（2）3线尾端有多条分支线，坎位纹理紊乱，提示坐骨神经痛。

● 病因

　　（1）三叉神经痛。根据显微外科和电镜观察，可能与小血管畸形、岩骨部位的骨质畸形等因素有关。

　　（2）坐骨神经痛。可由椎管内肿瘤、椎体转移病、腰椎结核、腰椎管狭窄、骶髂关节炎、盆腔内肿瘤、妊娠子宫压迫、髋关节炎、臀部外伤、糖尿病等所致。

● 手疗

手疗部位	步骤	选穴	方法
手背	第一步	前头点	按法20次
	第二步	头顶点	按法20次
	第三步	偏头点	按法20次
手侧	第四步	头穴	擦法20次

● 小贴士

　　（1）生活、饮食要有规律，保证足够的睡眠和休息，避免过度劳累。

　　（2）动作要轻慢以防止一切诱发疼痛的因素，如洗脸、涮牙等，尽量避免刺激扳击点。寒冷天注意保暖，避免冷风直接刺激面部。

速效对症手诊手疗法

看手诊病

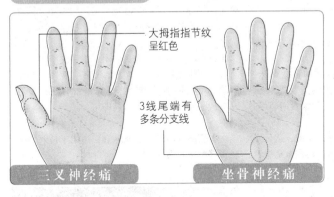

大拇指指节纹呈红色

3线尾端有多条分支线

三叉神经痛　　　坐骨神经痛

手疗治病

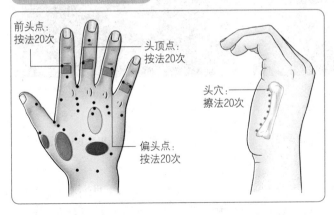

前头点：按法20次

头顶点：按法20次

头穴：擦法20次

偏头点：按法20次

问：有个同事牙痛，把牙拔掉后，疼痛也没有减轻，后来到神经科检查才知道是三叉神经痛。真冤哪！

答：其实有简单的办法可以区别的。服用普通的止痛药后牙疼不见好转，就可能是神经疼痛；在检查过程中，没有发现龋齿、牙周炎等相关炎症，牙齿却依然疼痛，则可能是三叉神经痛；牙齿炎症、慢性疼痛一般是持续性的，三叉神经痛则是闪电般的剧烈疼痛，持续几秒，令人难以忍受。

神经痛手操自疗法

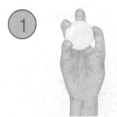

① 用五指顶部托住一圆球，使用指力让球悬空旋转而不贴住手掌心。

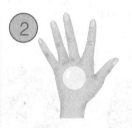

② 把圆球放在手背上，使球在手背上前后左右倾斜和滚动。

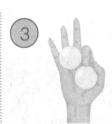

③ 把两个圆球相互靠紧放在手心，用指力旋转两球。

52

神经痛的对症药膳

● 花椒猪脚冻

材料：

花椒 1 大匙，猪脚 500 克，食盐 1 小匙

做法：

①猪脚剔去骨头，洗净，切小块，放入锅中，加入花椒。

②加水至盖过材料，以大火煮开，加食盐调味，转小火慢煮约 1 个小时，至汤汁浓稠。

③倒入方形容器内，待冷却即成冻，切块食用即可。

功效：

本品具有温中健胃、祛寒保暖的功效，适合坐骨神经痛、冻疮、畏寒怕冷、四肢冰凉的寒证患者食用。

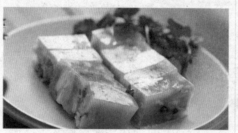

● 三七煮鸡蛋

材料：

三七 10 克，鸡蛋 2 个，食盐少许，葱花少许

做法：

①将三七用清水洗净，备用。

②锅洗净，置于火上，将三七放入锅中，加入适量清水，煮片刻。

③最后打入鸡蛋，煮至熟，再调入食盐，撒上葱花即可。

功效：

本品具有活血化淤、止血止痛的功效，可治疗淤血阻滞型的坐骨神经痛。

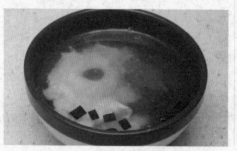

● 附子蒸羊肉

材料：

鲜羊肉 1000 克，附子 30 克，葱段、姜片、料酒、肉清汤、食盐、熟猪油、味精、胡椒粉各适量

做法：

① 将羊肉洗净切片，余去血水；附子洗净。

②取一个大碗依次放入羊肉、附子、葱段、姜片、料酒、肉清汤、食盐、熟猪油、味精、胡椒粉，拌匀。

③再放入沸水锅中隔水蒸熟即可。

功效：

本品温肾强腰、祛寒除湿，适用于畏寒怕冷、腰背部冷痛的患者食用。

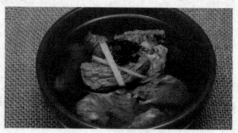

● 龟板杜仲猪尾汤

材料：

龟板 25 克，炒杜仲 30 克，猪尾 600 克，食盐 2 小匙

做法：

①猪尾剁段洗净，余烫捞起，再冲净一次。

②龟板、炒杜仲冲净。

③将上述材料盛入炖锅，加 6 碗水以大火煮开，转小火炖 40 分钟，加食盐调味。

功效：

本品具有益肾健骨，壮腰强筋的功效，适合坐骨神经痛、腰膝酸痛的患者食用。

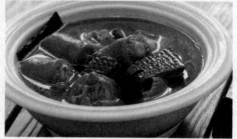

● 菊花山楂赤芍饮

材料：

红茶包 1 袋，菊花 10 克，山楂 15 克，赤芍 10 克，白糖少许，清水适量

做法：

①菊花、山楂、赤芍用水洗净。

②烧锅洗净，倒入适量清水，烧开后，加入菊花、山楂、赤芍煮 10 分钟。

③加入红茶包，待红茶入味后，用滤网将茶汁里的药渣滤出，起锅前加入砂糖搅拌均匀即可。

功效：

本品可疏通血管、清肝明目、活血化淤，常食可预防高血压、脑血管硬化、冠心病、坐骨神经痛等病的发生。

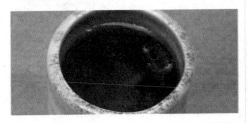

● 独活羊肉汤

材料：

山药 200 克，独活 10 克，桂枝 10 克，羊肉 125 克，胡萝卜 75 克，清汤适量，食盐 5 克，葱花少许

做法：

①将独活、桂枝洗净，放入纱布袋中，扎紧。

②将山药去皮洗净切块；羊肉洗净切块余水；胡萝卜去皮洗净切块备用。

③煲锅上火倒入清汤，下入以上材料，调入食盐，煲至熟后将纱布袋取出，撒上葱花即可。

功效：

本品温经散寒，胜湿止痛，对因风寒湿邪引起的坐骨神经痛有很好的疗效。

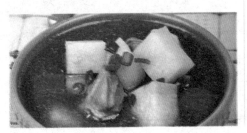

● 强筋党参牛尾汤

材料：

牛尾 1 条，牛肉 250 克，牛筋、黄芪各 100 克，红枣 50 克，党参 40 克，当归、枸杞子各 30 克，食盐适量

做法：

①将牛筋、牛肉洗净，切块；牛尾洗净，斩成段；红枣、黄芪、党参、当归、枸杞子洗净备用。

②将所有材料放入锅中，加适量水至盖过所有的材料。

③用大火煮沸后，转小火煮 2 个小时至熟透后即可。

功效：

本品补肾养血、益气固精，适于肾气虚弱、腰膝酸软疼痛的患者食用。

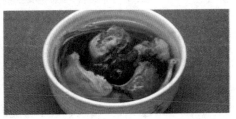

● 鸡血藤鸡肉粥

材料：

鸡肉 200 克，鸡血藤、生姜、川芎各 20 克，食盐 6 克

做法：

①鸡肉洗净，切片、余水；生姜洗净切片；鸡血藤、川芎洗净，放入锅中，加水煎煮，留取药汁备用。

②将余水后的鸡肉、生姜放入锅中，大火煮开，转小火炖煮 1 个小时，再倒入药汁，煮沸。

③加入食盐调味即可食用。

功效：

本品祛淤能力倍增，对气滞血淤所致的腹痛、痛经、坐骨神经痛均有很好的疗效。

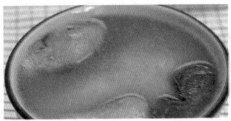

脑神经损伤

脑神经损伤包括脑外伤、脑血管硬化（脑出血、脑血栓）后遗症、脑炎与脑膜炎后遗症、脱髓鞘疾病等脑血管病后遗症。

● 症状

（1）嗅神经损伤。脑脊液漏、一侧或双侧嗅觉部分或完全丧失。

（2）视神经损伤。患者伤后即出现视力下降甚至失明，直接光反射消失，间接光反射正常。

（3）面、听神经损伤。不同时间出现面部瘫痪、同侧舌前2/3味觉丧失、角膜炎、耳鸣、眩晕、神经性耳聋等表现。

● 手诊流程

（1）乾位近掌根凹陷且出现斑点者，容易发生脑部出血性疾病。

（2）3线断截、消失不见，2线较直、平行走向，则是脑卒中、脑出血征兆。

（3）1线有"岛"形纹，提示可能因脑血管瘤或脑血管畸形而发生意外。

● 病因

平时多为闭合伤，如牵拉伤、挫伤、挤压伤和骨折脱位合并伤等。但开放伤如刀、玻璃等锐器伤和机器伤也不少见。

● 手疗

手疗部位	步骤	选穴	方法
手侧	第一步	头穴	揉法20次
手背	第二步	二间	揉法20次
	第三步	少冲	揉法20次
手心	第四步	太渊	揉法20次

● 小贴士

食用咖喱可预防脑神经损伤，提高记忆力。日本武藏野大学和美国苏柯（音译）研究所共同研究证明，做咖喱时用的香料——姜黄生产的化合物具有提高记忆力的效果，并通过动物实验得到了证实。

速效对症手诊手疗法

看手诊病

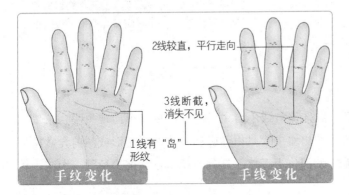

2线较直，平行走向

3线断截，消失不见

1线有"岛"形纹

手纹变化　　　　　手线变化

手疗治病

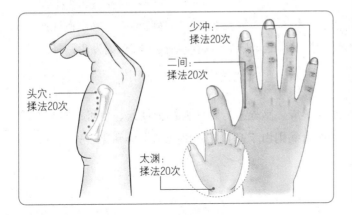

少冲：揉法20次

二间：揉法20次

头穴：揉法20次

太渊：揉法20次

脑神经损伤手操自疗法

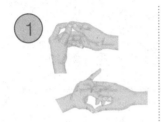

① 将双手拇指指端相互挤压，双手四指弯曲相互插入对方的指缝。

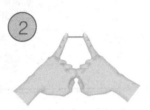

② 把木棒夹在两小指尖端之间，用指力挤压。

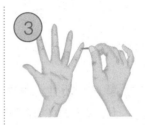

③ 用木棒呈向心方向从小指尖端部沿掌骨线向下均匀点刺。

专家出诊

问：挑选神经再生药物时应注意哪些方面？

答：神经再生药物必须具备如下条件有。①成分独特，必须含有可激活神经干细胞、修复受损神经组织并使之再生的独有活性成分；②配方科学，神经再生必须在多种脑源性神经营养因子的作用下才能完成，只能从动物大脑中提取天然的脑蛋白类物质并辅以维生素等活性物质；③权威验证，必须经过国内外多家医疗机构临床验证。

第六章　神经系统及内分泌系统疾病

53

急性脑血管病

急性脑血管病是指一组起病急骤的脑部血管循环障碍的疾病，临床上又称脑血管意外、卒中或中风。据最近流行病学调查表明，急性脑血管病、心脏病、肿瘤是导致人类死亡的三大主要原因。

● 症状

头晕头痛、视力模糊、肢体偏瘫或不自主抖动，严重者可出现失明、眩晕、呕吐、四肢瘫痪。蛛网膜下腔出血主要是由动脉瘤、脑血管畸形或颅内异常血管网症等出血引起。脑出血好发部位为壳核、丘脑、尾状核头部、桥脑、小脑、皮质下白质及脑叶、脑室。

● 手诊流程

（1）2线和3线清晰，3线突然断截，消失不见，则是脑卒中、脑出血征兆。

（2）1线有"岛"形纹，提示可能因脑血管瘤或脑血管畸形而发生意外。

● 病因

它可以是脑血管突然血栓形成，脑栓塞导致缺血性脑梗死，也可以是脑血管破裂产生脑出血。出血性脑血管病则由于高血压、脑动脉粥样硬化、先天性脑动脉瘤、脑血管畸形所致。

● 手疗

手疗部位	步骤	选穴	方法
手心	第一步	肝胆穴区	擦法20次
手背	第二步	关冲	揉法20次
手心	第三步	中冲	揉法20次
手背	第四步	阳池	揉法20次

● 小贴士

（1）宜多进食含蛋白质高的鱼类、家禽、瘦肉等。

（2）应尽量少吃含饱和脂肪酸高的肥肉、动物油脂以及动物的内脏等。

（3）限制食盐的摄入，如使用脱水剂，或是利尿剂，可适当增加摄入量。

（4）为保证获得足够的维生素，每天应多吃新鲜蔬菜。

速效对症手诊手疗法

看手诊病

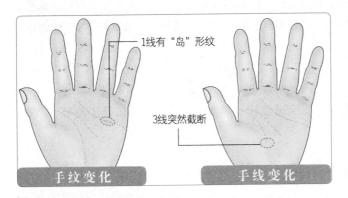

1线有"岛"形纹

3线突然截断

手纹变化　　　　　　手线变化

手疗治病

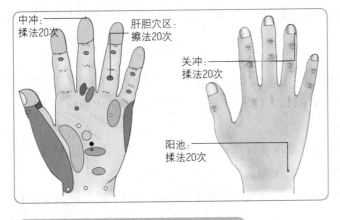

中冲：
揉法20次

肝胆穴区：
擦法20次

关冲：
揉法20次

阳池：
揉法20次

急性脑血管病手操自疗法

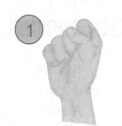
① 伸手掌，快速地紧缩除拇指之外四指，拇指紧紧搭在其余四指上。

② 掌面朝外，把1角硬币放在食指与中指指缝中，用力夹住，使硬币稍微上下移动而不掉落。

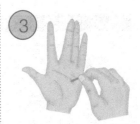
③ 五指散开，用木棒由上至下沿手掌横屈纹用力刺激。

专家出诊

问：我的叔叔得了急性脑血管病，已经出院了，需要继续卧床休息吗？

答：不可整日卧床，卧床太久会使血流减慢而产生缺血性中风，也不利于中风后机体功能的逐渐恢复。可以做些力所能及的文体活动，当天气变冷时应多加衣服保暖，防止血管收缩，血压升高，导致病情恶化。

第六章　神经系统及内分泌系统疾病

54

糖尿病

糖尿病是一种常见的内分泌代谢病，其基本病理、生理改变为绝对或相对性胰岛素分泌不足所引起的代谢紊乱，其特征为高血糖、尿糖、葡萄糖耐量降低及胰岛素释放试验异常。

● 症状

临床以高血糖为主要标志，常见症状有多饮、多尿、多食以及消瘦等。

● 手诊流程

（1）肺二区颜色鲜红，按之不易退去，为多饮、烦渴为主的上消化道症状。胃一区温热、潮红，则是多食善饥的中消化道症状。肾区苍白不泽，为尿频、尿多的下消化道症状。

（2）皮肤区干燥，3线上有障碍线介入或出现"岛"形纹，乾位色暗伴有方形纹。

● 病因

（1）自身免疫系统缺陷。在糖尿病患者的血液中可查出多种自身免疫抗体，这些异常的自身抗体可以损伤人体胰岛中分泌胰岛素的胰岛B细胞，使之不能正常分泌胰岛素。

（2）遗传因素。目前研究提示遗传缺陷是糖尿病的发病基础，这种遗传缺陷表现在人第六对染色体的人类白细胞抗原（HLA）异常上。

（3）病毒感染可能是诱因。因为糖尿病患者发病之前的一段时间内常常得过病毒感染。

● 手疗

手疗部位	步骤	选穴	方法
手心	第一步	大陵	揉法20次
手背	第二步	腕骨	揉法20次
手心	第三步	胃肠点	摩法20次
	第四步	肾穴	揉法20次

● 小贴士

（1）控制饮食。积极控制饮食，按量吃，有意识地多吃粗粮，保持标准体重。

（2）多运动。每天坚持运动，做到有氧代谢。每天坚持按摩。

速效对症手诊手疗法

看手诊病

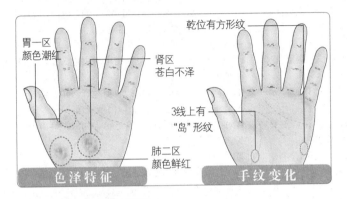

乾位有方形纹

胃一区
颜色潮红

肾区
苍白不泽

3线上有
"岛"形纹

肺二区
颜色鲜红

色泽特征　　　　　手纹变化

手疗治病

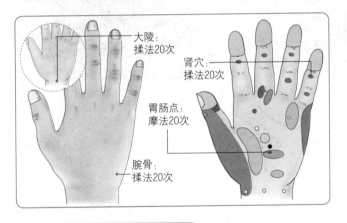

大陵：
揉法20次

肾穴：
揉法20次

胃肠点：
摩法20次

腕骨：
揉法20次

糖尿病手操自疗法

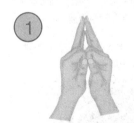

① 两掌相合，食指中指弯曲，无名指、小指相挤压，并左右摇摆。

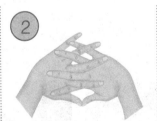

② 两手掌向内交叉，两手之间用力相互挤压外推。

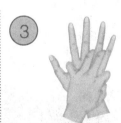

③ 右手掌心向下，用左手指叉入右手五指缝中，可以随意按压。

专家出诊

问：糖尿病患者出门运动时需要做哪些准备?

答：糖尿病患者在出门运动时，除了带水、毛巾等一般用品外，还有一些需要特别注意的。首先是带些糖块，一旦出现头晕等症状，赶紧吃一块水果糖或奶糖。其次，患者最好根据自己的病情，准备一张健康卡片。卡片上应包括个人姓名和病情、家庭住址、亲属的联系方式、平时就诊的医院及医生。这样万一发生昏迷，周围的人可根据卡片来帮忙。

55

糖尿病的对症药膳

● 蛤蜊白菜汤

材料：

蛤蜊 300 克，白菜 250 克，香菜 10 克，食盐 5 克，植物油 5 克，生姜片适量

做法：

①将蛤蜊剖开洗净；白菜洗净，切段；香菜洗净，切段。

②锅上火，加入植物油烧热，下入蛤蜊煎 2 分钟至腥味去除。

③锅中加入高汤烧沸，下入蛤蜊、白菜、生姜煲20 分钟，调入食盐，撒上适量的香菜即可。

功效：

本品滋阴润燥、清热化痰，适合各个证型的高血脂患者食用。

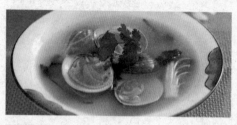

● 手撕兔肉

材料：

兔肉 300 克，红椒适量，植物油 6 克，葱段、姜片、八角、食盐、醋、熟芝麻各适量

做法：

①兔肉洗净，入水氽烫后捞出洗去血沫；红椒洗净切圈。

②兔肉入高压锅，加食盐、姜片、八角、醋、适量清水，上火压至软烂，取肉撕成丝。

③起油锅，爆香葱段、熟芝麻、红椒，盛出浇在兔肉上即可。

功效：

此菜具有滋阴凉血、益气补虚的作用，适合各个证型的糖尿病患者食用。

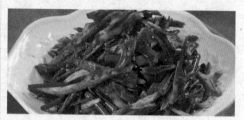

● 蒜蓉蒸扇贝

材料：

扇贝 200 克，蒜蓉 50 克，粉丝 30 克，食用油、葱丝、红椒丁、食盐、味精各适量

做法：

①扇贝洗净剖开，留一半壳；粉丝泡发，剪小段。

②将贝肉洗净，剖两三刀，放置在贝壳上，撒上粉丝，上笼屉，蒸 2 分钟。

③烧热油锅，下蒜蓉、葱丝、红椒丁煸香，放入食盐、味精，熟后淋到扇贝上。

功效：

此菜滋阴补肾、健脾和胃的功效，适合肝肾阴虚型高血脂患者食用。

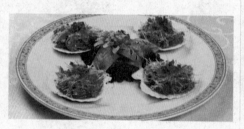

● 如意蕨菜蘑

材料：

蕨菜嫩秆、蘑菇、鸡脯肉丝、胡萝卜、白萝卜各适量，食盐、淀粉、食用油、葱丝、姜丝、料酒、蒜片、鲜汤各适量

做法：

①蕨菜洗净切段；蘑菇洗净切片，鸡脯肉丝用温热油滑熟。

②锅内放入食用油烧热，用葱丝、姜丝、蒜片炝锅，放蕨菜段煸炒，入鸡脯肉丝、蘑菇、鲜汤及调料，汤沸后用淀粉勾芡，煨至入味即可装盘。

功效：

本品清热解毒、健脾益胃，适合胃火炽盛、肺热伤津型糖尿病患者食用。

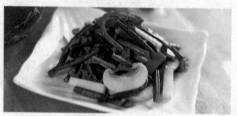

● 银耳西红柿汤

材料：

银耳 20 克，西红柿 150 克

做法：

①将银耳用温水泡发，去杂质洗净，撕碎。西红柿洗净，切块。

②在锅内加适量水，放入银耳、西红柿块，大火煮沸即成。

功效：

本品具有清热生津、益气补虚、止消渴的功效，适合各个证型的糖尿病患者食用。

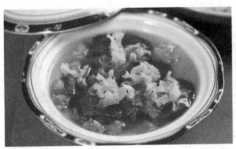

● 黑米饭

材料：

黑米 60 克，鸡蛋 1 个，包菜 50 克，葱花适量

做法：

①黑米淘净，浸泡好后放入电饭锅，加适量清水；包菜洗净切丝，备用。

②将包菜放入米里和匀，打开开关煮饭。

③鸡蛋打匀，煎成蛋皮，切丝，待电饭锅开关跳起，继续焖 10 分钟，将饭菜和匀盛起，撒上蛋丝、葱花即成。

功效：

本品可以与牛奶一同饮用，具有益气、生津、养血的功效，气血亏虚、津液不足、脾胃虚弱的糖尿病患者可经常食用。

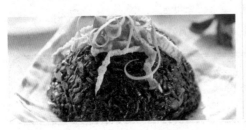

● 草菇扒芥菜

材料：

芥菜 200 克，草菇 300 克，大蒜 10 克，老抽、食盐、鸡精各适量

做法：

①将芥菜洗净，入沸水中余熟装盘；草菇洗净沥干。

②大蒜去皮切片。油锅烧热，大蒜爆香，倒入草菇滑炒片刻，再倒入老抽、少量水烹调片刻。

③加食盐、鸡精调味，将草菇倒在芥菜上即可。

功效：

本菜清热解毒、养阴生津、降压降脂，适合肺热伤津以及胃热炽盛的糖尿病患者食用。

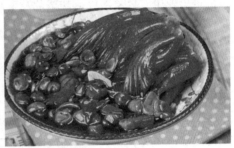

● 红豆黑米粥

材料：

黑米 50 克，红豆 30 克，猪腰 10 克，花生米 10 克，白萝卜 20 克，食盐、葱花各适量

做法：

①花生米洗净；黑米、红豆洗净后泡 1 个小时；白萝卜洗净切块；猪腰洗干净，切成腰花。

②将泡好的黑米、红豆、猪腰同入锅，加水煮沸，下入花生米、白萝卜，中火熬煮半个小时。

③等黑米、红豆煮至开花，调入食盐调味，撒上葱花即可。

功效：

本粥品具有补肾健脑、益肝明目、滋阴养血、促进新陈代谢的作用，比较适合糖尿病性血管并发症患者，还能减少高血压的发病率。

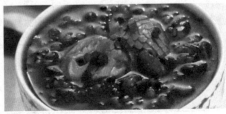

甲亢

甲状腺功能亢进症简称甲亢，是由多种原因引起的甲状腺激素分泌过多所致的一组内分泌病症。临床上以弥漫性甲状腺肿伴甲状腺功能的亢进和结节性甲状腺肿伴甲状腺功能亢进占绝大多数。

● 症状

表现为多食、消瘦、畏热、多汗、心悸、激动等高代谢症候群，神经和血管兴奋增强，以及不同程度的甲状腺肿大和眼突、手颤、颈部血管杂音等特征，严重的可出现甲亢危象、昏迷甚至危及生命。

● 手诊流程

（1）脑三区可见褐色斑块，眼区有青黑色凸起，拇指根部散布红色晕斑，则提示心火旺，有心悸、心动过速等症。

（2）小鱼际和5线上出现许多细小横纹且2线较淡，表明患者精神紧张，情绪易激动，多疑。

● 病因

甲亢病的诱发与自身免疫、遗传和环境等因素有密切关系。

（1）自身免疫因素和遗传因素。前者的发生、发展过程迄今尚不清楚。后者的背景和遗传的方式也未被阐明。

（2）环境因素。例如创伤、精神刺激、感染等都可能诱发甲亢。

● 手疗

手疗部位	步骤	选穴	方法
手心	第一步	劳宫穴	按法20次
	第二步	心悸点	按法20次
	第三步	多汗点	按法20次
手侧	第四步	肾穴	按法20次

● 小贴士

在甲亢调养过程中，患者的饮食尤其重要。患者在服药期间的饮食应注意：

（1）禁忌辛辣食物，如辣椒、葱、蒜等。

（2）禁忌海味，如海带、海虾、带鱼等。

速效对症手诊手疗法

看手诊病

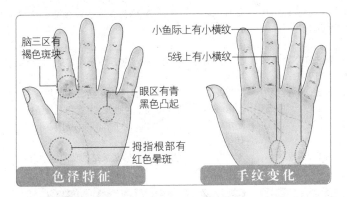

脑三区有褐色斑块

小鱼际上有小横纹

5线上有小横纹

眼区有青黑色凸起

拇指根部有红色晕斑

色泽特征

手纹变化

手疗治病

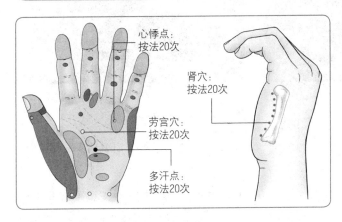

心悸点：按法20次

肾穴：按法20次

劳宫穴：按法20次

多汗点：按法20次

专家出诊

问：我老婆今年35岁，5年前发现患有甲亢，由于担心影响孩子，一直不敢怀孕，可是又担心年龄太大时怀孕会有很多不利，所以很为难。

答：甲亢对怀孕的确有影响，包括自发性流产、早产概率、新生儿异常机会都会增加，严重者可能出现先兆子病和充血性心衰，但是只要怀孕前和孕期合理控制，还是可以顺利生出健康宝宝的，并且多数甲亢患者在怀孕晚期症状都会减轻，很多患者可以停用抗甲状腺药物。所以你们是可以考虑怀孕的。

甲亢手操自疗法

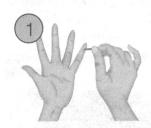

① 用木棒呈向心方向从小指尖端部沿掌骨线向下均匀点刺。

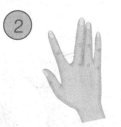

② 把1角硬币横放于食指与中指根部之间的指缝，并用两指用力夹住。

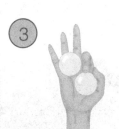

③ 把两个圆球相互靠紧放在手心，用指力旋转两球。

56

甲亢的对症药膳

● 香菇枣仁甲鱼汤

材料：
甲鱼 500 克，香菇、腊肉、豆腐皮、上海青各适量，
酸枣仁 10 克，食盐、鸡精、生姜各适量

做法：
①甲鱼处理干净，焯去血水；生姜洗净切片；酸
枣仁、豆腐皮洗净；香菇对半切；腊肉切片。
②将甲鱼放入瓦煲中，加姜片、酸枣仁，煲至甲
鱼熟烂，加食盐、鸡精，将香菇、腊肉、豆皮、
上海青摆盘。

功效：
　　本品软坚散结、养心安神，可调节中枢神经，
改善甲亢患者症状。

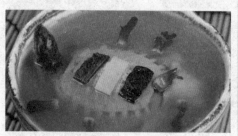

● 生地煲龙骨

材料：
龙骨 500 克，生地黄 20 克，生姜、食盐、味精
各适量

做法：
①龙骨洗净，斩成小段；生地黄洗净；生姜去皮，
切成片。
②将龙骨放入炒锅中炒至断生，捞出备用。
③取一炖盅，放入龙骨、生地黄、生姜和适量清水，
隔水炖 60 分钟，加食盐、味精调味即可。

功效：
　　本品具有滋阴凉血、软坚散结的功效，适合甲
亢患者食用。

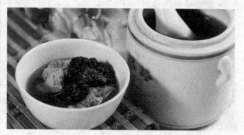

● 玫瑰夏枯草茶

材料：
玫瑰、夏枯草、蜂蜜各适量

做法：
①玫瑰、夏枯草洗净，放进杯碗中。
②往杯碗中注入开水冲泡。
③加入蜂蜜调味即可。

功效：
　　本品具有行气解郁、清肝明目作用，可调节内
分泌，缓和甲亢引起的情绪躁动、眼突眼干等。

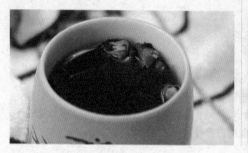

● 生地玄参汤

材料：
生地 20 克，玄参、酸枣仁、夏枯草各 10 克，红
枣 6 颗

做法：
①先将生地、玄参、酸枣仁、夏枯草、红枣洗净。
②将全部原材料放入锅中。
③加入适量清水，煮半个小时即可。

功效：
　　本品具有清热解毒、滋阴凉血、养心安神的功
效，适合肝火旺盛以及阴虚火旺型甲亢患者食用，
还可缓解甲亢患者精神亢奋的症状。

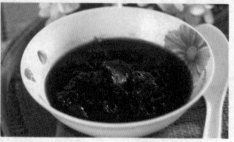

● 夏菇草脊骨汤

材料：

脊骨 200 克，夏枯草、红枣各适量，食盐 3 克，
鸡精 4 克

做法：

①夏枯草洗净略修；红枣洗净，切片。

②脊骨洗净，斩块，用刀背稍打裂，飞水。

③将脊骨、红枣放入炖盅内，注入适量清水，以大火煲沸，下入夏枯草，改为小火煲煮 2 个小时，加食盐、鸡精调味即可。

功效：

本品具有软坚散结、养血补虚的功效，对甲亢有一定辅助治疗作用。

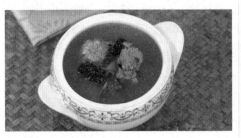

● 苹果炖甲鱼

材料：

苹果 2 个，甲鱼 1 只，猪肉 100 克，龙骨 100 克，
生姜、食盐、胡椒粒、香油各适量

做法：

①苹果洗净切瓣，猪肉洗净切块，龙骨剁块，姜切片。

②锅上火，加水适量，放入姜片大火煮开，放入甲鱼焯烫后捞出，去内脏。

③砂锅上火，放入甲鱼、猪肉、龙骨，加入胡椒粒，大火炖开，转用小火炖约 2 个小时，调入食盐，淋入少许香油即可。

功效：

本品益气养血、养阴润燥，适用于阴虚火旺以及气阴两虚型甲亢病。

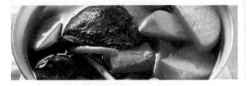

● 鳖甲灵杞酒

材料：

鳖甲 20 克，灵芝 50 克，枸杞子 50 克，冰糖 100 克，
白酒 500 毫升

做法：

①灵芝洗净，切薄片；鳖甲、枸杞子洗净。

②将药材置于酒罐中，加入冰糖、白酒，密封罐口，浸泡 15 天即成。

功效：

本品具有益气养阴、软坚散结的功效，适合气郁痰凝、阴虚火旺以及气阴两虚型甲亢患者食用。

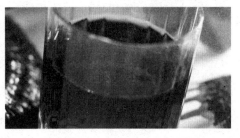

● 牡蛎豆腐羹

材料：

牡蛎肉 150 克，豆腐 100 克，鸡蛋 1 个，韭菜 50 克，
食盐少许，葱段 2 克，香油 2 毫升，高汤适量

做法：

①将牡蛎肉洗净；豆腐洗净切丝；韭菜洗净切末；鸡蛋打入碗中备用。

②油热后，把葱炝香，放入高汤、牡蛎肉、豆腐丝，调入食盐煲至入味。

③最后再下入韭菜末、鸡蛋，淋入香油即可。

功效：

牡蛎能敛阴、潜阳、止汗、涩精、化痰、软坚；豆腐能益气宽中、生津润燥、清热解毒、和脾胃、抗癌，还可以降低血铅浓度、保护肝脏、促进机体代谢。本品可滋阴潜阳、软坚散结，适合甲亢患者食用。

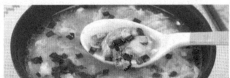

56

(57) 更年期综合征

更年期综合征是指一部分妇女在自然绝经后，由于卵巢功能衰退，所引起的生理变化和自主神经功能紊乱为主的症候群。

● 症状

表现为额面、颈部及胸背部的皮肤潮红，心率加快，情绪不稳定，易激动，紧张或抑郁，烦躁不安，失眠多梦，头痛，腰腿痛，眩晕耳鸣，血压波动。

● 手诊流程

（1）1线、2线和3线这三大主线都有6线穿过，6线浅淡细长，提示患者情绪不稳定，烦躁不安，失眠多梦。

（2）3线末端有一个大"岛"形纹，提示头痛、腰腿痛信号。

● 病因

更年期妇女，由于卵巢功能减退，垂体功能亢进，分泌过多的性腺激素，引起自主神经功能紊乱，从而出现一系列程度不同的症状。

● 手疗

手疗部位	步骤	选穴	方法
手心	第一步	肾穴	按法20次
	第二步	命门	按法20次
	第三步	生殖区	摩法20次
手侧	第四步	生殖穴	按法20次

● 小贴士

多数妇女由于机体不能很快适应，症状比较明显，但一般并不需特殊治疗，只要在平时的生活过程中注意饮食的调养，就会自然过渡。

（1）莲子百合粥：莲子、百合、粳米各30克同煮粥，每日早晚各服1次。适用于绝经前后伴有心悸不寐、怔忡健忘、肢体乏力、皮肤粗糙等症者。

（2）甘麦饮：小麦30克，红枣10枚，甘草10克，水煎。每日早晚各服1次。适用于绝经前后伴有潮热出汗、烦躁心悸、忧郁易怒、面色无华等症者。

（3）杞枣汤：枸杞子、桑椹子、红枣各等份，水煎服，早晚各1次；或用30克山药，100克瘦肉炖汤喝，每日1次。适用于更年期有头晕目眩、饮食不香、困倦乏力及面色苍白等症者。

速效对症手诊手疗法

看手诊病

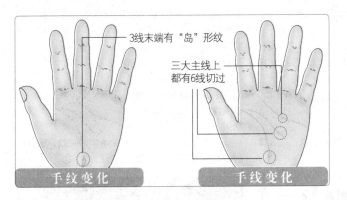

- 3线末端有"岛"形纹
- 三大主线上都有6线切过

手纹变化　　　　手线变化

手疗治病

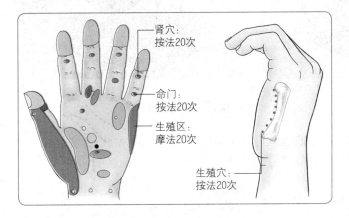

- 肾穴：按法20次
- 命门：按法20次
- 生殖区：摩法20次
- 生殖穴：按法20次

专家出诊

问：我今年59岁，近期不知怎么的脾气很暴躁，老婆非要说我得了更年期综合征，让我去医院检查。男的也会得这个病吗？去医院怎么检查啊？

答：男性也会患更年期综合征，只是症状不如女性明显，一般表现为记忆力减退、注意力不集中、睡眠减少、抑郁、焦虑、易怒、多疑、神经质等。到医院后先做全身检查，排除其他疾病因素，再做激素测定、血液化学和医学影像学检查等，来判定是否得了更年期综合征。

第六章　神经系统及内分泌系统疾病

更年期综合征手操自疗法

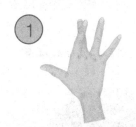

① 食指外搭在中指背上，由上向下极力按压。

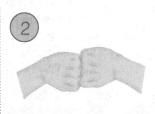

② 两手握拳，拳心朝下，使掌骨突起处与对拳凹陷处贴紧压迫。

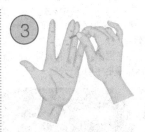

③ 用木棒按向心方向均匀点状刺激手掌中指。

57

更年期综合征的对症药膳

● 红枣木瓜墨鱼汤

材料：

木瓜200克，墨鱼125克，红枣3颗，精食盐5克，姜丝2克

做法：

①将木瓜洗净，去皮、子切块；墨鱼杀洗净，切块余水；红枣洗净备用。

②净锅上火倒入水，调入精食盐、姜丝，下入木瓜、墨鱼、红枣煲至熟即可。

功效：

本品具有滋阴补肾、育阴潜阳的功效，适合肾阴虚型的更年期综合征患者食用。

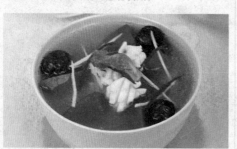

● 阿胶枸杞子炖甲鱼

材料：

甲鱼500克，山药、阿胶、枸杞子各适量，生姜1片，料酒5毫升，清鸡汤700毫升，食盐适量，味精3克

做法：

①甲鱼宰杀洗净，切成中块；山药、枸杞子用温水浸透洗净。

②将甲鱼肉、清鸡汤、山药、枸杞子、生姜、料酒置于炖盅，盖上盅盖，隔水炖之。

③待锅内水开后用中火炖2个小时，放入阿胶后再用小火炖30分钟，再调入食盐、味精即可。

功效：

本品滋阴壮阳、补血养气的功效，适用于肾阴阳两虚型更年期综合征。

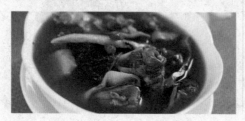

● 桑葚青梅杨桃汁

材料：

桑葚80克，青梅40克，杨桃5克，凉开水、冰块各适量

做法：

①将桑葚洗净；青梅洗净，去皮。

②杨桃洗净后切块。

③将桑葚、青梅、杨梅、凉开水放入果汁机中搅打成汁，加入冰块即可。

功效：

此汤具有滋阴补肾、育阴潜阳的功效，适合肾阴虚型的更年期综合征患者食用。

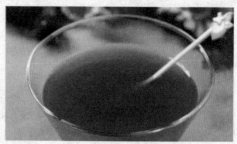

● 参麦五味乌鸡汤

材料：

乌鸡腿2只，麦冬、山药各25克，人参片6克，五味子10克，食盐1匙

做法：

①将乌鸡腿洗净剁块，余去血水；参片、山药、麦冬、五味子均洗净。

②将乌鸡腿及以上药材一起放入煮锅中，加适量水(7碗水左右)直至盖过所有的材料。

③以大火煮沸，然后转小火续煮1个小时左右，快熟前加食盐调味即成。

功效：

此汤滋阴补肾、安神定志，适合肾阴虚型的更年期综合征患者食用。

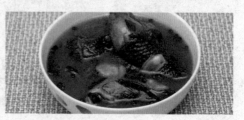

● 海蜇金针花

材料：

海蜇 200 克，金针花 100 克，食盐、味精、醋、香油、红甜椒各适量

做法：

①金针花洗净；海蜇洗净；红椒洗净，切丝。

②锅内注水烧沸，放入海蜇、金针花焯熟后，捞出沥干装入碗中，再放入红椒丝。

③向碗中加入食盐、味精、醋、香油拌匀后，再倒入盘中即可。

功效：

本品具有清热解毒、滋阴补肾的功效，适合肾阴虚型的更年期综合征患者食用。

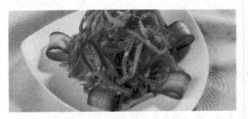

● 小鲍鱼参杞汤

材料：

小鲍鱼 2 个，瘦肉 150 克，参片 12 片，枸杞子 30 克，食盐适量

做法：

①将鲍鱼杀好，洗净；瘦肉洗净，切块；参片、枸杞子均洗净。

②将以上材料放入炖盅内，加适量开水，盖上盅盖，隔水用中火蒸 1 个小时。

③熟后，调入食盐即可。

功效：

本品具有滋阴补肾、育阴潜阳的功效，适合肾阴虚型的更年期综合征患者食用。

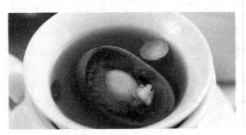

● 核桃韭菜粥

材料：

鲜嫩韭菜 50 克，核桃仁 30 克，糯米 100 克，食盐 2 克，味精 1 克

做法：

①韭菜摘去黄叶，洗净，切段；核桃仁洗净；糯米洗净，泡发半个小时。

②锅置火上，注水后，放入糯米、核桃仁，用大火煮至米粒绽开。

③放入韭菜，用小火煮至粥成，加入食盐、味精调味即可。

功效：

此粥补肾壮阳、活血补气，适合肾阳虚型的更年期综合征患者食用。

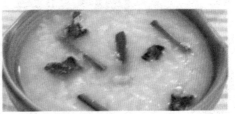

● 熟地羊肉当归汤

材料：

羊肉 175 克，洋葱 50 克，熟地 2 克，当归 8 克，精食盐 5 克，香菜 3 克

做法：

①将羊肉洗净、切片，洋葱切块备用。

②汤锅上火倒入水，下入羊肉、洋葱，调入精食盐、熟地、当归至熟，撒入香菜即可。

功效：

本品具有滋阴壮阳、阴阳双补的功效，适合肾阴阳两虚型的更年期综合征患者食用。

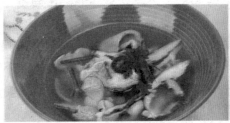

57

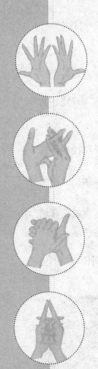

本章看点

● 青春痘
肺二区颜色鲜红，3线尾端纹理紊乱

● 荨麻疹
两条9线重叠在一起，或一条9线很粗壮

● 湿疹
9线出现点断性连续，提示具有过敏性体质

● 银屑病
1线下移，2线上移，两线形成狭窄的明堂

● 过敏性鼻炎
食指和中指指缝掌面处有方形纹

● 扁桃体炎
无名指指甲前端出现红肿、翘变

● 牙痛
拇指指甲前见红斑，提示牙齿疾病

● 青光眼
1线无名指下方出现"岛"形纹

● 白内障
2线过于短浅，易得白内障

● 角膜炎
无名指下的2线上出现"岛"形纹

● 急性结膜炎
无名指下方1线上出现"岛"形纹

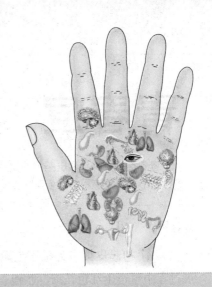

第七章
皮肤科、五官科疾病

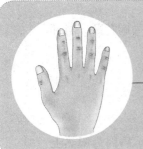

　　皮肤科是有关皮肤疾病的一个医学分支，它包括对人体皮肤、头发及指（趾）甲疾病的治疗。五官科疾病对人体的伤害越来越大，已经严重影响到我们的日常生活，通常意义上讲五官科疾病包括鼻科、耳科、喉科和眼科疾病。本章节主要介绍如何判断皮肤科和五官科疾病的手诊知识以及手疗方法，例如2线过于短浅，则易得白内障；9线出现点断性连续，则属于过敏体质等。

青春痘

青春痘是一种毛囊皮脂腺的慢性炎症，好发于颜面、胸背，表现为粉刺、丘疹、脓疱、结节、囊肿等损害。多见于青年男女。

● 症状

（1）初起皮损多为位于毛囊口的粉刺，分白头粉刺和黑头粉刺两种，在发展过程中可产生红色丘疹、脓疱、结节、脓肿、囊肿及疤痕。

（2）皮损好发于颜面部，尤其是前额、颊部、颏部，其次为胸背部、肩部皮脂腺丰富区，对称性分布。偶尔也发生在其他部位。

● 手诊流程

（1）肺二区颜色鲜红，说明青春痘与肺经风热有关。

（2）3线尾端纹理紊乱，并且兑位、乾位纹理紊乱，则提示病因为阳热上升，与风寒相搏，郁阻肌肤所致。

● 病因

本病常由肺经风热阻于肌肤所致；或因过度吃肥甘、油腻、辛辣之品，湿热内生，熏蒸于面而成；或因青春之体血气方刚，阳热上升，与风寒相搏，郁阻肌肤所致。

● 手疗

手疗部位	步骤	选穴	方法
手心	第一步	少商	擦法20次
手背	第二步	合谷	擦法20次
	第三步	商阳	擦法20次
手心	第四步	胃肠点	推法20次

● 小贴士

（1）不要熬夜，要保证睡眠充足。生活起居不正常或熬夜易使青春痘恶化，应尽量保持心情愉快，避免焦虑烦躁。

（2）每天以中性肥皂及温水洗脸2~3次，在治疗中并不需要买特别的药皂洗脸。情况比较严重时，请依照医师指示使用医院清洁皮肤的药水洗濯患部，此外应减少皮肤刺激。

速效对症手诊手疗法

看手诊病

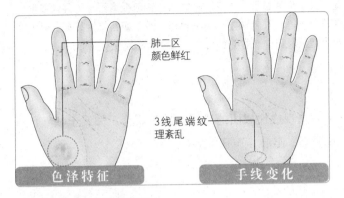

肺二区
颜色鲜红

3线尾端纹
理紊乱

色泽特征　　　　手线变化

手疗治病

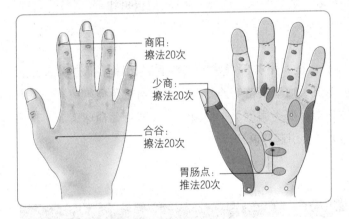

商阳：
擦法20次

少商：
擦法20次

合谷：
擦法20次

胃肠点：
推法20次

专家出诊

问：我是油性皮肤，长了青春痘能按摩吗？

答：如果你是皮脂腺分泌较旺盛的油性皮肤，就不能按摩，因为按摩会刺激油脂分泌。还要注意勤洗头，最好不要留刘海，或是将头发散在脸上，因为头发与面部接触后，头皮的油性容易造成痘痘长出，千万不能使用粉底、化妆品来掩饰脸上的青春痘，这样很容易造成毛孔堵塞，产生反效果。

第七章　皮肤科、五官科疾病

青春痘手操自疗法

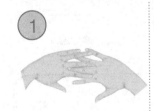

① 掌心向下五指散开，十指交叉使用指力相互挤压。

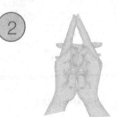

② 两手掌相对，屈大拇指、食指，中指相对，叉入对掌的小指、无名指，中指尖用力挤压。

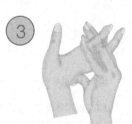

③ 右掌心向上，左手从右手掌背后叉入，两掌用指力挤压，右掌向前，左掌向后。

58

荨麻疹

荨麻疹俗称风疹块，是一种常见的过敏性疾病。根据临床诊断要点可分为寻常荨麻疹、寒冷性荨麻疹、日光性荨麻疹等。现代医学认为进食虾、蛋、奶，接触荨麻，吸入花粉、灰尘，蚊虫叮咬，寒冷刺激及药物过敏等都可引起荨麻疹的发生。

● 症状

临床主要表现为皮肤突然出现成块成团的风团，异常瘙痒。如发于咽喉，可致呼吸困难；发于肠胃可致恶心、呕吐、腹痛等症。

● 手诊流程

（1）9线出现点断性连续，提示具有过敏性体质。

（2）两条9线重叠在一起，形成两层，或者一条9线但很粗壮。

● 病因

对一些人来说，鱼、虾、蟹、蛋类等食物或某些香料调味品都会引起荨麻疹。青霉素、磺胺类、痢特灵、血清疫苗等药物，有时会通过免疫机制导致荨麻疹。病毒（如流行性感冒病毒、肝炎病毒）、细菌（如金黄色葡萄球菌）、真菌和寄生虫（如蛔虫）等感染也会引起荨麻疹。

● 手疗

手疗部位	步骤	选穴	方法
手心	第一步	胃脾大肠区	摩法20次
	第二步	肺穴	揉法20次
手背	第三步	后溪	揉法20次
	第四步	合谷	揉法20次

● 小贴士

（1）得了荨麻疹后，不要抓感染部位，也不要使用热敷。

（2）含有人工添加剂的食品尽量少吃，多吃新鲜蔬菜和水果。

（3）多吃葡萄、绿茶、海带、西红柿、芝麻、黄瓜、胡萝卜、香蕉、绿豆等碱性食物。

（4）出游时可戴口罩来预防传染。

超简单手疗消百病全书

速效对症手诊手疗法

看手诊病

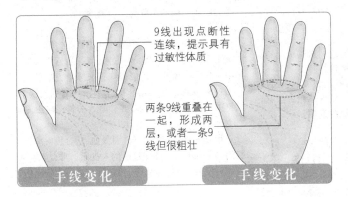

9线出现点断性连续，提示具有过敏性体质

两条9线重叠在一起，形成两层，或者一条9线但很粗壮

手线变化　　　　　手线变化

手疗治病

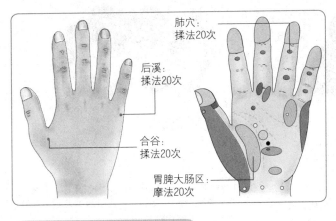

肺穴：
揉法20次

后溪：
揉法20次

合谷：
揉法20次

胃脾大肠区：
摩法20次

专家出诊

问：荨麻疹实在是太恐怖了，如何预防呢？

答：要预防慢性荨麻疹，要做到以下几点：第一，起居有规律，春夏应晚卧早起，秋季应早卧早起，冬季应早卧晚起；第二，家中少养猫、狗等宠物，室内勤清扫，少用地毯，有过敏史的患者要远离花草，避免花粉引起过敏；第三，对于可能由接触而引起荨麻疹的患者，尽量少用含有香料的肥皂，还要避免接触橡胶、染发剂等化学物品。

第七章　皮肤科、五官科疾病

荨麻疹手操自疗法

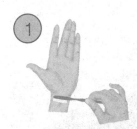

① 用牙刷横向平刷手掌腕横纹内侧，左右刷30次。

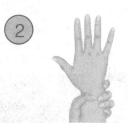

② 右手掌心向外伸掌，左手保持横握以固定右手腕部，右手掌顺时针、逆时针各旋转10次。

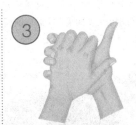

③ 右手掌横握左手掌，两手五指均紧扣对掌手背，用力挤压。

59

荨麻疹的对症药膳

● 黑豆青梅糕

材料：

黑豆 500 克，白糖 100 克、琼脂 12.5 克、青梅少许、碎冰糖适量

做法：

①将黑豆在石磨上磨一下，除去皮，再磨成粗粉，加白糖和适量的水拌匀，上笼蒸熟。

②将琼脂加少许水调和，倒入蒸熟的黑豆中，放上少许青梅、碎冰糖，冷却后，放入冰箱冻成糕，切成小块，做成一道甜点，可随意食用。

功效：

这道菜具有强身健体、增强体质之功效。据分析，黑豆中蛋白质含量可与瘦肉、鸡蛋媲美，还含有人体不能自身合成的氨基酸。此外，黑豆还含有多种微量元素，对人体的生长发育、新陈代谢、免疫功能等均具有重要的作用，适合荨麻疹患者食用。

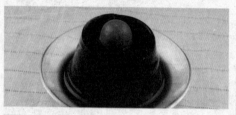

● 糯米甜红枣

材料：

红枣 200 克，糯米 100 克、白糖 30 克

做法：

①将红枣洗净、泡好，用刀切开枣肚，去核。

②糯米用水洗净，用电饭锅煮熟。煮熟后盛入盘中，盘中可放一片荷叶，既能提味，又能避免黏盘。

③用白糖加水，将其溶化成糖水，均匀倒入糯米红枣中，再将整盘放入蒸笼，蒸 5 分钟即可出笼。

功效：

此药膳健脾胃、补中气、益气血，适合脾胃虚弱、腹泻、倦怠无力、皮肤过敏的人食用，常食能增强人体免疫力，预防荨麻疹、过敏性皮炎等皮肤疾病。

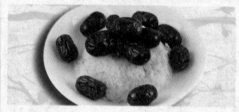

● 红枣党参茶

材料：

红枣 5 颗，党参 10 克，茶叶 3 克

做法：

①将党参、红枣、茶叶均洗净。

②先将党参、红枣同煮 15 分钟，然后再放入茶叶即可关火。

功效：

本品具有益气养血、健脾养胃、增强免疫的功效，可用于免疫功能低下的皮肤病患者饮用，如荨麻疹、皮肤过敏等。

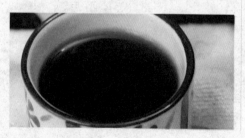

● 黄芪普洱茶

材料：

黄芪 6 克，普洱 3 克

做法：

①先将黄芪、普洱分别用清水冲洗干净，备用。

②锅洗净，置于火上，将洗净的黄芪放入锅中，加入适量清水煮约 15 分钟。

③最后放入普洱一起煮，约 5 分钟后关火，取汁饮用。

功效：

本药膳有养心安神、益气固表之功效，适合病后体虚、长期免疫力低下、久劳伤身的人食用，也适合免疫功能低下的皮肤病患者饮用。

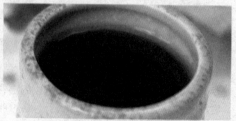

● 山药炒豌豆

材料：

生山药250克、冬笋200克，豌豆荚50克，竹笙、香菇、胡萝卜、辣椒适量，食盐1/2茶匙，淀粉2汤匙

做法：

①香菇划十字，备用；豌豆荚、胡萝卜、辣椒斜切片，山药、冬笋切薄片；竹笙切段。

②烧热油锅，放入香菇、辣椒稍微拌炒，放入胡萝卜、山药等同炒，再加1杯水。

③收汁后放入豌豆荚、竹笙，最后用淀粉勾一层薄芡即可。

功效：

此药膳能健运脾胃、清热解毒，治疗温病发热、热毒血痢，具有抗菌消炎，促进新陈代谢和增强免疫力的功效。其中的豌豆多食会发生腹胀，故不宜大量食用。

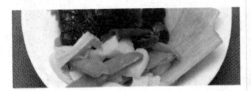

● 马蹄煲乳鸽

材料：

马蹄200克，桂圆肉150克，乳鸽1只，红枣10克，白芷20克，生姜10克，枸杞子、鸡精、胡椒粉、香油、食盐、高汤各适量

做法：

①马蹄、红枣、白芷、桂圆肉洗净；乳鸽去毛及内脏洗净；生姜切片。

②锅上火，加水煮沸，放进乳鸽汆烫去血水。

③将所有材料放入锅中，加水小火煲2个小时至乳鸽熟烂即可。

功效：

本品清热祛风、利尿排毒的功效，适合风热型湿疹和荨麻疹患者食用。

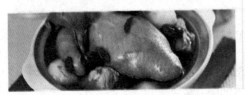

● 党参煲牛蛙

材料：

党参15克，红枣10克，莲子10克，活牛蛙200克，排骨50克，生姜、葱各10克，食盐20克，白糖5克，胡椒粉少许

做法：

①将牛蛙处理干净，剁成块；排骨洗净剁块，汆烫捞出；生姜切片；葱切段；红枣泡发备用。

②在锅中注入适量清水，再放入牛蛙、排骨、党参、红枣、莲子。

③用中火先煲30分钟，再加入食盐、味精、白糖、胡椒粉，再煲10分钟即可。

功效：

本药膳有养心、安神、补气、滋阴壮阳之功效，可以促使人体气血旺盛、精力充沛、有利于患者的康复。适合病后体虚、长期免疫力低下、久劳伤身的人食用。

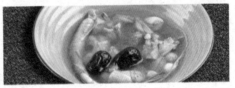

● 枳实薏苡仁冬瓜粥

材料：

薏苡仁、枳实各50克，猪瘦肉、冬瓜各适量，食盐2克，绍酒5毫升，葱8克

做法：

①薏苡仁泡发洗净；枳实洗净；冬瓜去皮，洗净，切丁；猪瘦肉洗净，切丝；葱洗净，切花。

②锅置火上，倒入清水，放入薏苡仁，以大火煮至米粒开花。

③再加入冬瓜煮至浓稠状，下入猪肉丝、枳实煮熟，调入食盐、绍酒，撒上葱花即可。

功效：

此粥可清热燥湿、消炎杀菌，适合湿热型湿疹、荨麻疹的患者食用。

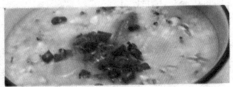

湿疹

湿疹是最常见的一种急性或慢性的炎性皮肤病，主要表现为剧烈瘙痒、皮损多形性、对称分布，有渗出倾向、慢性病程、易反复发作等，任何年龄、任何部位都可能发生。湿疹的病因尚不十分清楚，一般认为与过敏或神经功能障碍等多种内外因素有关。

● 症状

阵发性巨痒，洗澡、饮酒、被窝过暖及精神紧张后瘙痒更严重。有时影响睡眠。急性损害多形性，有复发和发展成慢性的倾向；慢性湿疹损害常为局限性，边缘较清楚，皮肤有显著浸润和变厚。

● 手诊流程

（1）9线出现点断性连续，提示具有过敏性体质。

（2）两条9线重叠在一起，形成两层，或者一条9线但很粗壮。

● 病因

外因主要包括染料、药物、油漆、肥皂、洗衣粉、化妆品等各种化学物质的刺激，日光、紫外线、寒冷、炎热、干燥、潮湿，以及动物皮毛、羽绒、玻璃丝等物质的物理刺激，也可引起湿疹。胃肠功能紊乱、肠寄生虫病、慢性酒精中毒、新陈代谢障碍、内分泌功能失调等慢性疾病或者精神紧张、失眠、疲劳等情绪因素都可引起湿疹。

● 手疗

手疗部位	步骤	选穴	方法
手背	第一步	合谷	按法20次
	第二步	二间	按法20次
手侧	第三步	肝胆穴	按法20次
	第四步	心肺穴	按法20次

● 小贴士

（1）避免任何形式的局部刺激，如搔抓、肥皂热水洗、用力揩擦及不适当的治疗等。

（2）忌食刺激性食物，如酒和辛辣食品等。

（3）在急性发作期，不宜作预防接种，婴儿患有湿疹时不能种牛痘。

速效对症手诊手疗法

看手诊病

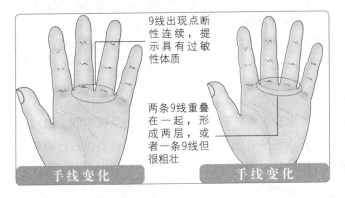

9线出现点断性连续，提示具有过敏性体质

两条9线重叠在一起，形成两层，或者一条9线但很粗壮

手线变化   手线变化

手疗治病

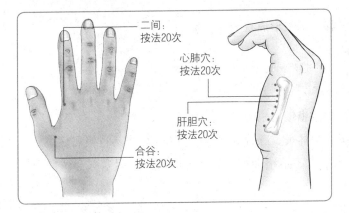

二间：按法20次

心肺穴：按法20次

肝胆穴：按法20次

合谷：按法20次

专家出诊

问：2岁的孩子得了湿疹，家长应怎样护理呢？

答：如果您的孩子已经确认得了湿疹，那么给孩子洗澡时水温不能过热，也不要用肥皂；避免让孩子晒太多太阳；避免线衣或化纤衣物等接触孩子的皮肤，因为那样会加重湿疹。如果因为瘙痒影响孩子的睡眠，可以在临睡前遵照医嘱给孩子吃点镇静剂。最好把孩子的指甲剪短，用纱布把手指包起来，避免晚上孩子抓挠时损伤皮肤。此外，湿疹患儿禁种水痘疫苗，要等到湿疹痊愈后再接种。

第七章 皮肤科、五官科疾病

湿疹手操自疗法

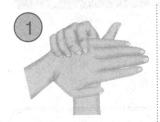

① 右手直握左手横掌，用右手四指紧扣左手横掌背面进行点按。

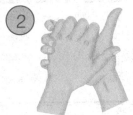

② 右手掌横握左手掌，两手五指均紧扣对掌手背，用力挤压。

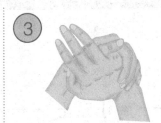

③ 右手掌心向下，小指内收，左手俯置于右手掌面之上，压住右手手背，挤压右手小指。

60

银屑病

银屑病又称牛皮癣，中医又名"白疕"，是一种以皮肤出现红斑及伴有闪光的银白色脱屑为主要症状的皮肤病。这种疾病很常见而且易于复发，目前没有一种可以彻底根治此病的方法。按照临床表现，此病可以分为寻常型、红皮型等，其中以寻常型最为常见。

● 症状

寻常型银屑病：皮疹一般发生在头皮、躯干、四肢伸侧，是在皮肤上出现红色的丘疹，逐渐扩大融合成斑片或斑块，表面有较厚形状的不规则银白色磷屑，轻轻刮掉皮屑可看到薄薄的一层红膜，刮除红膜即可看到小小的出血点，有人称为"血露"，医学上则称之为"筛状出血"。

● 手诊流程

（1）1线下移，2线上移，两线形成狭窄的明堂。
（2）4线细小而弯曲。

● 病因

（1）有银屑病家族史的人患银屑病的几率更大。
（2）有急性扁桃体炎、中耳炎、感冒等感染史的人也较容易得银屑病。
（3）精神紧张、思想焦虑、情绪抑郁、恐慌惊吓等情绪因素都会诱发产生银屑病。

● 手疗

手疗部位	步骤	选穴	方法
手背	第一步	阳池	按法20次
	第二步	后溪	按法20次
手心	第三步	肺经	摩法20次
	第四步	肝胆穴区	摩法20次

● 小贴士

（1）预防感染。局部感染是诱发银屑病的重要因素，尤其是扁桃体发炎，与银屑病发作有密切关系。因此对于局部感染者要积极治疗，必要时可使用相关抗生素。
（2）调整情绪。不良精神因素可以导致银屑病发病和复发。

速效对症手诊手疗法

看手诊病

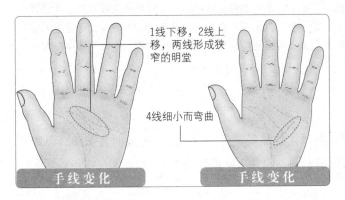

1线下移，2线上移，两线形成狭窄的明堂

4线细小而弯曲

手线变化　　　　　　手线变化

手疗治病

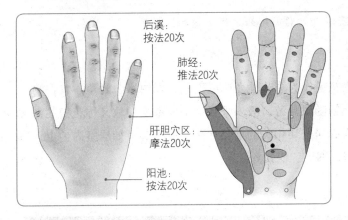

后溪：
按法20次

肺经：
推法20次

肝胆穴区：
摩法20次

阳池：
按法20次

专家出诊

问：银屑病能预防吗？

答：首先要保持乐观的情绪，树立战胜疾病的信心，保持平和、安祥的心境；其次要进行适当的休息及运动，增强抵抗力；再次要养成良好的饮食习惯，尽量不饮酒，不吸烟，不吃辛辣刺激食物以及羊肉、海鲜等腥膻之品；此外，对于感染的伤口及炎症，尤其是扁桃体化脓肿大等病患要清除病灶；最后，可经常内服叶酸、维生素A、维生素C、维生素B$_{12}$等药物。

银屑病手操自疗法

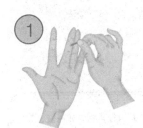

① 用木棒按向心方向均匀点状刺激手掌中指。

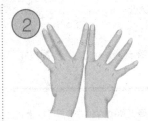

② 两手掌心向下，将拇指内缩，两手并拢，其余四指突然用力散开，动作要有爆发性。

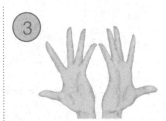

③ 两手掌心向上，手指摊开，拇指向外，以掌内侧线为轴，手掌尽力向下旋转。

第七章 皮肤科、五官科疾病

61

过敏性鼻炎

过敏性鼻炎又称变态反应性鼻炎，是一些特殊体质的人接触某些物质后所发生的异常反应。中医学称"鼻鼽"。据调查，其发病率是全部鼻病患者的40.5%，可发生于任何年龄，不分性别，但青年人多见，可呈长年性发作或季节性发作，或在气候突变和异气异物刺激时发作。

● 症状

眼睛发红发痒及流泪；鼻痒，鼻涕多，多为清水涕，感染时为脓涕；鼻腔不通气，耳闷；打喷嚏；出现黑眼圈；嗅觉下降或者消失等。

● 手诊流程

（1）有9线出现。

（2）食指和中指指缝掌面处有方形纹，提示过敏性鼻炎。

● 病因

过敏性鼻炎常由植物花粉作为季节性变应原引起，如树木、野草、农作物，在花粉播散季节，大量花粉随风飘游，吸入呼吸道引发本病，故又称花粉症。常年性过敏性鼻炎则由与人起居密切相关的常年性变应原引起，如居室内尘土、屋尘螨虫、真菌、动物皮屑、羽毛、棉絮等。

● 手疗

手疗部位	步骤	选穴	方法
手背	第一步	二间	揉法20次
手心	第二步	少商	揉法20次
手侧	第三步	头穴	揉法20次
	第四步	颈肩穴	揉法20次

● 小贴士

（1）禁食以下食物：过冷食物会降低免疫力，并造成呼吸道过敏；刺激性食物，如辣椒、芥末等，容易刺激呼吸道黏膜；特殊处理或加工精制的食物；人工色素，特别是黄色五号色素。

（2）多吃以下食物：多吃含维生素C及维生素A的食物，如菠菜、大白菜、小白菜、白萝卜等；生姜、蒜、韭菜、香菜等暖性食物；糯米、山药、大枣、莲子、薏苡仁、红糖和桂圆等。

速效对症手诊手疗法

看手诊病

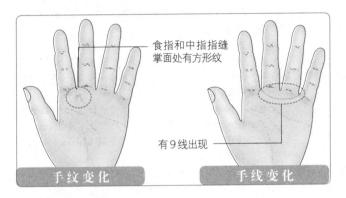

食指和中指指缝掌面处有方形纹

有9线出现

手纹变化　　　　　手线变化

手疗治病

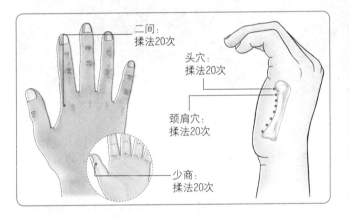

二间：
揉法20次

头穴：
揉法20次

颈肩穴：
揉法20次

少商：
揉法20次

专家出诊

问：家里有人得了过敏性鼻炎，是不是就不能养宠物了？

答：对过敏性鼻炎患者，最好的办法是不接触宠物，或尽可能短时间地接触宠物。如果一定要养宠物，最好先花一些时间和同类小动物在一起，以确定对它无过敏反应。定期给宠物进行清洁卫生。清洗宠物的笼子。

第七章　皮肤科、五官科疾病

过敏性鼻炎手操自疗法

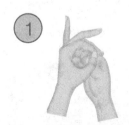

① 右手五指撮合一起，用左手掌紧包裹右手五指，一紧一松地用力挤压。

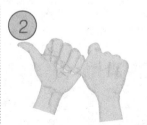

② 左手五指套住右手拇指根部，呈离心方向用力地缓慢地进行拔伸。

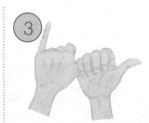

③ 右手五指套住左手拇指根部，呈离心方向用力地缓慢地进行拔伸。

62

209

过敏性鼻炎的对症药膳

● 金针花鱼头汤

材料：

鳙鱼头 100 克、红枣、金针花各 15 克，苍耳子 6 克，白芷、白术各 8 克，细辛 5 克，生姜片、食盐各适量

做法：

①将鳙鱼头洗净沥水，锅内放油，烧热后把鱼头两面稍煎一下，盛出备用。

②将所有材料放入砂锅中，加水适量，以小火炖煮 2 个小时。

③最后加食盐调味即可。

功效：

本品具有消炎通窍的作用，适合鼻炎患者食用，可缓解鼻塞流涕、打喷嚏、头痛头昏、鼻痒的症状。

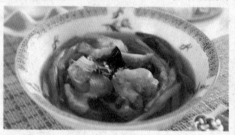

● 葱白红枣鸡肉粥

材料：

红枣 6 颗，鸡肉、粳米各 100 克，生姜、葱白、香菜各 10 克

做法：

①鸡肉洗净，切块；粳米、红枣、葱白、香菜洗净，备用；生姜去皮，洗净切片。

②将粳米、鸡肉、生姜、红枣放入锅中煮成粥。

③待粥成，再加入葱白、香菜，调味即可。

功效：

本品具有补中益气、散寒通窍的功效，可用于体虚感冒所致的鼻窍不痛、鼻炎流涕等症。

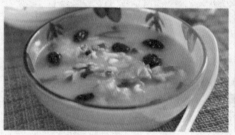

● 细辛排骨汤

材料：

细辛 3 克，苍耳子 10 克，辛夷 10 克，排骨 300 克，食盐适量

做法：

①将细辛、苍耳子(苍耳子有小毒，不宜长期服用)、辛夷均洗净，放入锅中，加水煎煮 20 分钟，取药汁备用。

②排骨洗净，入沸水余去血水，捞起放入砂锅中，加入清水 1000 毫升，大火煮沸后，用小火慢炖 2 个小时，再倒入药汁，加食盐调味即可。

功效：

细辛为治鼻炎之良药，对鼻科疾病之鼻塞、流涕、头痛者有较好的功效。

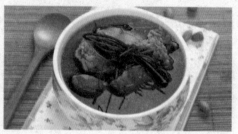

● 丝瓜络煲猪瘦肉

材料：

丝瓜络 30 克，猪瘦肉 60 克，细辛 10 克，食盐 4 克

做法：

①将丝瓜络洗净；猪瘦肉洗净，切块；细辛洗净，备用。

②将丝瓜络、猪瘦肉、细辛放入锅内同煮。

③最后加入少许食盐调味即可。

功效：

本品具有清热消炎、解毒通窍的功效，适合风热感冒引起的鼻塞流涕以及鼻炎等病症。

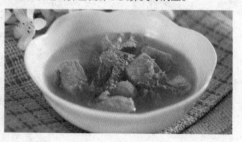

超简单手疗消百病全书

● 苍耳辛夷薄荷饮

材料：

苍耳子、辛夷、薄荷各10克，连翘、桔梗各6克，白糖适量

做法：

①将苍耳子、辛夷、薄荷、连翘、桔梗均洗净，放入锅内，加入适量的清水，大火煮开转用小火煮大约5分钟。

②取汁倒入杯中加入适量白糖，搅拌均匀等稍凉后即可饮用。

功效：

本品清热解毒、宣通鼻窍，对慢性鼻炎引起的鼻塞，流脓涕等症有很好的治疗效果。

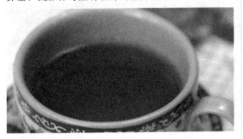

● 凉拌鱼腥草

材料：

鱼腥草350克，红椒20克，食盐6克，味精3克，香油、醋各10毫升

做法：

①将鱼腥草洗净切成段，红椒洗净切丝。

②锅中加水烧开，下入鱼腥草焯透后，捞出装入碗内。

③将鱼腥草内加入椒丝和所有调味料一起拌匀即可。

功效：

本品具有清热、解毒、排脓的功效，适合热毒内蕴型的鼻炎患者，症见鼻涕脓稠、腥臭等。

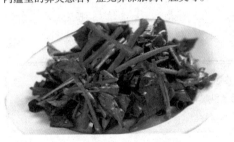

● 生姜米醋炖木瓜

材料：

生姜5克，木瓜100克，米醋少许

做法：

①木瓜洗净，切块；生姜洗净，切片。

②木瓜、姜片一同放入砂锅。

③加米醋和水，用小火炖至木瓜熟即可。

功效：

本品具有温胃止呕、温肺散寒的功效，可用于治疗外邪袭肺所致的鼻塞、流涕等，还可用于鼻炎患者，症见畏寒、流清涕、频打喷嚏等。适当饮醋还有杀菌个功效，用醋熏空气可以预防流感、上呼吸道感染。

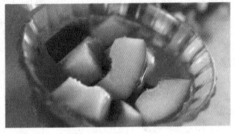

● 金银花鱼腥草白芷茶

材料：

金银花15克，鱼腥草、白芷各10克，辛夷8克，白糖适量

做法：

①将上述金银花、鱼腥草、白芷、辛夷洗净，备用。

②将洗净的药材放入炖盅内，然后加入适量的清水，用小火蒸煮大约5分钟。

③取汁倒入杯中加入适量糖水，搅拌均匀等稍凉后即可饮用。

功效：

本品清热解表、通窍排脓，可辅助治疗风热感冒引起的鼻塞流黄涕，以及慢性鼻炎、鼻窦炎等症。

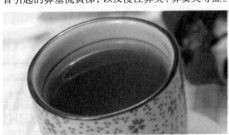

扁桃体炎

扁桃体炎，中医称为"乳蛾""喉蛾"或"莲房蛾"，是腭扁桃体的一种非特异性急性炎症，常伴有一定程度的咽黏膜及咽淋巴组织的急性炎症。根据临床表现不同，此病可分为卡他性、隐窝性及滤泡性扁桃体炎三种；就诊断和治疗而言，又可分为急性充血性扁桃体炎和急性化脓性扁桃体炎两种。本病常发生于儿童及青少年。

● 症状

起病急、恶寒、高热、体温可达39～40℃，尤其是幼儿可因高热而抽搐、呕吐或昏睡、食欲不振、便秘及全身酸困等。咽痛明显，吞咽时尤甚，剧烈者可放射至耳部，幼儿常因不能吞咽而哭闹不安。儿童若因扁桃体肥大影响呼吸时可妨碍其睡眠，夜间常惊醒不安。

● 手诊流程

（1）无名指指甲前端出现红肿、翘变。

（2）小指甲前端处出现红变，面积大而深则表示炎症严重，反之则较轻。

● 病因

现代医学认为，扁桃体炎多是由于急性扁桃体炎治疗延误造成。有时患猩红热、白喉、麻疹、流行性感冒等急性传染病之后，由于细菌、病毒感染的原因，逐渐会演变成慢性炎症。另外，葡萄球菌、肺炎双球菌等也可引发本病，最常见的是溶血性链球菌。

● 手疗

手疗部位	步骤	选穴	方法
手心	第一步	少商	按法20次
手背	第二步	商阳	按法20次
手心	第三步	鱼际	按法20次
手心	第四步	肺穴	按法20次

● 小贴士

（1）增强体育运动，提高机体的抵抗能力，冷暖注意加减衣物。

（2）由于慢性扁桃体炎是一种感染病，可能会引起耳、鼻、咽喉的慢性炎症及关节炎、肾炎、风湿性心脏病等其他病症，因此必要时可做手术摘除。

速效对症手诊手疗法

看手诊病

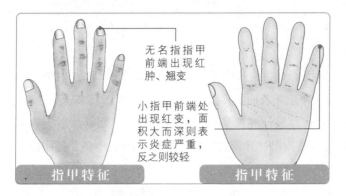

无名指指甲前端出现红肿、翘变

小指甲前端处出现红变，面积大而深则表示炎症严重，反之则较轻

指甲特征　　　　指甲特征

手疗治病

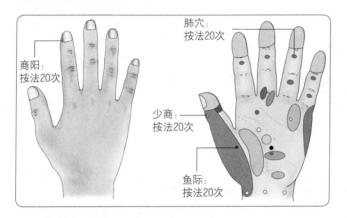

商阳：按法20次

肺穴：按法20次

少商：按法20次

鱼际：按法20次

专·家·出·诊

问：做完扁桃体炎的手术之后要注意哪些问题呢？

答：手后24个小时内，因为伤口尚未完全长好，所以会有一些渗出的血液混在口水里吐出，这是正常的现象，不用过分担心。如果不时有一块块血吐出，表明伤口有出血现象，就要进行一下处理，可以用冰块、冰袋或浸有冰水、冷水的毛巾敷在前额部和头颈两侧。如果血块吐个不停，最好去医院进行止血处理。

第七章　皮肤科、五官科疾病

扁桃体炎手操自疗法

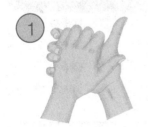

① 右手掌横握左手掌，两手五指均紧扣对掌手背，用力挤压。

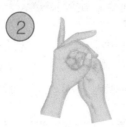

② 右手五指撮合一起，用左手掌紧包裹右手五指，一紧一松地用力挤压。

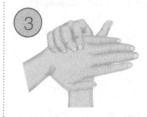

③ 右手直握左手横掌，用右手四指紧扣左手横掌背面进行点按。

63

牙痛

牙痛是以牙齿及牙龈红肿疼痛为主要表现的口腔疾患。

● 症状

（1）根尖周炎引发的牙痛：自发性持续痛，也可向同侧头颞部放射位。牙有伸长感，咀嚼时痛，垂直轻叩患牙有明显疼痛。颌下淋巴结肿、压痛。

（2）牙髓炎引起的牙痛：自发性阵发痛，并可向同侧头、面部放射，夜间疼痛尤其厉害，在急性期时不能指出病牙部位。冷热刺激会加剧疼痛。轻叩病牙可有疼痛感。

（3）牙周炎引起的牙痛：牙龈红肿、溢脓、出血。牙松动无力。

（4）三叉神经痛引发的牙痛：阵发性疼痛如电刺、刀割、针刺感，持续时间较短，10秒至1分钟。

● 手诊流程

（1）拇指指甲前见红斑，提示得了牙龈炎、牙髓炎或龋齿。

（2）食指第二指节过粗。

● 病因

一般是由于口腔不洁或过食膏粱厚味、胃腑积热、胃火上冲，或风火邪毒侵犯、伤及牙齿，或肾阴亏损、虚火上炎、灼烁牙龈等引起。

● 手疗

手疗部位	步骤	选穴	方法
手背	第一步	止痛点	掐法20次
	第二步	感冒点	掐法20次
手侧	第三步	肾穴	擦法20次
	第四步	心肺穴	擦法20次

> ### ● 小贴士
>
> 本病患者在平时要注意口腔卫生，比如要早晚刷牙、饭后漱口，睡前不吃甜食、少吃辛辣等刺激性食物等。

速效对症手诊手疗法

看手诊病

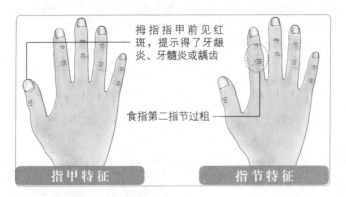

拇指指甲前见红斑，提示得了牙龈炎、牙髓炎或龋齿

食指第二指节过粗

指甲特征　　　　指节特征

手疗治病

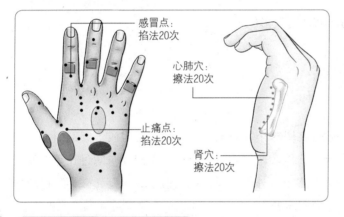

感冒点：掐法20次

心肺穴：擦法20次

止痛点：掐法20次

肾穴：擦法20次

专家出诊

问：牙痛有什么急救办法吗？

答：如果手头没有止痛药，或者只是暂时的牙痛，可以采用以下办法来缓解：可以用花椒一粒，嚼于龋齿处，疼痛即可缓解；或者用冷水磨擦合谷穴(手背虎口附近)或用手指按摩压迫，也可以达到减轻疼痛的目的。如果牙是遇热而痛，多是积脓引起，这种情况可以用冰袋冷敷颊部，疼痛也可缓解。

牙痛手操自疗法

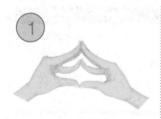

① 五指相对，各以指尖直对，对抗挤压形成最大角度。

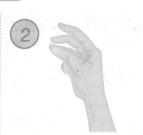

② 右手空心握拳，微屈五指，大拇指与无名指指尖相掐。

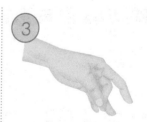

③ 左手空心握拳，微屈五指，大拇指与中指指尖相掐。

65 青光眼

青光眼是一种眼科疑难病，种类很多，常见的分急性和慢性两类。它是一种以眼内压增高且伴有角膜周围充血，瞳孔散大、眼压升高、视力急剧减退、头痛、恶心呕吐等为主要表现的眼痛。危害视力功能极大，是一种常见疾病。

● 症状

（1）急性充血性青光眼：视物发糊，看灯光周围有彩色圈，也叫做虹视。常常会出现眼痛、头痛，甚至恶心呕吐的症状。

（2）慢性青光眼：发病缓慢，眼压逐渐升高，眼压较高时，可有轻度头痛和眼部酸胀。青光眼晚期除了视神经乳头萎缩凹陷外，也会出现瞳孔扩大和角膜混浊。

● 手诊流程

（1）1线无名指下方出现"岛"形纹。

（2）2线过于短浅。

（3）3线中央出现圆形纹。

● 病因

原发性青光眼患者一般存在眼球小、眼轴短、远视、前房浅等解剖因素。如果再加上情绪波动、过久地在光线较暗的地方停留、低头阅读时间过长等，就可能诱发青光眼。继发性青光眼多由于外伤、炎症、出血、肿瘤等，破坏了房角的结构，使房水排出受阻而导致眼压升高。

● 手疗

手疗部位	步骤	选穴	方法
手心	第一步	眼点	掐法20次
手侧	第二步	肝胆穴	揉法20次
	第三步	肾穴	揉法20次

● 小贴士

（1）保持良好的睡眠。睡眠不安和失眠，容易引起眼压升高，诱发青光眼。老年人睡前最好洗脚，喝牛奶，以帮助入睡。尤其是眼压较高的人，更要睡好觉。

（2）避免在光线暗的环境中工作或娱乐。

超简单手疗消百病全书

速效对症手诊手疗法

看手诊病

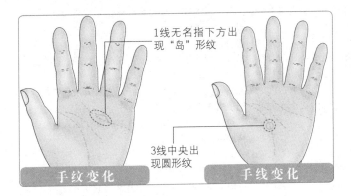

1线无名指下方出现"岛"形纹

3线中央出现圆形纹

手纹变化　　　　手线变化

手疗治病

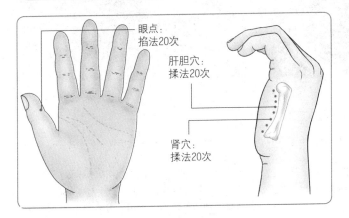

眼点：掐法20次

肝胆穴：揉法20次

肾穴：揉法20次

青光眼手操自疗法

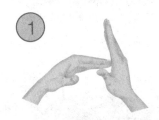

① 一手五指并拢，顶住另一掌（直立掌）的掌心，左右摇摆刺激掌心皮肤。

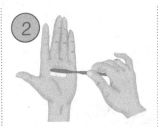

② 上下30遍，用牙刷平刷手心。

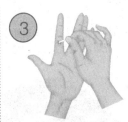

③ 张开五指，用木棒均匀点状刺激食指第二节和第三节。

专家出诊

问：对于我们这些"电脑族"来说，怎么预防青光眼呢？

答：有研究表明，长时期每天对着电脑9小时以上的人，患青光眼的概率是其他人的2倍，如果是近视患者则更危险了，所以，这样的人群应该定期进行全面的眼睛检查。另外，如果长期使用电脑，就要经常擦擦荧光屏，并把光度及颜色对比调到最舒适的度数，摆放的位置要适中，最重要的是要定期验眼，及早发现青光眼问题。

第七章　皮肤科、五官科疾病

65

青光眼的对症药膳

● 蝉花熟地猪肝汤

材料：
蝉花 10 克，熟地 12 克，猪肝 180 克，红枣 6 颗，食盐、姜胡椒粉、香油各适量

做法：
①蝉花、熟地、红枣洗净；猪肝洗净，切薄片，加胡椒粉、香油腌渍片刻；姜洗净去皮，切片。
②将蝉花、熟地、红枣、姜片放入瓦煲内，注入适量清水，大火煲沸后改为中火煲约 2 个小时，放入猪肝滚熟。
③放入食盐调味即可。

功效：
本品滋补肝肾、养血明目，常食对青光眼、夜盲症等均有改善作用。

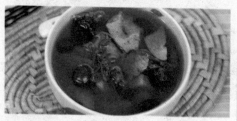

● 菠菜玉米枸杞子粥

材料：
菠菜、玉米粒、枸杞子各 15 克，大米 100 克，食盐 3 克，味精 1 克

做法：
①大米泡发洗净；枸杞子、玉米粒洗净；菠菜去根，洗净，切成碎末。
②锅置火上，注入清水后，放入大米、玉米、枸杞子用大火煮至米粒开花。
③再放入菠菜，用小火煮至粥成，调入食盐、味精即可。

功效：
此粥具有滋阴养血、养肝明目、降低眼内压的作用，适合夜盲症、青光眼患者食用。

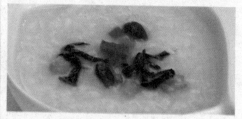

● 枸杞叶猪肝汤

材料：
猪肝 200 克，枸杞叶、桑叶各 10 克，生姜 5 克，食盐适量

做法：
①猪肝洗净，切成薄片；枸杞叶、桑叶洗净；姜洗净，切片。
②将桑叶加水熬成药液。
③再下入猪肝片、枸杞叶、姜片，煮 5 分钟后，调入食盐即可。

功效：
本品具有清肝明目、养颜补血的功效，适合夜盲症、青光眼以及目赤昏花的患者食用。

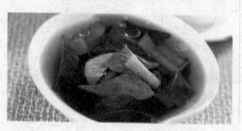

● 茉莉紫罗兰茶

材料：
干燥茉莉 2 小匙，干燥紫罗兰 5 朵，蜂蜜适量

做法：
①将茉莉、紫罗兰用热开水浸泡再冲净。
②将茉莉、紫罗兰放入壶中，冲入热开水。
③浸泡约 3 分钟即可饮用，可回冲 2 次，回冲时需浸泡 5 分钟。

功效：
本品具有调畅情绪、明目降压、消除眼内水分的作用，适合情绪紧张引起眼内压升高造成的青光眼患者。

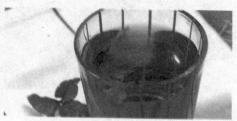

◉ 枸杞子牛肉汤

材料：

新鲜山药 200 克，枸杞子 20 克，牛肉 500 克，食盐 6 克

做法：

①牛肉洗净，余水后捞起，再冲净 1 次，待凉后切成薄片备用；山药削皮，洗净切块。

②将牛肉放入炖锅中，加适量水，以大火煮沸后转小火慢炖 1 个小时。

③加入山药、枸杞子，续煮 10 分钟，加食盐调味即可。

功效：

本品具有养肝明目的功效，对青光眼等眼科疾病有一定的食疗作用。

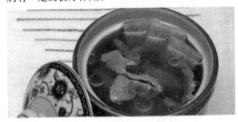

◉ 鳗鱼冬瓜汤

材料：

决明子 10 克，枸杞子 10 克，鳗鱼 1 条，冬瓜 300 克，食盐少许，葱白约 20 克

做法：

①将决明子、枸杞子洗净，鳗鱼去鳃和内脏洗净，冬瓜切成小块状，葱白洗净备用。

②加入适量水，将水煮开。

③将全部材料放入锅内，煮至鱼烂汤稠，加少许食盐，趁热食。

功效：

本品具有养肝明目、清心利水的功效，可有效降低眼内压，对夜盲症、青光眼均有较好的食疗作用。

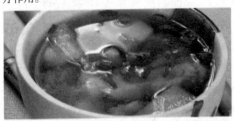

◉ 枸杞叶糯米粥

材料：

鲜枸杞叶 10 克，糯米 80 克，白糖 3 克

做法：

①糯米洗净，下入冷水中浸泡 1 个小时后，捞出沥干水分，备用；枸杞叶洗净，切碎。

②锅置火上，放入糯米，倒入适量清水先开大火煮至沸腾，再转小火慢慢熬煮。

③待粥至浓稠状时，放入枸杞叶同煮片刻，调入白糖拌匀即可。

功效：

此粥滋补肝肾、祛风明目、降低眼压的功效，适合青光眼患者食用。

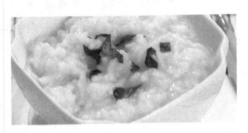

◉ 枸杞子鱼片粥

材料：

鲫鱼肉 100 克，香菇丝、笋丝、枸杞子各 30 克，米饭 100 克，食盐适量

做法：

①将鲫鱼肉洗净，切薄片；香菇丝、笋丝、枸杞子均洗净。

②香菇丝、笋丝、适量高汤和米饭放入锅中，熬成粥状；入鲫鱼片、枸杞子，加食盐调味，煮熟即可食用。

功效：

鲫鱼能利水消肿，对于缓解青光眼患者的眼压过高有很好的作用。青光眼、视物疲劳等患者常食本品，有很好的食疗作用。

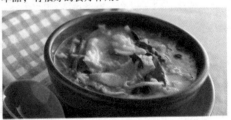

白内障

白内障是由于新陈代谢或其他原因发生晶体全部或部分混浊，而引起视力障碍的眼病。中医属圆翳内障。

● 症状

（1）先天性白内障：常见于婴幼儿，生下来即有。晶状体混浊可能不是全部，也不会继续发展，对视力的影响决定于混浊的部位和程度。

（2）外伤性白内障：由于晶状体囊穿破或爆裂而引起，前者是穿孔性外伤，后者是迟钝性外伤。

（3）老年性白内障：常常是两眼进行性的视力减退。多发于年龄在45岁以上的人群，检查时看见瞳孔内有灰白色混浊，没有其他异常。

● 手诊流程

（1）无名指下方的1线上出现"岛"形纹，提示有眼病。

（2）2线过于短浅，易得白内障。

（3）无名指下的2线上出现"岛"形纹。

● 病因

车祸、钝器伤害、尖锐物品的刺伤或穿透性眼内药物等会引起外伤性白内障；并发性白内障多是因为青光眼、视网膜色素病变等引起；糖尿病、甲状腺疾病等会引起代谢性白内障；长期使用类固醇等药物可能引起药物性白内障；先天性白内障则是由于染色体变异、胎内感染等所引起。

● 手疗

手疗部位	步骤	选穴	方法
手背	第一步	合谷	揉法20次
	第二步	养老	揉法20次
	第三步	关冲	揉法20次
手心	第四步	眼点	揉法20次

● 小贴士

（1）避免过于强烈的紫外线照射。在阳光照射强烈时，出门最好配戴防紫外线的太阳镜。

（2）限制热量摄入。研究表明，过度肥胖者白内障发生率比体重正常者高出30%左右。

速效对症手诊手疗法

看手诊病

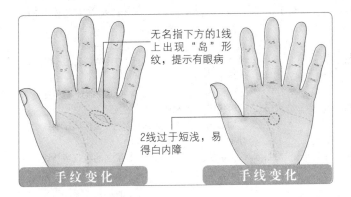

无名指下方的1线上出现"岛"形纹，提示有眼病

2线过于短浅，易得白内障

手纹变化　　　　　手线变化

手疗治病

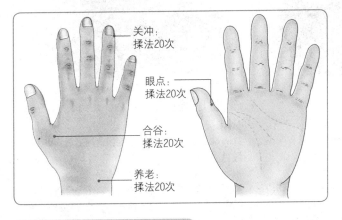

关冲：揉法20次

眼点：揉法20次

合谷：揉法20次

养老：揉法20次

专家出诊

问：白内障手术后多久可以恢复视力呢？

答：手术后一至两个月内尽量不要提重物及激烈运动，刺激性的食物或烟酒也应该避免。手术后早期最好每星期回诊一次，并戴上眼罩保护眼球。若有更加红肿、疼痛、视力减退等现象，须马上回诊。一般手术后二至四周，视力可渐稳定。

第七章　皮肤科、五官科疾病

白内障手操自疗法

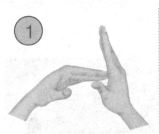

① 一手五指并拢，顶住另一掌（直立掌）的掌心，左右摇摆刺激掌心皮肤。

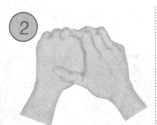

② 左手攥拳，右手包住左手手背，右手大拇指推按左手背部皮肤。

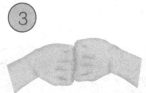

③ 两手握拳，拳心朝下，使掌骨突起处与对拳凹陷处贴紧压迫。

66

白内障的对症药膳

● 归芪猪肝汤

材料：

当归 6 克，黄芪 30 克，猪肝 150 克，食盐 4 克，味精、麻油各 3 克

做法：

①猪肝洗净，切片，用食盐稍腌渍。

②当归、黄芪洗净，用 200 毫升水煎 2 次，煎半个小时，将两次的汁混合。

③药汁继续烧开，加入腌好的猪肝，煮熟，调入食盐、味精，淋麻油即可。

功效：

本品具有补血养肝、补中益气的功效，适合肝血不足所致的白内障患者食用。

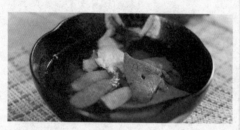

● 凉拌虎皮椒

材料：

青椒、红椒各 150 克，葱 10 克，食盐 5 克，老抽 5 毫升，酱油 3 毫升

做法：

①青椒、红椒洗净后，分别切去两端蒂头；葱洗净，切段。

②锅倒油加热后，下入青椒、红椒炸至表皮松起状时捞出，盛入盘内。

③加入葱、食盐、老抽、酱油一起拌匀即可。

功效：

本品富含维生素 E，有很强的吸收紫外线、抗氧化的作用，能预防眼睛老化，延缓视力衰退。

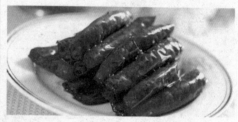

● 党参杞子猪肝粥

材料：

党参 20 克，枸杞子 30 克，猪肝 50 克，粳米 60 克，食盐适量

做法：

①猪肝洗净，切片；粳米洗净；党参洗净，切段；枸杞子洗净备用。

②将党参、枸杞子、猪肝、粳米加水同煮成粥。

③最后加入食盐调味即可。

功效：

本品具有补肝明目、益气健脾的功效，适合脾胃功能虚弱的白内障患者食用。

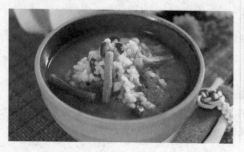

● 黄瓜圣女果

材料：

黄瓜 600 克，圣女果 300 克，白糖适量

做法：

①黄瓜洗净，切段；圣女果洗净。

②将白糖倒入装有清水的碗中，至完全溶化。

③将黄瓜、圣女果投入糖水中腌渍 30 分钟，取出摆盘即可。

功效：

本品具有促进人体新陈代谢的作用，可预防代谢异常引起的白内障。

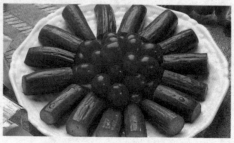

● 肝杞蒸蛋

材料：

猪肝 200 克，鸡蛋 2 个，枸杞子 30 克，绍酒 10 毫升，胡椒粉、精食盐、味精、葱、姜汁各适量，清汤 400 毫升

做法：

①猪肝去白筋，切成细粒，枸杞子用温水浸泡。

②鸡蛋打入碗内搅散，加入肝粒、姜汁、葱丝、绍酒、味精、精食盐、胡椒粉拌匀。

③入味后加一勺清汤，再加蛋液调匀，最后撒上枸杞子，入蒸笼蒸熟即成。

功效：

本品具有补肝养血，益肾补虚的功效，对白内障有一定是食疗作用。

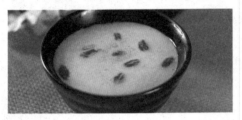

● 荠菜四鲜宝

材料：

鸡蛋 2 个，荠菜、草菇各 50 克，虾仁、鸡丁各 30 克，盐、鸡精、黄酒、淀粉各适量

做法：

① 将鸡蛋蒸成水蛋。

② 荠菜、草菇洗净切丁，将虾仁、鸡丁用盐、鸡精、黄酒、淀粉上浆后，入四成热油中滑油备用。

③ 锅中加入清水、虾仁、鸡丁、草菇丁、荠菜烧沸后，用剩余调料调味，勾芡浇在蛋上即可。

功效：

荠菜有健脾利水、清热解毒、降压明目、预防冻伤、润肠通便的功效，对糖尿病、白内障有较好的食疗作用。

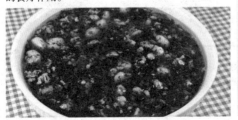

● 桑叶菊花汤

材料：

桑叶、菊花、枸杞子各 10 克，杏仁粉 50 克，果冻粉 15 克，白糖 25 克

做法：

①桑叶洗净，煎取药汁备用。

②杏仁粉与果冻粉置入锅中，加入药汁，以小火加热慢慢搅拌，沸腾后关火，倒入盒中待凉，移入冰箱冷藏凝固。

③菊花、枸杞子洗净入锅，倒入 500 毫升清水煮沸，加入白糖搅拌溶化备用；将凝固的杏仁冻切块，与备好的汤混合即可食用。

功效：

本品具有疏风清热、清肝明目的功效。

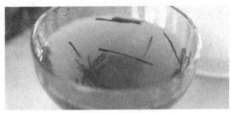

● 黄精炖猪肉

材料：

猪瘦肉 200 克，黄精 50 克，葱、生姜、食盐、料酒各适量

做法：

①将材料洗净，切成小块入锅，加适量水、葱、生姜、食盐、料酒，隔水蒸。

②待肉熟后加味精即可，分两次服，同时要减少其他主食的摄入。

功效：

本品具有养心脾、补肝肾的功效，适合肝肾阴虚型的白内障患者食用，症见五心烦热、口干尿多、潮热盗汗、腰膝酸软、视力模糊等。

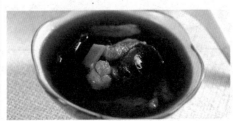

第七章 皮肤科、五官科疾病

66

223

角膜炎

角膜炎是由病毒或细菌感染引起的角膜组织炎症，俗称上星或长翳，医学属聚星障和花翳白陷范围。如果角膜组织遭到破坏，可以形成不透明的白色疤痕，称云翳或白斑，影响视力。角膜炎有浅层点状角膜炎及溃疡性角膜炎两种。

● 症状

点状角膜炎的患者会怕光、流泪、视物模糊。有不同程度的睫状充血，越靠近角膜边缘，充血现象越明显。角膜上有灰白色的细小浸润点。浸润点多能吸收，不留痕迹。

溃疡性角膜炎的患者角膜上可见灰白、带黄色的单个或多个点状、条状、片状混浊。患者有怕光、流泪、疼痛，及轻重不等的睫状充血等现象。

● 手诊流程

（1）无名指下方的1线上出现"岛"形纹，提示有眼病。

（2）2线过于短浅，易得角膜炎。

（3）无名指下的2线上出现"岛"形纹。

● 病因

细菌、病毒、真菌，其他还有棘阿米巴、梅毒、结核、麻风等病原体都是引起角膜炎常见的致病微生物。当机体包括眼部抵抗力下降，或角膜上皮层受到损伤时，致病微生物就会乘虚而入，引起角膜炎的发生。

● 手疗

手疗部位	步骤	选穴	方法
手心	第一步	眼点	揉法20次
	第二步	眼区	摩法20次
	第三步	心一区	摩法20次
	第四步	肝区	摩法20次

● 小贴士

（1）注意充分休息，使眼睛与新鲜空气多接触，多听轻松音乐。

（2）在饮食上应该多吃含维生素及纤维素的蔬菜及水果。豆类、瘦肉、蛋类等高热量、高蛋白食品因为有利于角膜修复也可以适量多吃。

速效对症手诊手疗法

看手诊病

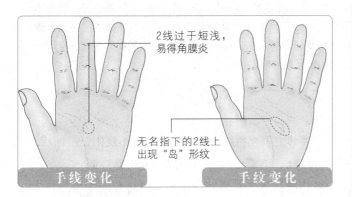

2线过于短浅，
易得角膜炎

无名指下的2线上
出现"岛"形纹

手线变化　　　手纹变化

手疗治病

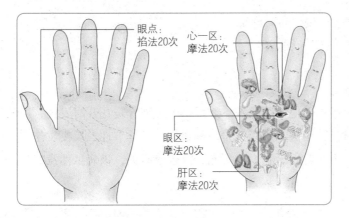

眼点：
掐法20次

心一区：
摩法20次

眼区：
摩法20次

肝区：
摩法20次

专 家 出 诊

　问：怎么预防角膜炎呢？

　答：首先要注意眼部卫生。不要用脏手或脏手帕擦眼睛。当眼中进入异物时，千万不要用手揉眼，特别是角膜异物，如果异物造成角膜损伤，要点抗生素眼药水或药膏来预防感染。其次要注意增强体质。在日常生活中要积极预防感冒等发热性疾病，这对预防角膜炎也有重要作用。

第七章　皮肤科、五官科疾病

角膜炎手操自疗法

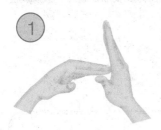

① 一手五指并拢，顶住另一掌（直立掌）的掌心，左右摇摆刺激掌心皮肤。

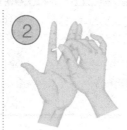

② 张开五指，用木棒均匀点状刺激食指第二节和第三节。

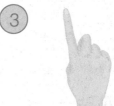

③ 手平伸，手心朝外，迅速缩回大拇指、中指、无名指和小指，只留食指呈现"一"字姿势。

67

225

急性结膜炎

　　急性结膜炎是因为结膜经常与外界接触，受到外界的各种刺激和感染而引起的疾病，可有混合感染和原因不明者。常见的自觉症状有异物感、烧灼感、痒感、怕光、流泪等。结膜炎也可能与感冒和疹病伴同存在，也可由风、粉尘、烟和其他类型的空气污染、电弧、日光的强紫外光和积雪反射的刺激引起。

● 症状

　　（1）结膜充血：越接近穹窿部结膜充血越明显。血管弯曲不规则，呈网状。

　　（2）有多量黏液或脓性分泌物，附着于睑缘，所以晨起不易睁眼。

　　（3）轻者有痒、灼热和异物感；重者有怕光、流泪及眼睑重垂等症。

● 手诊流程

　　（1）无名指下方1线上出现"岛"形纹。

　　（2）3线中央处出现"○"形纹。

● 病因

　　急性结膜炎又被称为春季卡他性结膜炎、红眼病。每当春暖花开时发病，春夏季多发，到秋末天寒时症状消失，所以这是一种过敏性、季节性、反复发作的双眼性结膜炎症，一般认为与花粉、毛发、日光、浮尘等有关。该病虽然没有传染性，但可能并发其他过敏性疾病。

● 手疗

手疗部位	步骤	选穴	方法
手背	第一步	合谷	按法20次
	第二步	二间	按法20次
	第三步	商阳	按法20次
手心	第四步	眼点	揉法20次

● 小贴士

　　（1）洗手是切断红眼病传染最重要的防护措施，所以要勤洗手。

　　（2）如果家中有红眼病病人，毛巾、香皂等日常用品一定要分开使用。

　　（3）在"红眼病"流行高峰期，应暂停游泳等活动，直到情况好转。

速效对症手诊手疗法

看手诊病

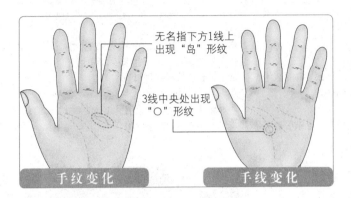

无名指下方1线上
出现"岛"形纹

3线中央处出现
"○"形纹

手纹变化　　　　手线变化

手疗治病

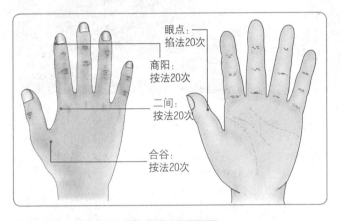

眼点：
掐法20次

商阳：
按法20次

二间：
按法20次

合谷：
按法20次

专家出诊

问：游泳会感染结膜炎吗？

答：游泳池的水经常是用漂白粉来抑制细菌的，漂白粉浓度高，强刺激容易引起眼结膜充血，导致非传染性结膜炎。如果漂白粉浓度低，容易滋生大量细菌病毒，也可能引起传染性结膜炎。所以游泳时应戴上泳镜，隔开水和眼睛的接触。游泳结束后，洗完手后再脱下泳镜，滴几滴具有消炎作用的眼药水，减少感染病菌的概率。如果眼睛出现充血、流泪、干涩、怕光、有异物感等症状，应尽快到医院就诊。

第七章　皮肤科、五官科疾病

急性结膜炎手操自疗法

①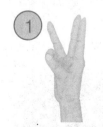

②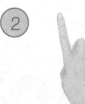

③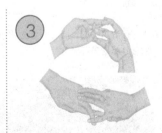

先做"二"字手势，然后迅速伸直无名指，做10次。

手平伸，手心朝外，迅速缩回大拇指、中指、无名指和小指，只留食指呈现"一"字姿势。

两拇指挤压左手小指，左手食指搭靠在中指上，右手食指勾住左手中指。保持18分钟。

68

急性结膜炎的对症药膳

● 枸杞子菊花茶

材料：
白菊花 8 克，枸杞子 15 克，薄荷 5 克，白开水 1 杯

做法：
①将菊花、枸杞子、薄荷洗净备用。
②将上述 3 味药材放入保温杯中，用沸水冲泡。
③加盖闷 10 ~ 15 分钟即可，代茶频饮。

功效：
本品清热泻火、清肝明目，对流行性结膜炎有较好的效果。

● 金针花马齿苋汤

材料：
金针花、马齿苋各 50 克，苍术 10 克

做法：
①将金针花、马齿苋、苍术洗净，备用。
②把金针花、马齿苋、苍术放入锅中。
③加入适量水煮成汤即可。

功效：
本品具有清热解毒、消炎止痛的功效，适合结膜炎、痢疾等热症患者食用。

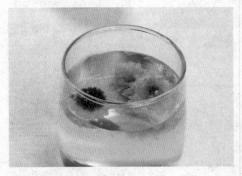

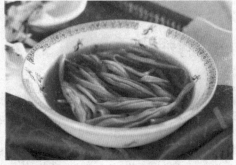

● 丝瓜猪肝汤

材料：
丝瓜 250 克，熟猪肝 75 克，苍术 15 克，高汤适量，食盐 4 克

做法：
①将丝瓜洗净，去皮切片；熟猪肝切片备用。
②苍术洗净备用。
③净锅上火倒入高汤，调入食盐，下入熟猪肝、丝瓜煲至熟即可。

功效：
本品具有清热解毒、清肝明目的功效，对目赤肿痛、眼睛分泌物多等有食疗作用。

● 赤芍银耳饮

材料：
赤芍、柴胡、黄芩、知母、夏枯草、麦门冬各 5 克，牡丹皮 3 克，玄参 3 克，梨子 1 个，白糖 120 克，罐头银耳 300 克

做法：
①将所有的药材洗净，梨子洗净切块，备用。
②锅中加入所有药材，加上适量的清水煎煮成药汁。
③去渣取汁后加入梨、罐头银耳、白糖，煮至滚后即可。

功效：
本品具有滋阴生津、清热泻火、清肝明目的功效，对急性结膜炎有较好的食疗作用。

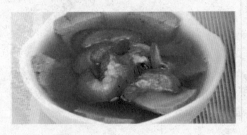

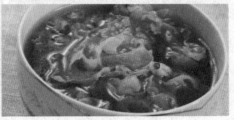

● 菜花炒西红柿

材料：
菜花 250 克，西红柿 200 克，香菜 10 克，食盐、鸡精、食用油各适量

做法：
①菜花去除根部，切成小朵，用清水洗净，焯水，捞出沥水待用；香菜洗净，切小段；西红柿洗净，切小丁。
②锅中加油，烧至六成热。
③将菜花和西红柿丁放入锅中，再调入食盐、鸡精翻炒均匀，盛盘，撒上香菜段即可。

功效：
　　本品能为视网膜提供营养、补充多种维生素，适合结膜炎患者食用。

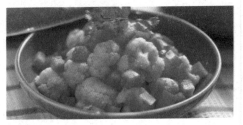

● 银鱼苦瓜

材料：
银鱼干 200 克，苦瓜 300 克，食盐、鸡精、白糖、食用油、料酒各适量

做法：
①银鱼干洗净沥水；苦瓜洗净切片抹食盐，去苦味。
②起油锅，入银鱼干炸香捞出。
③锅内留油，加苦瓜片炒熟，放食盐、鸡精、白糖、料酒调味，再加入银鱼干，翻炒均匀即成。

功效：
　　本品具有清热解毒的功效，适合结膜炎、痢疾等热症患者食用，尤其适合肝火旺盛的患者食用。

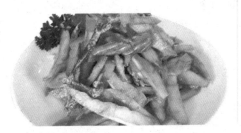

● 银鱼上汤马齿苋

材料：
银鱼 100 克，马齿苋 200 克，食盐 5 克，味精 6 克，上汤适量

做法：
①马齿苋洗净，银鱼洗净。
②将洗净的马齿苋下入沸水中稍余后，捞出后装入碗中。
③将银鱼炒熟，加入上汤、调味料淋在马齿苋上即可。

功效：
　　本品具有清热、解毒、利湿的功效，适合结膜炎、痢疾等热症患者食用。

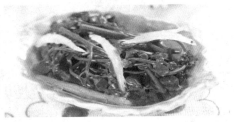

● 西瓜盅

材料：
西瓜 1 个，白糖少许

做法：
①西瓜洗净，从中间一分为二。
②将一半西瓜皮边上刻上精美图案，瓜肉取出用挖球器制成圆球形。
③将瓜肉调入少许白糖，放入瓜盅内即可。

功效：
　　西瓜具有很好的清热、解暑、止渴的作用。本品适合结膜炎、咽喉肿痛、消渴口干者，口、舌唇内生疮者，小便短赤、涩痛者食用。

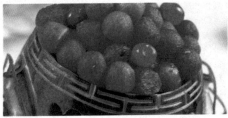

68

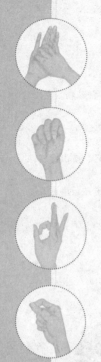

本章看点

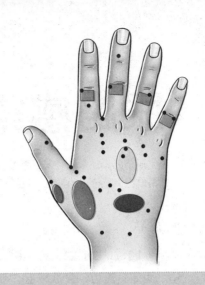

第八章

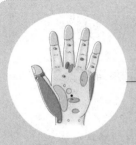

泌尿系统、生殖系统及运动系统疾病

　　泌尿系统、生殖系统对维持人体正常生理功能有着非常重要的作用，由于受到病菌、病毒、微生物等病原体的感染或侵害而引发的一系列疾病，这些疾病统称为泌尿性疾病。运动系统疾病多出现在人体骨骼、关节、肌肉、韧带等部位，通常可能是由于外伤、骨折、畸形、脱位等引起，在临床上有全身性疾病和局部疾病之分，如类风湿性关节炎和肩周炎就分属二者。本章节主要介绍如何判断泌尿系统、生殖系统和运动系统疾病的手诊知识以及手疗方法。

69 尿路感染

尿路感染通常是指泌尿系统受细菌的直接侵犯而引起的炎症性病变。此病以受大肠杆菌侵犯而感染最为常见，也有副大肠杆菌、变形杆菌、葡萄球菌等。

● 症状

（1）急性肾盂肾炎。主要表现有：起病急骤；寒战、畏寒；发热；全身不适、头痛、乏力；食欲减退、恶心、呕吐；腰痛、肾区不适。

（2）慢性肾盂肾炎。慢性发作时的表现可与急性肾盂肾炎一样，但通常要轻得多，甚至无发热、全身不适、头痛等表现。

（3）膀胱、尿道炎。主要表现有：尿频、尿急、尿痛、膀胱区疼痛。

● 手诊流程

（1）小鱼际颜色发青。膀胱一区出现片状红晕或呈白色，肾区颜色发青或有青筋浮现，表明易患膀胱、泌尿系疾病。

（2）手心温度突然升高，坤位青筋浮起，有急性肾盂肾炎并有全身症状。

（3）1线呈链状，2线末端出现羽毛样干扰纹，提示尿路感染。

● 病因

尿路感染是由细菌（极少数可由真菌、原虫、病毒）直接侵袭所引起的。

● 手疗

手疗部位	步骤	选穴	方法
手侧	第一步	肾穴	按法20次
手心	第二步	命门	按法20次
	第三步	生殖区	按法20次
	第四步	太渊	按法20次

● 小贴士

（1）重视身心调节。要多参加一些体育活动，如快步走、慢跑等，以增强体质，改善机体的防御机能，从而减少细菌侵入机体的机会。

（2）保持阴部清洁。要求做到每日用温开水清洗外阴部。男性包皮过长也容易引起尿路感染，必须每日清洗，保持干净。

超简单手疗消百病全书

速效对症手诊手疗法

看手诊病

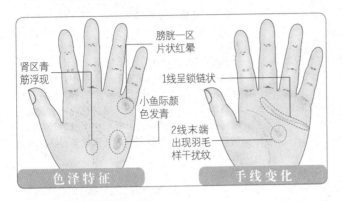

肾区青筋浮现

膀胱一区片状红晕

1线呈锁链状

小鱼际颜色发青

2线末端出现羽毛样干扰纹

色泽特征　　　　　手线变化

手疗治病

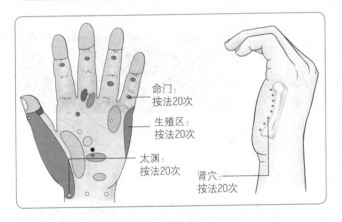

命门：按法20次

生殖区：按法20次

太渊：按法20次

肾穴：按法20次

专家出诊

问：我们假期去旅游度蜜月，怎么回来就得了急性尿路感染了？

答：由于旅游中上厕所不方便，许多旅游者怕上厕所就尽量少喝水，有尿意时也忍着，结果旅游还没结束，就出现尿频、尿急、尿痛等急性尿路感染的症状；新婚夫妇出游回来，出现尿频、尿急、尿痛、腰部酸痛、疲乏、食欲不振、体温升高等症状，原因就是性交过频，没有及时补充水分，每次性交后没有马上排尿，甚至旅行中长时间憋尿，这种发生在新婚期间的尿路感染也被称为"蜜月病"。

尿路感染手操自疗法

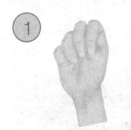

① 握拳掌心向内，拇指内收，放在无名指与小指的指缝中，用力收缩其余四指。

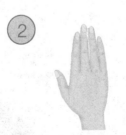

② 把1角硬币竖放在中指及无名指的根底部指缝里，男左女右。

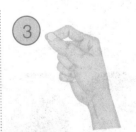

③ 右手空心握拳，微屈五指，大拇指对挤食指，两指指尖相挝。

69

尿路感染的对症药膳

● 玉米须荷叶粥

材料：
玉米须、荷叶各 10 克，决明子 20 克，大米 100 克，食盐 1 克，葱 5 克

做法：
①大米洗净置冷水中泡发半个小时，捞出沥干；玉米须洗净，稍浸泡后，捞出沥干；决明子、荷叶洗净；葱洗净，切圈。
②锅置火上，先下入决明子、荷叶和玉米须，加适量水煎汁，去渣留汁。
③再放入大米煮至米粒开花、浓稠，调入食盐拌匀，撒上葱即可。

功效：
　　此粥可清热利水、润肠通便、降压降糖，适用于肝火旺盛或肝阳上亢所致的高血压病以及尿路感染、糖尿病、便秘等。

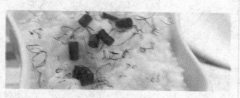

● 板蓝根西瓜汁

材料：
板蓝根 20 克，白茅根 20 克，红肉西瓜 300 克，甘草 5 克，果糖 2 小匙

做法：
①将板蓝根、白茅根、甘草洗净，沥水，备用。
②全部药材与清水 150 毫升置入锅中，以小火加热至沸腾，约 1 分钟后关火，滤取药液降温备用。
③西瓜去皮，切小块，放入果汁机内，加入凉凉的药和果糖，搅拌均匀，倒入碗中，即可饮用。
功效：板蓝根味苦性寒，具有清热解毒、凉血消肿的

功效：
　　白茅根具有凉血解毒、利尿通淋的功效，对少尿、尿痛、血尿等均有疗效；西瓜是清热利尿佳果；甘草清热解毒。以上四味搭配，对膀胱湿热引起的尿道炎有食疗效果。

● 通草车前子茶

材料：
通草、车前子、玉米须各 5 克，白糖 15 克

做法：
①将通草、车前子、玉米须洗净，盛入锅中，加 350 毫升水煮茶。
②大火煮开后，转小火续煮 15 分钟。
③最后加入白糖即成。

功效：
　　本品清泄湿热、通利小便，可治尿道炎，小便涩痛、困难、短赤等症。

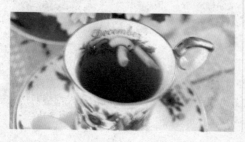

● 石韦蒸鸭

材料：
石韦 10 克，鸭肉 300 克，食盐、清汤各适量

做法：
①石韦用清水冲洗干净，用布袋包好。
②混入杀好去骨洗净的鸭肉中，加清汤，上笼蒸至鸭肉熟烂。
③捞起布袋丢弃，加食盐调味即可。

功效：
　　本品具有清热生津、利水通淋的功效，适合尿路感染、急性肾炎、肾结石等患者食用。

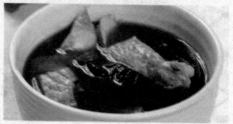

◉ 车前子田螺汤

材料：
田螺（连壳）1000 克，车前子 50 克，红枣 10 颗，食盐适量

做法：
①先用清水浸养田螺 1~2 天，经常换水以漂去污泥，洗净，钳去尾部。
②车前子、红枣均洗净。
③把田螺、车前子、红枣放入开水锅内，大火煮沸，改小火煲 2 个小时，调食盐即可。

功效：
　　本品具有利水通淋、清热祛湿的功效，对湿热蕴结型尿路感染、前列腺炎等属于膀胱湿热症者。

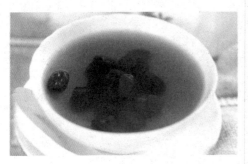

◉ 车前子荷叶茶

材料：
荷叶干品、车前子、枸杞子各 5 克

做法：
①将干荷叶、车前子、枸杞子分别用清水洗净，备用。
②锅洗净，置于火上，将干荷叶、车前子、枸杞子一起放入锅中，加入适量清水，以大火煮沸后熄火，加盖闷泡 10 ~ 15 分钟。
③滤出茶渣后即可饮用。

功效：
　　车前子、荷叶均具有清热解毒、利尿通淋的功效，适合湿热型尿路感染的患者服用，可缓解尿频、尿急、尿痛等相关症状。

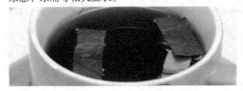

◉ 苦参黄柏饮

材料：
黄柏、金银花、苍术各 6 克，苦参 10 克，生甘草 5 克，白糖适量

做法：
①将黄柏、金银花等以上 5 味药材分别洗净。
②砂锅内放入以上药材，加入适量清水，大火烧沸，改用小火煎煮 25 分钟，关火。
③去渣取液，加入白糖，搅匀即成。

功效：
　　黄柏、苦参、苍术清热燥湿，抑菌杀虫，消肿止痒，对湿热下注引起的外阴瘙痒、尿路感染以及湿疹等皮肤病均有很好的疗效。

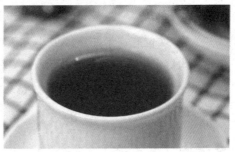

◉ 苦瓜牛蛙汤

材料：
牛蛙 250 克，苦瓜 200 克，冬瓜 100 克，清汤适量，食盐 6 克，姜片 3 克

做法：
①将苦瓜去籽，洗净，切厚片，用食盐水稍泡；冬瓜洗净，切片备用。
②牛蛙处理干净，斩块，余水备用。
③净锅上火倒入清汤，调入食盐、姜片烧开，下入牛蛙、苦瓜煲至成熟即可。

功效：
　　本品具有清热利尿、祛湿消肿等功效，适合湿热型慢性尿道炎患者食用。

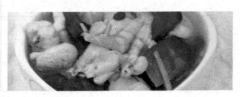

泌尿系结石

泌尿系结石是泌尿系的常见病。结石可见于肾、膀胱、输尿管和尿道的任何部位。但以肾与输尿管结石最为常见。

● 症状

临床表现因结石所在部位不同而有异。肾与输尿管结石的典型表现为肾绞痛与血尿。在结石引起绞痛发作以前，患者没有任何感觉，由于某种诱因，如剧烈运动、劳动、长途乘车等，患者会突然出现一侧腰部剧烈的绞痛，并向下腹及会阴部放射，伴有腹胀、恶心、呕吐、程度不同的血尿。

● 手诊流程

（1）坎位有"米"字纹或小方形纹符号，小指下坤位有三角形纹、"米"字纹，均提示患有前列腺结石信号。

（2）3线末端有小"岛"形纹，3线凝敛而较短，约占全线长2/3，提示易患肾及尿路结石症。

● 病因

（1）解剖结构异常。如尿路梗阻，导致晶体或基质在引流较差部位沉积，尿液滞留继发尿路感染，有利于结石形成。

（2）尿液因素。形成结石物质排出过多；尿酸性减低，pH增高；尿量减少，使食盐类和有机物质的浓度增高；尿中抑制晶体形成物质含量减少等。

● 手疗

手疗部位	步骤	选穴	方法
手背	第一步	腰腿脊反射区	按法20次
手侧	第二步	肾穴	摩法20次
	第三步	生殖穴	摩法20次

● 小贴士

（1）平时要少吃动物蛋白，例如动物的肉、内脏要少吃。

（2）要少吃一些食盐，尽量保持清淡的饮食。

（3）不要喝浓茶，要喝一些清茶或水。

速效对症手诊手疗法

看手诊病

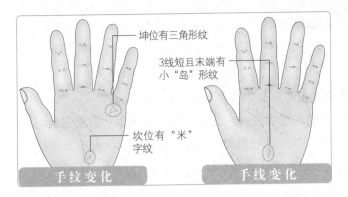

坤位有三角形纹

3线短且末端有小"岛"形纹

坎位有"米"字纹

手纹变化　手线变化

手疗治病

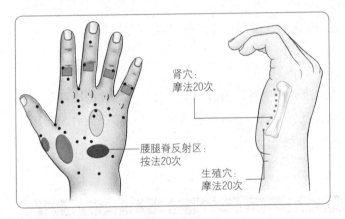

肾穴：
摩法20次

腰腿脊反射区：
按法20次

生殖穴：
摩法20次

泌尿系结石手操自疗法

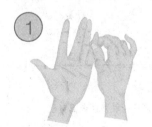

① 用拇指和食指从根部螺旋状捻按另一手掌小指。

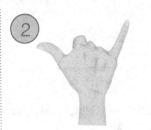

② 掌心向外，呈"六"字形状，快速内缩中间三指6次。

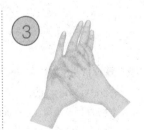

③ 右手拇指、食指揪捏小指掌骨延伸线直至腕横纹处的皮肤。

专家出诊

问：肾结石患者在临睡前可以喝牛奶吗？

答：牛奶中含有色氨酸，所以晚间喝牛奶有助于睡眠。这对于健康者来说，晚间喝牛奶是有益的，如果是肾结石患者或已治愈者，情况就不是这样了。结石形成就是钙在尿中浓度短时间突然增高。饮牛奶后2~3小时，正是钙通过肾脏排除的高峰，如果此时人体正处于睡眠状态，尿液浓缩，钙通过肾脏较多，容易形成结石。所以，肾结石患者不要在临睡前饮牛奶，可在晚上临睡前4个小时饮用。

70

肾炎

肾炎的种类很多，根据最初发病原因可分为原发性肾小球肾炎与继发性肾小球肾炎。按照时间来划分，则分为急性肾炎与慢性肾炎，又称为急性肾小球肾炎与慢性肾小球肾炎。

● 症状

（1）高血压。这是肾炎发生的典型症状表现。

（2）神经系统症状。主要表现为头痛、恶心、呕吐、失眠、思维迟钝等。严重肾炎患者还可有视力障碍，甚至出现黑蒙、昏迷、抽搐等症状表现。

（3）贫血。肾炎患者在临床上多并有贫血症状，出现乏力和头晕。

● 手诊流程

（1）1线直贯全掌，提示尿频、肾炎信号。

（2）3线下端肾区上有小方形纹，提示有肾囊肿倾向。

● 病因

慢性肾炎起始因素多为免疫介导炎症，但导致病情迁延及恶化的因素除免疫外，非免疫、非炎症因素也占重要地位。急性肾炎多见于链球菌感染后，而其他细菌、病毒及寄生虫感染也可引起。

● 手疗

手疗部位	步骤	选穴	方法
手侧	第一步	肾穴	摩法20次
	第二步	肝胆穴	摩法20次
	第三步	脾胃穴	摩法20次
手心	第四步	中冲	摩法20次

● 小贴士

肾炎的保养和预防：

（1）生活要规律。应当养成良好的生活习惯，从而保持弱碱性体质，使肾病远离自己。

（2）参加有氧运动，适当锻炼身体。

（3）保持良好的心情。

（4）远离烟、酒。毫无节制地抽烟喝酒，易导致人体的酸化，患上肾炎。

速效对症手诊手疗法

看手诊病

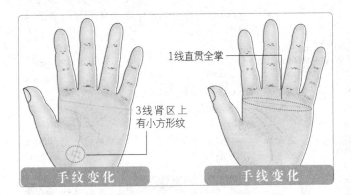

1线直贯全掌

3线肾区上
有小方形纹

手纹变化　　　　　　手线变化

手疗治病

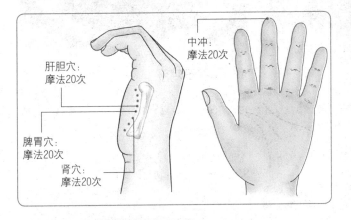

中冲：
摩法20次

肝胆穴：
摩法20次

脾胃穴：
摩法20次

肾穴：
摩法20次

专家出诊

问：前一阵子很忙，每天加班到很晚，腰膝酸软也没在意，现在一检查竟然是肾炎，这是怎么回事啊？

答：据临床调查，约有70％的肾炎患者发病与长期过度劳累有关。所以当一段时间内非常劳累，并出现腰酸腰痛、尿中泡沫增多、夜尿增多、尿量减少、血尿、尿白蛋白排泄增多、眼睑或下肢浮肿、头晕等症状时，就要到医院检查，迅速采取措施，以免延误肾炎的治疗。

肾炎手操自疗法

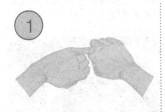

① 用右手五指呈离心方向缓慢地拔伸左手小指根部15次。

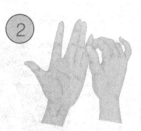

② 用拇指和食指从根部螺旋状捻按另一手掌小指。

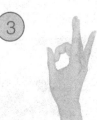

③ 伸掌，突然中指向大拇指弯缩，食指、无名指及小指仍伸直。

第八章　泌尿系统、生殖系统及运动系统疾病

71

肾炎的对症药膳

● 车前子空心菜猪肾汤

材料：

车前子 150 克，猪肾 1 只，空心菜 100 克，生姜少许，食盐 6 克，味精 3 克

做法：

①车前子洗净，加水 800 毫升，煎至 400 毫升。

②猪肾、空心菜洗净，猪肾切片，空心菜切段。

③再将猪肾、空心菜放入车前子水中，加入生姜片和食盐，继续煮至熟，入味精即可。

功效：

本品具有补肾壮腰、利水通淋的功效，适合肾气亏虚的慢性肾炎患者食用。

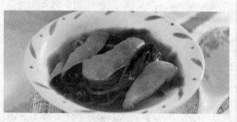

● 赤小豆炖鲫鱼

材料：

鲫鱼 1 条（约 350 克），赤小豆 500 克，车前子 10 克

做法：

①将鲫鱼处理干净；赤小豆、车前子洗净，备用。

②将鲫鱼、赤小豆、车前子放入锅内，加 2000~3000 毫升水清炖。

③炖至鱼熟豆烂即可。

功效：

本品具有健脾渗湿、利水消肿的功效，可辅助治疗湿热型慢性肾炎。

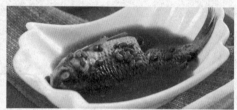

● 玉米须鲫鱼煲

材料：

鲫鱼 450 克，玉米须 90 克，莲子 5 克，食盐、味精各少许，葱段、姜片各 5 克，食用油适量

制作：

①将鲫鱼处理干净，在鱼身上打上几刀；玉米须洗净；莲子肉洗净备用。

②锅上火倒入油，将葱段、姜片炝香，下入鲫鱼略煎，倒入水，加入玉米须、莲子肉煲至熟，调入食盐、味精即可。

功效：

本品具有健脾益气、利水消肿的功效，对肾炎水肿、少尿、血尿的患者有很好的食疗作用。

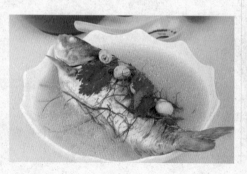

● 绿豆田鸡汤

材料：

田鸡 300 克，绿豆、海带各 50 克，食盐、鸡精各 5 克

做法：

①田鸡处理干净，去皮，切段，氽水；绿豆洗净，浸泡；海带洗净，切片，浸泡。

②锅中放入田鸡、绿豆、海带，加入清水，以小火慢炖。

③待绿豆熟烂之后调入食盐和鸡精即可。

功效：

本品具有清热滋阴、利尿消肿的功效，适合肝肾阴虚型慢性肾炎患者食用。

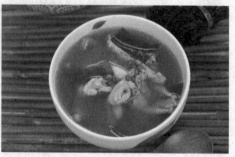

超简单手疗消百病全书

● 茯苓鸽子煲

材料：

鸽子300克，茯苓30克，食盐4克，姜片2克

做法：

①将鸽子宰杀净，斩成块汆水；茯苓洗净备用。

②净锅上火倒入水，放入姜片，下入鸽子、茯苓煲至熟，调入食盐调味即可。

功效：

本品具有健脾益气、补肾助阳、利水消肿的功效，适合慢性肾炎伴脾气虚弱、食欲不振的患者食用。

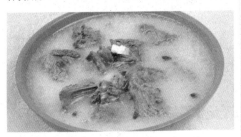

● 螺片玉米须黄瓜汤

材料：

海螺2个，黄瓜100克，玉米须30克，花生油10毫升，葱段、姜片、鸡精各3克，香油2毫升，食盐少许

做法：

①将海螺去壳洗净切成大片，玉米须洗净，黄瓜洗净切丝备用。

②炒锅上火倒入花生油，将葱、姜炝香，倒入水，下入黄瓜、玉米须、螺片，调入精食盐、鸡精烧沸，淋入香油即可。

功效：

本品有清热利尿、滋阴生津，适合肝肾阴虚型慢性肾炎患者食用。

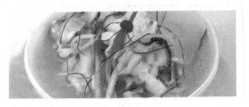

● 螺肉煲西葫芦

材料：

田螺肉300克，西葫芦125克，高汤适量，食盐少许

做法：

①将田螺肉洗净，西葫芦洗净切方块备用。

②净锅上火倒入高汤，下入西葫芦、螺肉、食盐煲至熟即可。

功效：

本品具有滋阴解渴、利尿通淋、清热消肿的功效，适合肝肾阴虚型慢性肾小球肾炎患者食用。

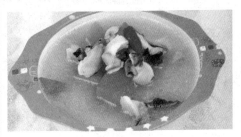

● 冬瓜竹笋汤

材料：

素肉块35克，冬瓜200克，竹笋100克，黄柏及知母各10克，食盐、香油各适量

做法：

①将素肉块洗净，放入清水中浸泡至软化，然后取出挤干水分备用；将冬瓜用清水洗净，切块备用；将竹笋用清水洗净，备用。

②黄柏、知母均用清水洗净，放入棉布袋中，和600毫升清水一起放入锅中，以小火煮沸。

③加入素肉块、冬瓜、竹笋混合煮沸，至熟后关火，取出棉布袋，加入食盐、香油即可食用。

功效：

冬瓜和竹笋都属于高钾低钠食物，可排钠降压、利尿消肿，并且还有清热泻火的作用。此外，黄柏和知母具有清热解毒等功效。此汤很合适内肾炎患者食用。

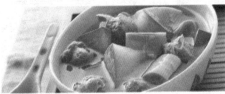

男性性功能障碍

男性性功能障碍并不是一个孤立的疾病，而是男性在性活动过程中，包括性欲唤起、阴茎勃起、阴茎插入阴道、阴茎维持相当时间勃起状态和射精这五个连续的环节，其中任何一个环节发生障碍就可以称为性功能障碍。

● 症状

常见的症状有性欲低下、性厌恶、性欲亢进和性欲倒错、勃起障碍、插入障碍、射精障碍。射精障碍包括：射精过早、不射精和逆行射精。

● 手诊流程

（1）11线呈"人"字形，且有很多干扰线切过，提示男性性生活过度，导致性功能低下。

（2）11线前端出现"十"字纹或"岛"形纹，提示性生活有障碍。

● 病因

（1）婚姻状况不好，夫妻不和睦，很难产生性欲望。

（2）某些疾病像先天性小睾丸、隐睾、睾丸萎缩，甲状腺功能亢进或减退，肝、肾、心、肺功能衰竭都可引起性欲低下。

（3）长期酗酒、吸毒亦会使性欲下降。

● 手疗

手疗部位	步骤	选穴	方法
手心	第一步	命门	揉法20次
	第二步	生殖区	揉法20次
手侧	第三步	肾穴	揉法20次
	第四步	生殖穴	揉法20次

● 小贴士

（1）遇到烦恼忧伤，应冷静思考，不应长期背上精神负担，及时放松与调整紧张心态，缓和与消除焦虑不安的情绪。

（2）避免不良生活习惯，避免不健康的饮食习惯，减少应酬，避免酗酒，控制饮食，充分认识到戒烟的重要性和必要性。

速效对症手诊手疗法

看手诊病

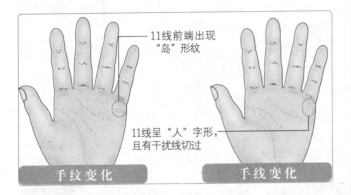

11线前端出现"岛"形纹

11线呈"人"字形，且有干扰线切过

手纹变化　　　手线变化

手疗治病

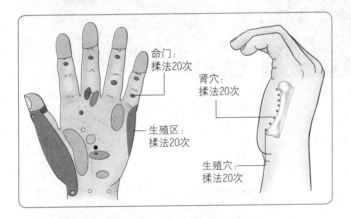

命门：揉法20次

肾穴：揉法20次

生殖区：揉法20次

生殖穴：揉法20次

专　家　出　诊

问：性功能障碍一旦出现就很伤男人自尊，怎么预防呢？

答：不要因为一两次性交失败而自卑担忧；性交时思想要集中，特别是在达到性快感高峰即将射精时，更要思想集中。夫妻分床一段时间，避免各类性刺激，使中枢神经和性器官得到充分休息，实践证明这样可以有效防治性功能障碍。多吃壮阳食物，如狗肉、羊肉、麻雀、核桃、牛鞭、羊肾等，含精氨酸的食物，如山药、银杏、冻豆腐、鳝鱼、海参、墨鱼、章鱼等，都有助于提高性功能。

第八章　泌尿系统、生殖系统及运动系统疾病

男性性功能障碍手操自疗法

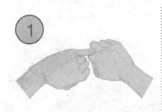

① 用右手五指呈离心方向缓慢地拔伸左手小指根部15次。

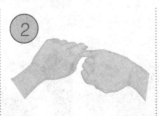

② 用左手五指呈离心方向缓慢地拔伸右手小指根部15次。

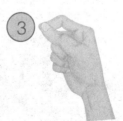

③ 右手空心握拳，微屈五指，大拇指对挤食指，两指指尖相掐。

72

男性性功能障碍的对症药膳

● 虫草海马炖鲜鲍

材料：

新鲜大鲍鱼1只，海马4只，光鸡500克，猪瘦肉200克，金华火腿30克，冬虫夏草10克，生姜2片，花雕酒、味精、食盐、鸡粉、浓缩鸡汁各适量

做法：

①海马、鲍鱼、光鸡洗净，鸡剁块；猪瘦肉、火腿均洗净切粒；冬虫夏草洗净。

②所有材料放入锅中隔水炖4个小时即可。

功效：

本品具有滋阴补肾、壮阳填精的功效，适合阳事不举、痿软不用的患者食用。

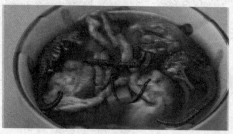

● 红枣鹿茸羊肉汤

材料：

羊肉300克，鹿茸5克，红枣5颗，食盐6克。

做法：

① 将羊肉洗净，切块。

② 鹿茸、红枣洗净备用。

③ 净锅上火倒入水，调入食盐，下入羊肉、鹿茸、红枣，煲至熟即可。

功效：

本品具有补肾壮阳、强身健体的功效，适合肾阳虚型阳痿、遗精、精冷不育等患者食用。

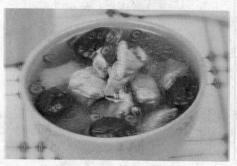

● 桑螵蛸鸡汤

材料：

桑螵蛸10克，红枣8颗，鸡腿1只，鸡精5克，食盐2小匙

做法：

①鸡腿剁块，放入沸水汆烫，捞起冲净；桑螵蛸、红枣洗净。

②鸡肉、桑螵蛸、红枣一起盛入煲中，加7碗水以大火煮开，转小火续煮30分钟。

③加入鸡精、食盐调味即成。

功效：

本品滋补肝肾、固精止遗，可调理肾虚早泄、遗精，也可改善头晕目眩，眼眶发黑，腰酸乏力等症。

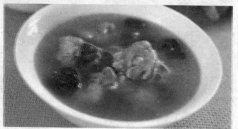

● 当归牛尾虫草汤

材料：

当归30克，虫草8克，牛尾1条，瘦肉100克，食盐适量

做法：

①瘦肉洗净，切大块；当归用水略冲；虫草洗净。

②牛尾去毛，洗净，切成段。

③将以上所有材料一起放入砂锅内，加适量清水，待瘦肉煮熟，调入食盐即可。

功效：

此汤具有添精补髓、补肾壮阳的功效。

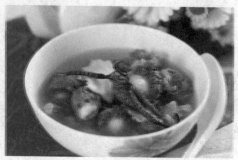

● 杜仲鹌鹑汤

材料：

鹌鹑 1 只，杜仲 20 克，山药 100 克，枸杞子 25 克，红枣 6 颗，生姜 5 片，食盐 8 克，味精 3 克

做法：

①鹌鹑洗净去内脏，剁成块。

②杜仲、枸杞子、山药、红枣、生姜洗净。

③把以上用料放入锅内，加水适量，大火煮开后，改小火煲 3 个小时，再调食盐、味精即可。

功效：

　　本品具有补肾壮阳、强腰壮骨的功效，对肾虚阳痿、腰膝酸软的患者有很好的食疗作用。

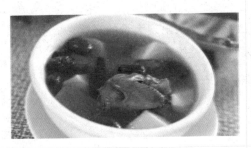

● 牛鞭汤

材料：

牛鞭 1 副，生姜 1 块，食盐适量

做法：

①牛鞭切段，放入沸水中余烫，捞出洗净；生姜洗净，切片。

②将牛鞭、姜片放入锅中，加水至盖过材料，以大火煮开后转小火慢炖约 30 分钟。

③起锅前加食盐调味即成。

功效：

　　本品具有改善性性功能障碍的功效，适合肾阳不足引起的阳痿、早泄等患者食用。

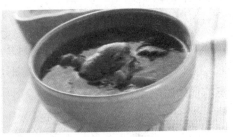

● 三参炖三鞭

材料：

牛鞭、鹿鞭、羊鞭各 200 克，花旗参、人参、沙参各 5 克，老母鸡 1 只，食盐 5 克，味精 3 克

做法：

①将各种鞭削去尿管，切成片。

②各种参洗干净；老母鸡洗净。

③用小火将老母鸡、三参、三鞭一起煲 3 个小时，调入食盐和味精调味即可。

功效：

　　牛鞭、鹿鞭、羊鞭均是补肾壮阳的良药，人参、花旗参、沙参可益气补虚、滋阴润燥，可改善阳痿症状。

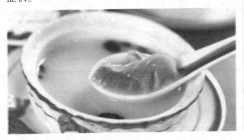

● 枸杞子韭菜炒虾仁

材料：

枸杞子 10 克，虾 200 克，韭菜 250 克，食盐 5 克，味精 3 克，料酒、淀粉适量

做法：

①将虾去壳洗净；韭菜洗净切段；枸杞子洗净泡发。

②将虾抽去泥肠，放入淀粉、食盐、料酒，腌渍 5 分钟。

③锅置火上放油烧热，下入虾仁、韭菜、枸杞子炒至熟，调入食盐和味精即可。

功效：

　　本品具有益肾固精、提升性欲的功效，十分适合肾虚阳痿、早泄滑精、腰酸胀痛等病症者食用。

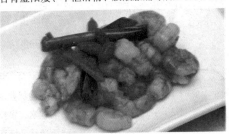

72

(73) 前列腺炎

前列腺炎可分为非特异性细菌性前列腺炎、特发性细菌性前列腺炎、特异性前列腺炎、非特异性肉芽肿性前列腺炎、其他病原体引起的前列腺炎、前列腺充血和前列腺痛。

● 症状

常伴有尿急、尿频、尿时会阴部疼痛、余尿不尽、尿白浊，并有炎性分泌物从尿道排出，及神疲乏力、腰膝怕冷等症状。经常同时发生急性膀胱炎等。急性炎症病变严重或未彻底治疗就会转为慢性前列腺炎。

● 手诊流程

（1）前列腺一区出现片状红斑，且前列腺二区出现大量的竖纹，提示患有慢性前列腺炎。膀胱炎的掌纹特征与其相似，只是纹理略高一些。

（2）前列腺一区会出现"岛"形纹，并在前列腺二区出现凌乱竖纹，提示患有前列腺增生。

（3）无名指下有"丰"字形。

● 病因

（1）性生活不正常、长时间骑自行车、骑马或久坐，前列腺按摩过重或过于频繁都会造成前列腺充血而引发前列腺炎。

（2）尿液刺激，淋球菌、非淋球菌等病原微生物感染等原因也可能导致前列腺炎。

● 手疗

手疗部位	步骤	选穴	方法
手侧	第一步	肾穴	按法20次
	第二步	生殖穴	按法20次
手心	第三步	劳宫	按法20次
手背	第四步	阳池	按法20次
手心	第五步	神门	按法20次

● 小贴士

（1）男性一旦出现尿频、尿急等症状要及早去医院就诊，争取在急性期内一次性治愈。

（2）平时要保持大便通畅，多饮水，多排尿。

超简单手疗消百病全书

速效对症手诊手疗法

看手诊病

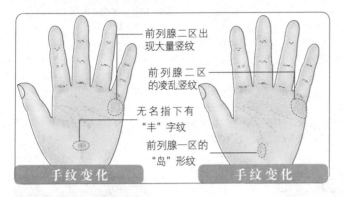

前列腺二区出现大量竖纹

前列腺二区的凌乱竖纹

无名指下有"丰"字纹

前列腺一区的"岛"形纹

手纹变化　　　　手纹变化

手疗治病

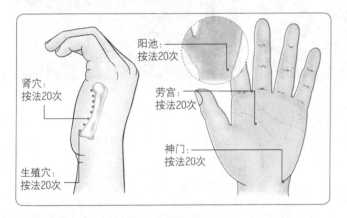

阳池：
按法20次

肾穴：
按法20次

劳宫：
按法20次

生殖穴：
按法20次

神门：
按法20次

专家出诊

问：前列腺炎的诱因有哪些呢？

答：性生活过频、性交被迫中断、或过多的手淫，或者性生活过度节制，产生长时间的自动兴奋，都会造成前列腺炎；骑自行车、骑马、久坐等长时间直接压迫会阴部，可能导致会阴部反复损伤和前列腺充血进而造成前列腺炎；此外酗酒、贪食油腻食物等不良生活习惯容易导致湿热内生，蕴积于生殖器官，引发前列腺炎。

前列腺炎手操自疗法

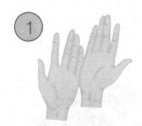

① 两手掌心向上，掌跟相抵，两手前后相互摩擦，不限次数。

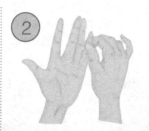

② 用拇指和食指从根部螺旋状捻按另一手掌小指。

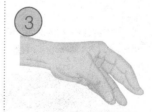

③ 左手空心握拳，微屈五指，大拇指与小指指尖相掐。

第八章　泌尿系统、生殖系统及运动系统疾病

73

前列腺炎的对症药膳

● 竹叶茅根饮

材料：

鲜竹叶、白茅根各 15 克

做法：

①鲜竹叶、白茅根洗净。

②将鲜竹叶、白茅根放入锅中，加水 750 毫升，煮开后改小火煮 20 分钟。

③滤渣取汁饮。

功效：

本品具有凉血止血、清热利尿的功效，可用于小便涩痛、排出不畅、或尿血伴腰酸胀痛等症及前列腺炎的食疗。

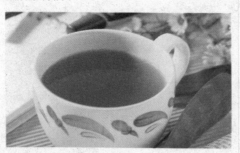

● 桑葚猕猴桃奶

材料：

桑葚 80 克，猕猴桃 1 个，牛奶 150 毫升

做法：

①将桑葚洗干净。

②猕猴桃洗干净，去掉外皮，切成大小适合的块。

③将桑葚、猕猴桃放入果汁机内，加入牛奶，搅拌均匀即可。

功效：

本品具有增加锌含量、利尿生津的功效，适合前列腺患者食用。

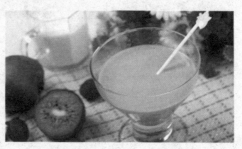

● 薏苡仁瓜皮鲫鱼汤

材料：

鲫鱼 250 克，冬瓜皮 60 克，薏苡仁 30 克，生姜 3 片，食盐少许

做法：

①将鲫鱼剖洗干净，去内脏，去鳃；冬瓜皮、薏苡仁分别洗净。

②将鲫鱼、冬瓜皮、薏苡仁、生姜放进汤锅内，加适量清水，盖上锅盖。

③用中火烧开，转小火再煲 1 个小时，加食盐调味即可。

功效：

本品清热解毒、利水消肿，可用于湿热下注所引起的前列腺炎、尿路感染、肾炎水肿等症的食疗。

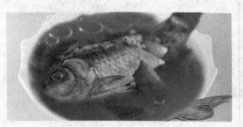

● 茯苓西瓜汤

材料：

西瓜、冬瓜各 500 克，茯苓 15 克，蜜枣 5 颗，食盐适量

做法：

①将冬瓜、西瓜洗净，切成块；蜜枣洗净。

②茯苓洗净，备用。

③将清水煮入锅内，煮沸后加入冬瓜、西瓜、茯苓，大火煲开后，改用小火煲 3 个小时，加食盐调味即可。

功效：

本品具有补肾强腰、利尿通淋的功效，适合慢性前列腺患者食用，可减轻前列腺增生、小便不利等症状。

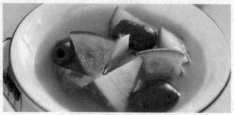

● 马齿苋荠菜汁

材料：

鲜马齿苋、鲜荠菜各 100 克

做法：

①把鲜马齿苋、鲜荠菜去杂洗净，在温开水中浸泡 30 分钟，取出后连根切碎，放到榨汁机中，榨成汁。

②把榨后的马齿苋、荠菜渣用适量温开水浸泡 10 分钟，重复绞榨取汁，合并两次的汁，用纱布过滤。

③把滤后的马齿苋、荠菜汁放在锅里，用小火煮沸即可。

功效：

此汤可清热解毒、利湿泻火，对急性前列腺炎、尿路感染均有疗效。

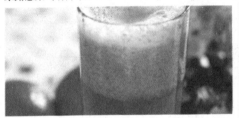

● 白菜薏苡仁粥

材料：

大米、薏苡仁各 50 克，芹菜、白菜各适量，食盐少许

做法：

①大米、薏苡仁均泡发洗净，芹菜、白菜均洗净，切碎。

②锅置火上，倒入清水放入大米、薏苡仁煮至米粒开花。

③加入芹菜、白菜煮至粥稠时，调入食盐拌匀即可。

功效：

薏苡仁具有利水消肿、健脾去湿、舒筋除痹、清热排脓的功效。本品可清热利水、解毒排脓，患有前列腺炎、前列腺增生的男性可经常食用。

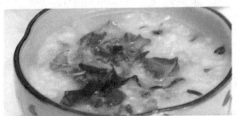

● 花生松子粥

材料：

花生米 30 克，松子仁 20 克，大米 80 克，食盐 2 克，葱 8 克

做法：

①大米泡发洗净；松子仁、花生米均洗净；葱洗净，切花。

②锅置火上，倒入清水，放入大米煮开。

③加入松子仁、花生米同煮至浓稠状，调入食盐拌匀，撒上葱花即可。

功效：

松子可强阳补骨、滑肠通便；花生富含多种不饱和脂肪酸，可加强前列腺功能，对男性前列腺炎、前列腺增生均有一定的食疗作用。

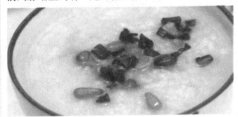

● 茅根冰糖粥

材料：

鲜白茅根适量，粳米 100 克，冰糖 10 克

做法：

①粳米泡发洗净；白茅根洗净，切段。

②锅置火上，倒入清水，放入粳米，以大火煮至米粒开花。

③加入白茅根煮至浓稠状，调入冰糖煮融即可。

功效：

白茅根具有清热利尿、凉血止血的功效，对尿道炎、前列腺炎、急性肾炎、急性肾盂肾炎、膀胱炎皆有很好的疗效。

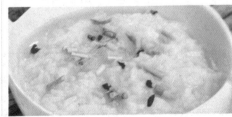

衣原体、支原体感染

衣原体、支原体主要是寄生在人体的致病微生物。沙眼衣原体感染部位比较多，能引起非淋菌性尿道炎或是感染引起肺炎；可引起男性生殖系统的附睾炎甚至是前列腺炎；可引起女性阴道炎、输卵管炎，甚至于引起女性的不育症或宫外孕。

● 症状

（1）女性可有白带增多、稍有臭味、阴道和外阴瘙痒、下腹部不适。如感染上行可累及子宫内膜、输卵管及盆腔，可出现下腹部疼痛、不规则阴道出血等。

（2）男性可有尿黄、尿道口微红、尿频、尿不尽、偶尔尿道痛、烧灼感、尿滴沥、个别人排尿不畅；腰酸、下腹部隐胀痛、睾丸胀痛、会阴部不适。

● 手诊流程

（1）有6线切过1线，出现4线并且切过2线，提示衣原体、支原体感染。

（2）3线尾端有"十"字状纹，或"井"字状纹，或"米"字状纹，或"岛"纹，提示人体抵抗力下降，易受衣原体、支原体感染。

● 病因

支原体、衣原体属人体中的条件致病菌，与人体的抵抗力有关，可以通过性生活传播或间接接触传染。在人体的抵抗力下降时使人生病，因此应积极治疗，最好与配偶同治，以免互相感染，未治愈前避免性生活。

● 手疗

手疗部位	步骤	选穴	方法
手心	第一步	膀胱二区	摩法20次
	第二步	前列腺一区	摩法20次
	第三步	膀胱一区	摩法20次
	第四步	前列腺二区	摩法20次
手侧	第五步	肾穴	揉法20次

> ### ● 小贴士
>
> 不宜饮酒及吃辛辣之物，如饮酒或吃辛辣之物后症状会加重。一般来讲，饮食宜清淡，冬瓜、西瓜、扁豆、赤小豆、绿豆、苦瓜、梨等具有利尿、解毒作用，有助于疾病的康复。

速效对症手诊手疗法

看手诊病

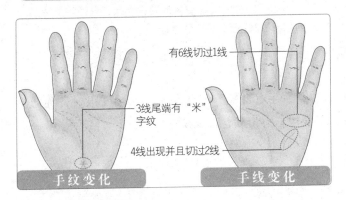

有6线切过1线

3线尾端有"米"字纹

4线出现并且切过2线

手纹变化　　　　　手线变化

手疗治病

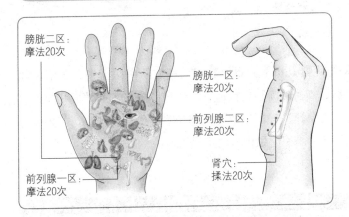

膀胱二区：摩法20次

膀胱一区：摩法20次

前列腺二区：摩法20次

前列腺一区：摩法20次

肾穴：揉法20次

专 家 出 诊

问：我老公支原体已经治好了，我们可以要宝宝了吗？

答：不宜立即怀孕，因为各种各样药物的残留影响有可能导致胎儿出现畸形。这些药物虽然大部分都排出体外了，但是有一部分会继续存在人体的体内，影响精子的形成或者导致精子的畸形，这样就会影响将来的胎儿，可能会影响孩子的健康。因此，患者使用这些药物以后，一般应该在三到六个月以后才考虑怀孕。

衣原体、支原体感染手操自疗法

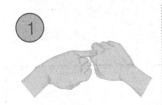

① 用右手五指呈离心方向缓慢地拔伸左手小指根部15次。

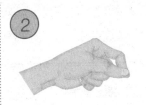

② 左手空心握拳，微屈五指，大拇指对挤食指，两指指尖相掐。

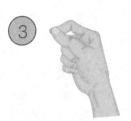

③ 右手空心握拳，微屈五指，大拇指对挤食指，两指指尖相掐。

第八章　泌尿系统、生殖系统及运动系统疾病

74

颈椎病

颈椎病又称颈椎综合征，是一种以退行性病理改变为基础的疾病，是颈椎骨关节炎、增生性颈椎炎、颈神经根综合征、颈椎间盘突出症的总称。

● 症状

主要症状是头、颈、肩、背、手臂酸痛，脖子僵硬，活动受限。肩背部沉重，上肢无力，手指发麻，手握物无力，可有眩晕或心悸。

● 手诊流程

（1）左手颈椎区有"十"字纹。

（2）命运线上有菱形纹。

（3）手背颈椎区有暗褐色或咖啡色斑点。

● 病因

颈椎病通常是神经根受到刺激和压迫而引发的疾病。从中医上讲，属于颈部"伤筋"，主要是积劳成伤、气血阻滞、伤损肝肾，使经脉失养、筋骨失利导致。长期低头工作，姿势不当或者急速冲撞所造成的颈部伤害等急、慢性损伤、颈椎退化改变、颈部外伤和慢性酸痛，是引起颈椎病的主要因素。

● 手疗

手疗部位	步骤	选穴	方法
手背	第一步	颈项点	掐法20次
	第二步	肩点	掐法20次
手侧	第三步	头穴	揉法20次
	第四步	颈肩穴	揉法20次

● 小贴士

（1）每天坚持做前倾、后仰、左右旋转动作1～2次，坚持10分钟。

（2）保持良好的睡眠姿势，枕头的高度应以10厘米左右为宜，最好采用质地柔软的元宝型枕头，以维持颈椎棘突向前的生理弧度。

（3）平时工作的体位，做到既不抬头又不低头的舒适姿势。工作1个小时要活动一下头颈部，适当休息颈韧带肌肉。

速效对症手诊手疗法

看手诊病

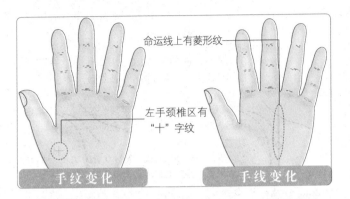

命运线上有菱形纹

左手颈椎区有"十"字纹

手纹变化　　　　手线变化

手疗治病

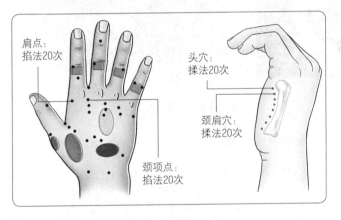

肩点：
掐法20次

头穴：
揉法20次

颈肩穴：
揉法20次

颈项点：
掐法20次

专（家）（出）（诊）

　　问：我老伴儿就爱用高枕头，还说是"高枕无忧"，请问有科学根据吗？

　　答：从医学上来讲，"高枕"并非"无忧"，枕头的高度应以10厘米左右为宜，最好采用质地柔软的元宝型枕头，以维持颈椎棘突向前的生理弧度。如果选用过高的枕头，容易引起颈部僵硬，进而导致颈椎病。

颈椎病手操自疗法

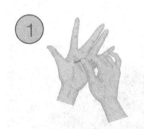

① 掌心向里，五指散开，以木棒由上至下均匀点状用力刺激大拇指横屈纹。

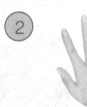

② 掌面朝外，把1角硬币横卡在小指与无名指指缝根部，用指力夹住，并向指顶端方向移行。

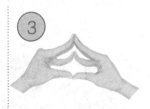

③ 五指相对，各以指尖直对，对抗挤压形成最大角度。

75

颈椎病的对症药膳

● 排骨桂枝栗子汤

材料：

排骨 350 克，桂枝 20 克，栗子 20 克，食盐少许，味精 3 克，高汤适量

做法：

①将排骨洗净，切块，余水。

②桂枝洗净，备用；栗子去壳备用。

③净锅上火倒入高汤，调入食盐、味精，放入排骨、桂枝、栗子、煲至成熟即可。

功效：

本品具有温经散寒、行气活血的功效，适合气血运行不畅的颈椎病患者食用。

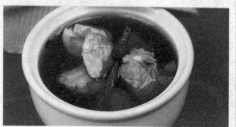

● 山药鳝鱼汤

材料：

鳝鱼 2 条，山药 25 克，枸杞子 5 克，补骨脂 10 克，食盐 5 克，葱段、姜片各 2 克

做法：

①将鳝鱼处理干净，切段，余水。

②山药去皮，洗净，切片；补骨脂、枸杞子洗净，备用。

③净锅上火，调入食盐、葱段、姜片，下入鳝鱼、山药、补骨脂、枸杞子煲至熟即可。

功效：

本品具有行气活血、补肾壮骨的功效，适合颈椎病患者、腰膝酸痛患者食用。

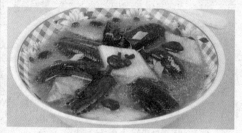

● 川芎桂枝茶

材料：

川芎、丝瓜络各 10 克，桂枝 8 克，冰糖适量

做法：

①将川芎、桂枝、丝瓜络洗净，一起放入锅中。

②往锅里加入适量水，煲 20 分钟，加入冰糖煮至融化即可。

功效：

本品具有行气活血、温经散寒的功效，适合肩颈部气血运行不畅的颈椎病患者食用。

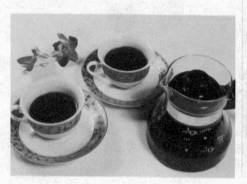

● 丹参红花酒

材料：

丹参 30 克，红花 20 克，白酒 800 毫升

做法：

①将丹参、红花洗净，泡入白酒中。

②约 7 天后即可服用。

③每次 20 毫升左右，饭前服，酌量饮用。

功效：

本品具有活血化淤、通脉止痛的功效，适合颈椎病患者食用。

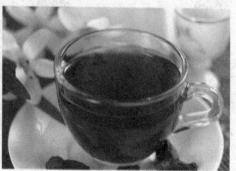

● 栗子猪腰汤

材料：

栗子 50 克，猪腰 100 克，红枣、姜各适量，食盐 1 克，鸡精适量

做法：

①将猪腰洗净，切开，除去白色筋膜，入沸水氽去表面血水，倒出洗净。

②栗子洗净剥开；红枣洗净；姜洗净，去皮切片。

③用瓦煲装水，在大火上滚开后放入猪腰、栗子、姜片、红枣，以小火煲 2 个小时，调入食盐、鸡精即可。

功效：

板栗可补肾强骨、健脾养胃、活血止血；猪腰可补肾气、消积滞、止消渴。此品对肾虚所致的腰酸、腰部冷痛、耳鸣、颈椎骨质增生等症有很好的食疗效果。

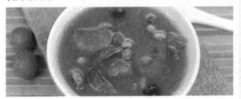

● 桑寄生连翘鸡爪汤

材料：

桑寄生 30 克，连翘 15 克，鸡爪 400 克，蜜枣 2 颗，食盐 5 克

做法：

①桑寄生、连翘、蜜枣洗净。

②鸡爪洗净，去爪甲，斩件，入沸水中氽烫。

③将 1600 毫升清水放入瓦煲内，煮沸后加入桑寄生、连翘、蜜枣、鸡爪，大火煲开后，改用小火煲 2 个小时，加食盐调味即可。

功效：

本品具有补肝肾、强筋骨、祛风湿的功效，对适合颈椎病患者食用。

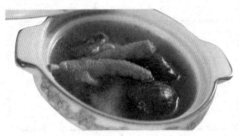

● 杜仲栗子鸽汤

材料：

乳鸽 400 克，栗子 150 克，杜仲 50 克，食盐 2 小匙

做法：

①乳鸽切块，栗子入开水中煮 5 分钟，捞起后剥去外膜。

②下入乳鸽块，入沸水中氽烫，捞起冲净后沥干。

③将鸡肉、栗子和杜仲放入锅中，加 6 碗水后用大火煮开，再转小火慢煮 30 分钟，加食盐调味即成。

功效：

杜仲具有补肝肾、强筋骨、安胎气等功效；鸽肉具有补肾安胎、益气养血之功效；栗子可补益肾气。三者配伍同用，对肾气亏虚、肾精不足引起的颈椎退行性病变、腰痛、腰膝酸软等症有很好的疗效。

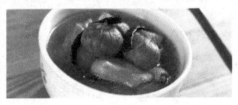

● 钩藤白术饮

材料：

钩藤 50 克，白术 30 克，冰糖 20 克

做法：

①钩藤洗净；白术洗净，加水 300 毫升，小火煎半小时。

②加入钩藤，再煎煮 10 分钟。

③加入冰糖调匀后即可服用。

功效：

本品具有平肝潜阳、健脾化湿的功效，适合颈椎病患者食用。

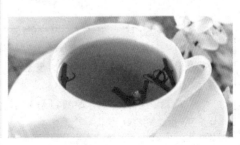

肩周炎

肩周炎，又称漏肩风、冻结肩，全称为肩关节周围炎，本病好发于50岁左右的人，故又称"五十肩"。因患病以后，肩关节不能运动，仿佛被冻结或凝固，故又称"冻结肩""肩凝症"。

● 症状

肩部疼痛是本病最明显的症状。开始时，肩部某一处出现疼痛，并与动作、姿势有明显关系。随病程延长，疼痛范围逐渐扩大，并牵涉到上臂中段，同时伴有肩关节活动受限。严重时患肢不能梳头、洗脸。这种疼痛可引起持续性肌肉痉挛，疼痛与肌肉痉挛可局限在肩关节，也可向上放射至后头部，向下可达腕及手指，也有的向后放射到肩胛骨，向前到胸部。

● 手诊流程

（1）2线中央处，有2~3条竖立的6线切过。
（2）手背肩点周围有暗褐色斑点。

● 病因

长期过度活动，姿势不良等导致的慢性致伤力；上肢外伤后，肩部固定过久，肩周组织继发萎缩、粘连；肩部急性挫伤、牵拉伤后治疗不当等。

● 手疗

手疗部位	步骤	选穴	方法
手背	第一步	少泽	揉法20次
	第二步	少冲	揉法20次
	第三步	肩点	推法20次
	第四步	腰脊点	推法20次

● 小贴士

（1）在日常生活中注意防寒保暖，特别是避免肩部受凉，对于预防肩周炎十分重要。

（2）经常伏案、双肩经常处于外展工作的人，应注意调整姿势，避免长期的不良姿势造成慢性劳损和积累性损伤。

（3）糖尿病、颈椎病、肩部和上肢损伤、胸部外科手术以及神经系统疾病的患者要密切观察是否产生肩部疼痛症状。

速效对症手诊手疗法

看手诊病

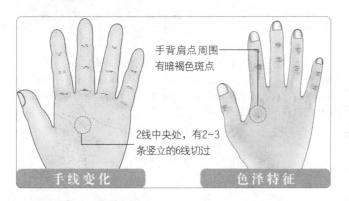

手背肩点周围有暗褐色斑点

2线中央处，有2~3条竖立的6线切过

手线变化　　**色泽特征**

手疗治病

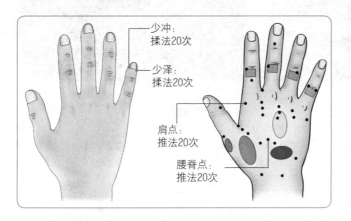

少冲：揉法20次

少泽：揉法20次

肩点：推法20次

腰脊点：推法20次

专家出诊

问：有什么运动可以预防肩周炎吗？最好是在办公室就可以做的。

答：自然站直，两手下垂，两脚与肩同宽，头向后仰，仰视角尽量达最大限度，眼睛盯住一个目标，保持15秒钟左右；用双手拇指按揉颈部后侧15次；将头部进行前、后、左、右顺序的摇晃，再向反方向摇动，正、反各做10次；两手十指交叉，手掌置于颈项后，用手力将颈部用力向前推，而颈项则向后挺直，两力方向相反，同时左右转头摇晃5次。

第八章　泌尿系统、生殖系统及运动系统疾病

肩周炎手操自疗法

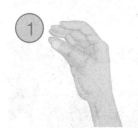

① 右手空心握拳，微屈五指，大拇指与小指指尖相掐。

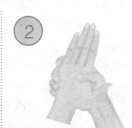

② 右手掌横握左手，右手四指尖端点按左手背皮肤，同时左手掌竭力外抗。

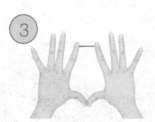

③ 把一根火柴棒放在两食指尖端用力夹住，同时两手拇指相互抵住。

76

肩周炎的对症药膳

● 败毒排骨汤

材料：

羌活、独活、川芎、细辛各15克，党参12克，柴胡10克，茯苓、甘草、枳壳、干姜各5克，排骨250克，食盐4克

做法：

①将所有药材洗净，煎取药汁备用。

②排骨斩成块，入沸水中氽烫，捞起冲净，放入炖锅，加入熬好的药汁，再加水至盖过材料，以大火煮开，转小火炖约30分钟。

③最后加食盐调味即可。

功效：

本品祛湿散寒、理气止痛，适合肩周炎、风湿性关节炎患者食用。

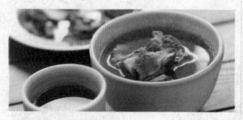

● 川乌粥

材料：

制川乌、桂枝各10克，肉桂5克，葱白2根，粳米100克，红糖适量

做法：

①先将制川乌洗净，煎制90分钟。

②下入洗净的桂枝、肉桂、葱白，再煎40分钟。

③取汁与洗净的粳米一同煮粥，粥熟后调入红糖稍煮即成。

功效：

本品具有活血通络、祛风除湿的功效，可辅助治疗手足痹痛、肩周炎、风湿性关节炎属寒证者。

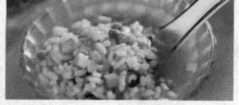

● 当归生姜羊肉汤

材料：

当归10克，生姜20克，羊肉100克，食盐适量

做法：

①将羊肉洗净后切成方块；当归、生姜洗净备用。

②羊肉入锅，加适量水、当归、生姜同炖至羊肉熟透。

③加入食盐调味即可。

功效：

本品具有散寒除湿、活血化淤、益气补虚的功效，适合寒湿型肩周炎患者食用。

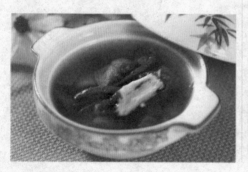

● 桑枝鸡汤

材料：

桑枝60克，老母鸡1只，食盐少许

做法：

①将桑枝洗净。

②鸡宰杀，去内脏，洗净，斩件，放入沸水中焯烫，去血水。

③将桑枝与鸡共煮至烂熟汤浓，加食盐调味即可。

功效：

本品具有祛风湿、通经络、补气血的功效，对肩周炎有较好的食疗作用。

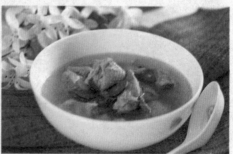

● 炒蛇片

材料：
干蕲蛇 50 克，干辣椒、生姜、花椒粉各 5 克，蒜 6 克，食盐 4 克

做法：
①将干蕲蛇用水泡开，切成片状；生姜去皮，洗净，切丝；蒜洗净，切片，备用。
②把油加入锅内烧热，下入姜丝、蒜片、干辣椒炒香。
③再下入蕲蛇片，爆炒，加食盐、花椒粉和水稍焖即可。

功效：
本品具有祛风除湿、通络强筋的功效，适合肩周炎、风湿性关节炎、坐骨神经痛等患者食用。

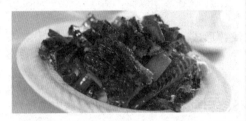

● 丹皮三七炖鸡

材料：
乌鸡 1 只，牡丹皮 30 克，三七 10 克，食盐 5 克，姜丝适量，味精 2 克

做法：
①乌鸡收拾干净，切块，放入沸水中余烫，去血污，捞起沥干水分，备用；牡丹皮、三七分别用清水洗净。
②将三七、牡丹皮一起装入纱布袋中，扎紧袋口。
③布袋与乌鸡一同放入砂锅中，加 600 毫升清水，烧开后，加入姜丝和食盐，小火炖 1 个小时，调入味精即可。

功效：
本品具有益气补血、活血化淤、凉血止血的功效，可用于淤血阻滞型肩周炎以及各种血淤型出血性病症、妇女崩漏、跌打损伤等。

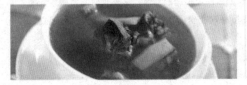

● 当归山楂茶

材料：
当归 15 克，山楂、枸杞子各 10 克，川芎 6 克，红糖适量，红枣 1 颗

做法：
①将当归、山楂、川芎分别用清水洗净，装入棉布袋中扎紧袋口；枸杞子、红枣洗净。
②锅洗净，置于火上，将棉布袋同枸杞子、红枣一起放入锅中，加水后煲 20 分钟，去除药袋。
③将煮好的药茶倒入壶中调入红糖即可饮用。

功效：
本品具有行气活血、化淤止痛的功效，可用于淤血阻滞型肩周炎，以及妇女月经不调、痛经、闭经等病症。

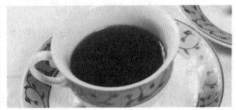

● 干姜薏苡仁粥

材料：
干姜 6 克，艾叶 10 克，薏苡仁 30 克，大米 50 克，红糖

做法：
①将艾叶洗净，与干姜水煎取汁，薏苡仁、大米洗净备用。
②将薏苡仁、大米煮粥至八成熟，入药汁同煮至熟。
③加入红糖调匀即可。

功效：
干姜能温肺散寒，促进血液循环。艾叶温经散寒、活血化淤。薏苡仁健脾祛湿。本品可散寒除湿、温经化淤，适合胃脘冷痛、四肢发凉，以及寒凝血淤型肩周炎等患者。

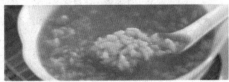

腰椎间盘突出

随着年龄的增长，腰椎间盘逐渐发生变性、萎缩、弹性减退。当腰部受到一次较重的外伤或多次反复的不明显的损伤时，就可能引起典型的坐骨神经痛症状。

● 症状

呈放射痛，可沿坐骨神经分布方向，自腰臀部放射至大腿、小腿及足背部；一切使脑脊液压力增高及神经根受牵拉的动作，都能加重疼痛，如咳嗽、喷嚏、大便、弯腰等；活动时疼痛加剧，休息后减轻，往往反复发作。

● 手诊流程

（1）3线末端出现小凹陷。

（2）掌面地丘处，3线末端出现分叉纹，形成"人"状纹。

● 病因

腰椎间盘退行性变是人20岁以后开始的，腰椎间盘的弹性和抗负荷能力也是在这时开始减退的。日常生活和劳动中的一些积累性损伤，使腰椎间盘反复承受挤压、屈曲和扭转等负荷，纤维环的后部就容易产生裂缝。随着反复的承重，裂缝逐渐增大，此处的纤维环变得越来越薄，如果再发生外伤，就可能使纤维环受到破裂，神经根或马尾受到压迫，引起腰痛和放射性下肢痛，甚至产生神经功能损害。

● 手疗

手疗部位	步骤	选穴	方法
手背	第一步	腰脊点	按法20次
	第二步	腰痛点	按法20次
	第三步	坐骨神经点	按法20次
	第四步	后溪	按法20次

● 小贴士

（1）改善工作姿势，注意劳逸结合。避免长期做反复单调的动作，从事长时间弯腰或长期伏案工作的人员，可以通过调整坐椅和桌面的高度来改变坐姿，建议坐位工作45分钟后起立活动15分钟，使疲劳的肌肉得以恢复。

（2）要养成良好的生活、工作习惯，起居饮食都要规律，切忌熬夜通宵。

速效对症手诊手疗法

看手诊病

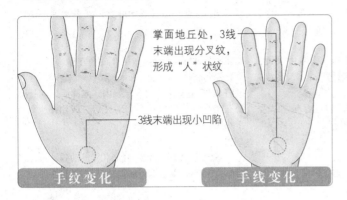

掌面地丘处，3线末端出现分叉纹，形成"人"状纹

3线末端出现小凹陷

手纹变化　　　　　手线变化

手疗治病

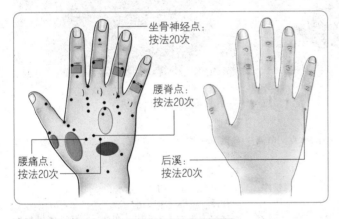

坐骨神经点：按法20次

腰脊点：按法20次

腰痛点：按法20次

后溪：按法20次

腰椎间盘突出手操自疗法

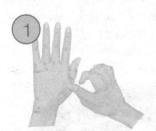

① 右手拇指、食指沿掌骨沿线的延伸线抓捏左手食指根背部皮肤。

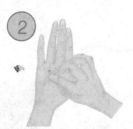

② 右手拇指、食指揪抓左手无名指根背部皮肤。

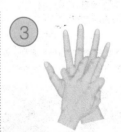

③ 右手掌心向下，用左手指叉入右手五指缝中，可以随意按压。

第八章　泌尿系统、生殖系统及运动系统疾病

77

腰椎间盘突出的对症药膳

● 栗子排骨汤

材料：
鲜栗子、排骨各150克，胡萝卜1条，人参片少许，苏木15克，食盐1小匙

做法：
①栗子煮约5分钟，剥膜；排骨入沸水中汆烫，冲洗干净；胡萝卜削皮，洗净，切块；人参片、苏木均洗净，备用。
②将所有材料放入锅中，加水至盖过材料，以大火煮开，转小火续煮约30分钟。
③最后加食盐调味即成。

功效：
本品补肾强腰、强筋壮骨，适合腰椎间盘突出症、腰椎扭伤等患者食用。

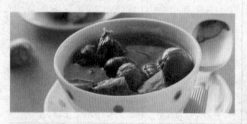

● 栗子桂圆粥

材料：
栗子、桂圆肉、玉竹各20克，大米90克，白糖20克

做法：
①栗子去壳，去膜，洗净，切碎；桂圆肉、玉竹洗净；大米泡发，洗净。
②锅置火上，注入清水，放入大米，用大火煮至米粒开花。
③放入栗子、桂圆肉、玉竹，用中火煮至熟后，放入白糖调味即可。

功效：
此粥壮阳益气、补肾强骨、养血安神，适合腰椎间盘突出的患者食用。

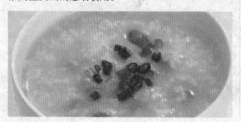

● 骨碎补脊骨汤

材料：
骨碎补15克，猪脊骨500克，红枣4颗，食盐5克

做法：
①骨碎补洗净，浸泡1个小时；红枣洗净。
②猪脊骨斩件，洗净，汆水。
③将2000毫升清水放入瓦煲内，煮沸后加入骨碎补、猪脊骨、红枣，大火煲开后，改用小火煲3个小时，再加食盐调味即可。

功效：
本品具有活血祛淤、强筋壮骨的功效，适合腰椎间盘突出症以及淤血凝滞之骨折患者食用。

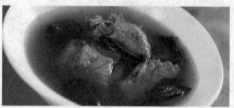

● 腰果核桃牛肉汤

材料：
核桃100克，牛肉210克，腰果50克，食盐6克，鸡精2克，香葱8克

做法：
①将牛肉洗净，切块，汆水。
②核桃、腰果洗净备用。
③汤锅上火倒入水，下入牛肉、核桃、腰果，调入食盐、鸡精，煲至熟，撒入香葱即可。

功效：
本品具有健脾补肾、益气养血、强壮筋骨的功效，适合腰椎间盘突出的患者食用。

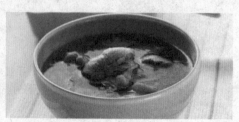

● 牛大力杜仲汤

材料：

牛大力、杜仲、肉苁蓉、牛膝各 10 克，巴戟天、狗脊各 8 克，黑豆 20 克，猪脊骨 250 克，食盐适量

做法：

①洗净猪脊骨，放于水中余 3 分钟，盛起待用。

②洗净黑豆，用清水浸 30 分钟。

③洗净牛大力、杜仲、肉苁蓉、牛膝、巴戟天、狗脊，加入猪脊骨、黑豆及 8 碗清水，小火煲 1 个小时，加食盐调味即可。

功效：

本品补肝肾、强筋骨、壮腰脊，适合腰椎间盘突出的患者食用。

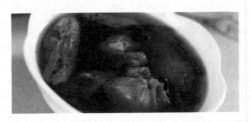

● 三仙烩猪肾

材料：

当归、党参、山药各 10 克，猪肾 500 克，酱油、葱丝、蒜末、醋、姜丝、香油各适量

做法：

①将猪肾洗净切开，去除筋膜和腺线，处理干净放入锅中，加当归、党参、山药，再加适量清水直到盖过所有材料。

②将猪肾炖煮至熟透为止，捞出猪肾，待冷却后分切成薄片，摆放在盘中。

③在猪肾中浇上酱油、醋、葱丝、姜丝、蒜末、香油等调味料调味即可。

功效：

本药膳中当归、党参、山药都是补气养血的中药材，三味合用有很好的益气养肾的作用。再加上猪肾的补肾强腰的作用，对治疗肾虚引起的腰膝酸软无力和腰椎间盘突出等有很好的效果。

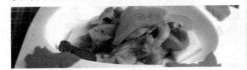

● 猪蹄炖牛膝

材料：

猪蹄 1 只，牛膝 15 克，西红柿 1 个，食盐 1 小匙。

做法：

①猪蹄剁成块，放入沸水余烫，捞起冲净。

②西红柿洗净，在表皮轻划数刀，放入沸水烫到皮翻开，捞起去皮，切块。

③将备好的材料和牛膝一起盛入锅中，加 6 碗水以大火煮开，转小火续煮 30 分钟，加入食盐调味即可。

功效：

本品具有活血调经、祛淤疗伤的功效，可以改善腰部扭伤、肌肉拉伤、腰部疼痛等症状。猪蹄可调补气血，牛膝可行气活血，还能补肾强腰，对腰椎间盘突出的患者有一定的食疗功效。

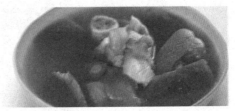

● 牛膝蔬菜鱼丸

材料：

牛膝 15 克，鱼丸 300 克，蔬菜、豆腐（随自己喜爱搭配）、酱油各适量

做法：

①将牛膝加 2 杯水，用小火煮取 1 杯量，滤渣备用。

②锅中加 5 杯水，先将鱼丸煮至将熟时，放入蔬菜、豆腐煮熟，大约 3 分钟。

③再加入牛膝药汁略煮，可根据个人口味，适当添加调味料，盛盘即可。

功效：

本药膳能活血通络，壮骨强筋，对腰椎间盘突出有较好的食疗作用。牛膝搭配鱼丸和豆腐，既能治疗腰膝酸软，又能充分补充钙质和维生素，有益于强健身体。本药膳不仅适合男性，女性也可食用。

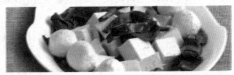

77

类风湿性关节炎

类风湿性关节炎，又称类风湿。类风湿性关节炎可能与患者自身内分泌、代谢、营养、地理、职业、心理和社会环境的差异、细菌和病毒感染及遗传因素等方面有关系。

● 症状

早期呈现红、肿、热、痛和功能障碍，晚期关节可出现不同程度的强硬和畸形，并有骨和骨骼肌萎缩。还可有其他全身性表现，如发热、疲乏无力、体重减轻、心包炎、胸膜炎、眼病变、动脉炎等。

● 手诊流程

（1）金星丘低平。
（2）指关节变形。
（3）指节上有粗纵纹。

● 病因

医学认为本病多由风寒湿邪气乘虚侵入人体，或体内素有蕴热，风寒湿郁久化热，留滞经络，闭塞不通而致，若日久不愈，肝肾亏损，筋骨失于濡养，以致关节畸形僵硬。此外受凉、潮湿、劳累、精神创伤、营养不良、外伤等，也是本病的诱发因素。

● 手疗

手疗部位	步骤	选穴	方法
手心	第一步	太渊	点法20次
	第二步	多汗点	点法20次
	第三步	肾穴	点法20次
手背	第四步	腰腿脊反射区	摩法20次

● 小贴士

（1）保证合理饮食，摄取足量均衡的营养，提高身体免疫力。
（2）养成健康的生活习惯。
（3）避免久居低洼、潮湿的环境，房间要保持通风，衣服、毛巾、被单保持干净、干爽，多晒太阳。

速效对症手诊手疗法

看手诊病

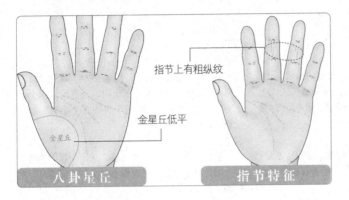

指节上有粗纵纹

金星丘低平

金星丘

八卦星丘

指节特征

手疗治病

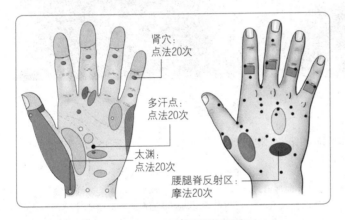

肾穴：
点法20次

多汗点：
点法20次

太渊：
点法20次

腰腿脊反射区：
摩法20次

专家出诊

问：请问类风湿性关节炎的等级是如何划分的？

答：一般分为以下四个等级：

Ⅰ级。关节可以自由活动，能完成平常的任务而无妨碍。

Ⅱ级。关节活动中度限制，有一个或几个关节疼痛不适，但能料理日常生活。

Ⅲ级。关节活动显著限制，不能胜任正常工作，料理生活也有困难。

Ⅳ级。大部分或完全失去活动能力，患者只能长期卧床或依赖轮椅，生活不能自理。

类风湿性关节炎手操自疗法

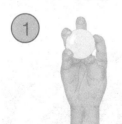

① 用五指顶部托住一圆球，使用指力让球悬空旋转而不贴住手掌心。

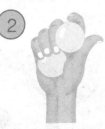

② 把两个圆球放在手心，用五指指力使其旋转但不相互接触。

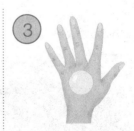

③ 把圆球放在手背上，使球在手背上前后左右倾斜和滚动。

第八章 泌尿系统、生殖系统及运动系统疾病

78

类风湿性关节炎的对症药膳

● 桑寄生连翘鸡脚汤

材料：
桑寄生 30 克，连翘 15 克，鸡脚 400 克，红枣 2 颗，食盐 5 克

做法：
①桑寄生、连翘、红枣均洗净。
②鸡脚洗净，去爪甲，斩件，入沸水中汆烫。
③将 1600 毫升清水放入瓦煲内，煮沸后加入以上用料，大火煲开后，改用小火煲 2 个小时，加食盐调味即可。

功效：
　　本品补肝肾、强筋骨、祛风湿，对肝肾不足、腰膝酸痛、关节红肿热痛等风湿病患者有较好的食疗效果。

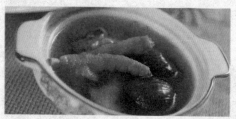

● 绿豆薏苡仁汤

材料：
薏苡仁 100 克，绿豆 100 克，玉米粒 15 克，低脂奶粉 25 克

做法：
①先将绿豆与薏苡仁洗净，浸泡大约 2 个小时即可。
②砂锅洗净，将绿豆、玉米粒、薏苡仁加入水中滚煮，待水煮开后转小火煮至熟透，汤汁呈黏稠状。
③加入低脂奶粉搅拌均匀后即可食用。

功效：
　　此汤具有解毒利湿、生津润肤的功效，适合湿热型风湿病、关节炎患者食用。

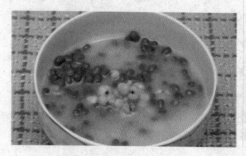

● 薏苡仁桑枝水蛇汤

材料：
桑枝、薏苡仁各 30 克，水蛇 500 克，红枣 3 颗，生姜 10 克，食盐 5 克

做法：
①桑枝、薏苡仁、红枣、生姜洗净。
②水蛇去头、皮、内脏，洗净，汆水，切小段。
③将清水 2000 毫升放入瓦煲内，煮沸后加入全部原料，大火煲开后，改用小火煲 3 个小时，加食盐调味即可。

功效：
　　本品清热祛风、利湿通络，适用于风湿热痹引起的周身酸楚疼痛、四肢麻木及关节疼痛肿胀、水肿脚气等症。

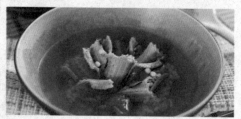

● 牛筋汤

材料：
续断、杜仲各 10 克，鸡血藤 15 克，牛筋 50 克

做法：
①将牛筋洗净，切块，入沸水中汆烫。
②将杜仲、续断、鸡血藤洗净装入纱布袋，扎紧。
③将牛筋与药袋共加水煎煮至熟即可。

功效：
　　本品具有祛风除湿、强腰膝、利关节的功效，对风湿性关节炎有很好的食疗效果。

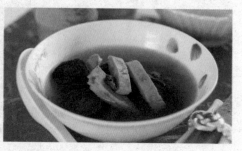

● 薏苡仁黄芩酒

材料：

薏苡仁、牛膝、生地各50克，防风、五加皮各30克，秦艽、黄芩、羌活、独活、肉桂各20克，地骨皮、枳壳各15克，白酒2500毫升

做法：

①将以上各味药均洗净，捣成粗末，置于净器中，倒入白酒浸泡，封口，置阴凉干燥处，7日后开取，过滤去渣备用。

②一日两次，一次30毫升，饭前服用。

功效：

本品清热解毒、祛风除湿，主治风湿痹痛、四肢拘急、项背强直等症。

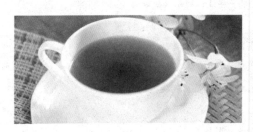

● 土茯苓绿豆汤

材料：

绿豆150克，土茯苓、地肤子、黄柏、山楂、车前子各15克，红糖适量

做法：

①将土茯苓、地肤子、黄柏、山楂、车前子分别洗净，沥水；绿豆洗净，泡发备用。

②土茯苓、地肤子、黄柏、山楂、车前子加水煮开，转入小火熬20分钟，滤取药汁。

③药汁加泡好的绿豆放入锅中煮烂，加适量红糖即可。

功效：

本品清热、解毒、利湿，适合湿毒型的风湿病、关节炎患者饮用。

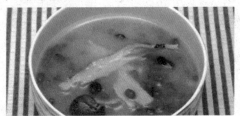

● 土茯苓薏苡仁蝎子汤

材料：

土茯苓50克，薏苡仁、生地黄、蝎子各30克，猪瘦肉200克，红枣3颗，食盐5克

制作

①土茯苓、红枣、生地黄、薏苡仁均洗净；猪瘦肉洗净，入开水氽烫后捞出大块。

②将全蝎先放入锅内煎煮1个小时，再将其他材料放入锅内，大火煲开后，改用小火煲3个小时，加食盐调味即可。

功效：

本品具有解毒利湿、熄风散结、活血通络的功效，适合湿热型风湿病、关节炎患者食用。

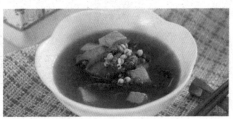

● 地黄虾汤

材料：

生地黄30克，虾3只，食盐适量

做法：

①生地黄洗净后，放在盘中备用。将虾洗净后，放入沸水氽烫去腥、杀菌，然后捞起放在盘中备用。

②净锅加水，将水烧开后，把事先准备好的虾和生地黄放入锅中，炖大约30分钟。

③加入食盐调味，将地黄鲜虾汤盛入碗中即可食用。

功效：

本药膳有清热、生津、润燥、凉血、止血的作用，用于治疗热病热邪、舌绛口渴、身发斑疹、阴虚火盛、咽喉肿痛、吐血衄血、阴虚火旺便秘、糖尿病及类风湿性关节炎。

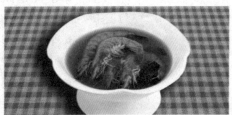

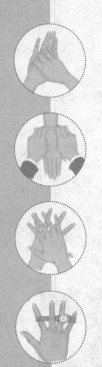

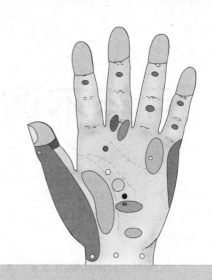

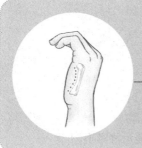

第九章
妇科、儿科疾病

所谓妇科疾病，是指由女性生殖系统出现异常所引起的疾病，再加上女性所特有的月经、生育、妊娠等生理特征和偏冷的体质特征，都容易诱发相关妇科疾病的出现，如月经不调、痛经、子宫肌瘤等。而对于幼儿来说，婴幼儿时期脏腑娇嫩，他们正值生长期，机体的生理功能尚未成熟完善，所以很容易感染病菌，诱发疾病。因此，本章节就针对女性和幼儿在生活中常见的一些疾病进行手诊和手疗方法的详细介绍，方便读者使用。

月经不调

　　月经不调是女性的一种常见疾病，凡月经周期紊乱，出血期延长或缩短，出血量增多或减少，经质异常，并可出现某些不适等症状者称月经不调。卵巢功能失调、全身性疾病或其他内分泌腺体疾病影响卵巢功能者，都能引起月经失调、下腹部疼痛、忧郁等症状。

● 症状

　　表现为月经周期或出血量的紊乱有以下几种情况：
　　（1）不规则子宫出血。
　　（2）功能性子宫出血。
　　（3）绝经后阴道出血。
　　（4）闭经。

● 手诊流程

　　（1）有青筋穿过腕横纹伸向大鱼际，或腕横纹线变浅、断裂，提示月经不调。
　　（2）3线尾部有"米"字纹或"十"字纹，提示卵巢功能失调导致月经不调。

● 病因

　　（1）神经内分泌功能失调引起；主要是后脑垂体卵巢轴的功能不稳定或是有缺陷，导致月经不调。
　　（2）器质病变或药物等引起：包括生殖器官局部的炎症、肿瘤及发育异常、营养不良；颅内疾患；肝脏疾患、血液疾患等。

● 手疗

手疗部位	步骤	选穴	方法
手心	第一步	生殖区	摩法20次
	第二步	肾穴	揉法20次
	第三步	命门	揉法20次
	第四步	合谷	揉法20次
	第五步	神门	揉法20次

● 小贴士

　　（1）经期应注意保暖，忌寒、凉、生、冷刺激，防止寒邪侵袭；注意休息、减少疲劳，加强营养，增强体质；应尽量控制剧烈的情绪波动，保持心情愉快。
　　（2）经期要注意饮食调理，经前和经期忌食生冷、寒凉之品，以免寒凝血淤而痛经加重。

速效对症手诊手疗法

看手诊病

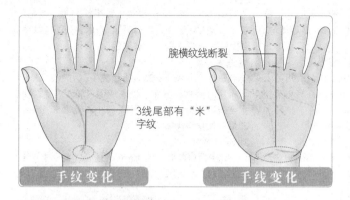

腕横纹线断裂

3线尾部有"米"字纹

手纹变化　　　　　手线变化

手疗治病

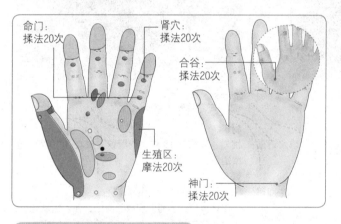

命门：
揉法20次

肾穴：
揉法20次

合谷：
揉法20次

生殖区：
摩法20次

神门：
揉法20次

第九章　妇科、儿科疾病

专家出诊

问：月经不调时自己可以做哪些检查？

答：月经不调一般是由排卵功能异常引起的，检测排卵最实用、最方便的方法是测定基础体温。早上一醒来就把消好毒的体温计放在舌头下，闭住嘴巴测四分钟，把每天的温度记下来，就可以看到先低后高再低的月经曲线，没有变化的话多为排卵功能异常，需要查明原因。如果月经周期长而排卵正常，极有可能是卵泡发育比较慢，需要调理一下，否则容易引起乳腺增生、子宫肌瘤等。

月经不调手操自疗法

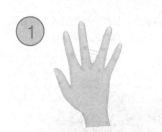

① 掌面朝外，把1角硬币横卡在中指与无名指指缝根部，用指力夹住，并向指顶端方向移行。

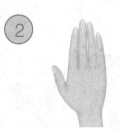

② 掌面朝外，把1角硬币放在无名指与小指指缝中，用力夹住，使硬币稍微上下移动而不掉落。

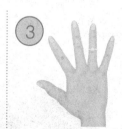

③ 戒指戴在无名指中节上，用手转动戒指对手指进行刺激。

79

月经不调的对症药膳

● 当归芍药多味排骨

材料：

排骨 500 克，当归、熟地黄、芍药、丹参、川芎各 15 克，三七粉 10 克，米酒 1 瓶，食盐适量

做法：

①将排骨洗净，氽烫去腥，捞起备用。

②将洗净的当归、芍药、熟地黄、丹参、川芎入水煮沸，下排骨，加米酒，待水煮开，转小火续煮 30 分钟。

③加入三七粉拌匀，最后加食盐调味即可。

功效：

本品既补血，又活血，妇女月经不调、血虚经闭、胎产诸症均可食用。

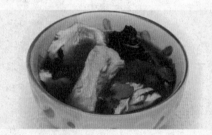

● 郁金菊花枸杞子茶

材料：

枸杞子 10 克，菊花 5 克，绿茶包 1 袋，沸水适量

做法：

①将枸杞子、菊花与绿茶一起放入保温杯。

②冲入沸水 500 毫升，加盖闷 15 分钟，滤渣即可饮用。

功效：

枸杞子润肺泻火，菊花疏散风热，绿茶提神清心，郁金疏肝解郁、行气止痛。常饮此茶可安心除烦、疏肝止痛，对月经不调、痛经患者有一定的食疗作用。

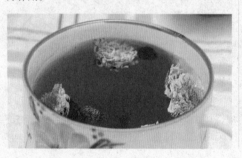

● 活血乌鸡汤

材料：

乌鸡腿 2 只，熟地黄、党参、黄芪各 15 克，当归、桂枝、枸杞子各 10 克，川芎、白术、茯苓、甘草各 5 克，红枣 6 颗，食盐适量

做法：

①鸡腿洗净剁块，氽烫后捞起洗净。

②将所有药材均洗净，盛入炖锅，加入鸡块，加水至盖过材料，以大火煮开，转小火慢炖 50 分钟。

③最后加食盐调味即可。

功效：

此汤活血养血、调经止痛，适合气血亏虚型月经不调的患者食用。

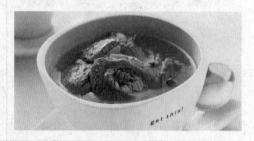

● 赤芍桃仁饮

材料：

桃仁、赤芍各 15 克，绞股蓝、红花各 10 克，蜂蜜适量

做法：

①将所有药材分别用清水洗净，备用。

②先将桃仁、赤芍一起放入锅中，注入适量清水，大火煮沸后加入绞股蓝、红花续煮 5 分钟即可。

③最后加入适量蜂蜜调味。

功效：

本品具有凉血活血、化淤止痛的功效，适合月经不调、痛经、经色暗有血块的患者食用。

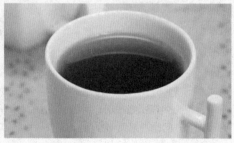

● 丹参桃红乌鸡汤

材料：

丹参 15 克，红枣 10 颗，红花 2.5 克，桃仁 5 克，乌鸡腿 1 只，食盐 8 克

做法：

①将红花、桃仁装在棉布袋内，扎紧；将鸡腿洗净剁块，余烫后捞出；将红枣、丹参冲净。

②将所有材料盛入锅中，加 6 碗水煮沸后，转小火炖约 20 分钟，待鸡肉熟烂，加食盐调味即成。

功效：

本品可疏肝解郁、活血化淤、益气补虚，对气滞血淤型月经量少、颜色暗、痛经的患者有很好的食疗作用。

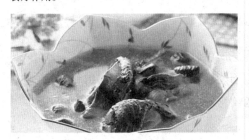

● 补气人参茄红面

材料：

人参须 5 克，麦门冬 15 克，五味子 15 克，西红柿面条 90 克，西红柿 150 克，秋葵 100 克，低脂火腿肉 60 克，高汤 800 毫升，食盐 2 小匙，香油 2 小匙，胡椒粉 1 小匙

做法：

①将药材洗净，与高汤同煮，制成药膳高汤；红西红柿切片、秋葵切片、火腿肉切丝备用。

②面条放入滚水中煮熟，捞出放在面碗中，加入调味料。

③药膳高汤加热，加入西红柿、秋葵煮熟，倒入面碗中，搭配火腿丝即可。

功效：

本药膳适合气血不足而引起月经不调的女性食用。

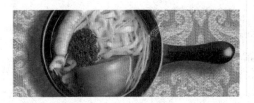

● 红花煮鸡蛋

材料：

红花 30 克，鸡蛋 2 个，食盐少许

做法：

①将红花洗净，加水煎煮。

②往红花中打入鸡蛋煮至蛋熟。

③蛋熟后加入食盐，继续煮片刻便可。

功效：

本品具有活血化淤、益气养血、通经止痛的功效，适合气滞血淤以及气虚血淤型月经不调、痛经、闭经患者食用。

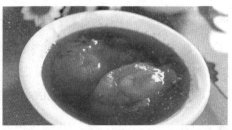

● 益母土鸡汤

材料：

人参片 15 克，鸡腿 1 只，红枣 8 颗，益母草 10 克，食盐 5 克

做法：

①将人参片、红枣、益母草均洗净；鸡腿剁块，入沸水余烫后捞出，洗净。

②鸡腿和人参片、红枣、益母草放入锅中，加 1000 毫升水，以大火煮开，转小火续炖 25 分钟。

③起锅前加食盐调味即成。

功效：

此汤活血化淤、缓中止痛、调经，适合月经不调、经色淡、量少，并伴神疲乏力、面色苍白的患者食用。

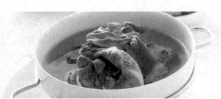

痛经

痛经指月经期间或其前后发生腹痛。凡月经初潮即发生痛经，生殖器官无明显器质性病变者，称为原发性痛经；如月经初潮时并无痛经，以后因生殖器官器质性病变导致痛经者，称为继发性痛经。

● 症状

临床症状一般在月经来潮1~2天出现下腹部阵发性绞痛，可放射到外阴、肛门及腰部，常常伴有恶心、呕吐、头痛、头晕，甚至面色苍白、出汗、手足冰冷等。当经期过后，疼痛逐渐消失。

● 手诊流程

（1）小鱼际有紫黑色斑点，按之不易褪色。大鱼际处颜色发青，表示少腹部位有淤血。肝区青暗，多为肝肾虚损，不能濡养胞脉，行经后绵绵作痛。

（2）3线的外侧有一个明显的小三角纹符号，多提示此人患有痛经病。

● 病因

此病多因生殖器官病变引起，如子宫发育不良、宫颈管口狭窄、子宫内膜异位等。亦可由于精神体质因素，如精神过度紧张、神经过敏、慢性疾病、贫血等引起痛经。

● 手疗

手疗部位	步骤	选穴	方法
手背	第一步	止痛点	揉法20次
	第二步	会阴点	揉法20次
	第三步	腰腿脊反应区	摩法20次
	第四步	合谷	揉法20次

● 小贴士

患者配合适当的保健操或保健功能活动，对帮助子宫恢复位置是相当有益的。

（1）仰卧：每天坚持2~3次并腿仰卧，双膝稍屈起，做腹式呼吸20次。腹式呼吸是吸气时胸部不扩张、腹部隆起，呼气时胸部不收缩而腹部收缩凹陷。

（2）直立：脚跟提起，再放下。每回做20次，每天坚持3回。

速效对症手诊手疗法

看手诊病

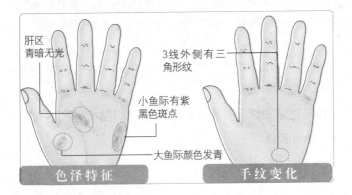

肝区青暗无光

3线外侧有三角形纹

小鱼际有紫黑色斑点

大鱼际颜色发青

色泽特征　　　　　手纹变化

手疗治病

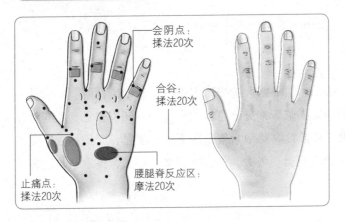

会阴点：揉法20次

合谷：揉法20次

腰腿脊反应区：摩法20次

止痛点：揉法20次

专家出诊

问：前几天有个同事因为痛经在医院竟然查出了卵巢囊肿，痛经都有危险吗？

答：痛经其实是很多妇科疾病的表现之一，痛经有可能掩盖了正在发生的其他疾病，经期的腰痛可能是因为子宫后位或其他疾患所致。经期发热、下腹坠痛可能是盆腔炎。如果经血颜色为淡茶褐色，或气味发生变化，同时体温升高、下腹痛，则可能患上了子宫内膜炎。如果痛经越来越厉害、持续时间越来越长，则可能患上子宫内膜异位症。

第九章　妇科、儿科疾病

痛经手操自疗法

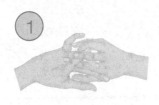

① 两拇指、小指相抵，其余三指如图所示交叉。

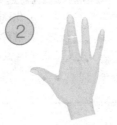

② 把戒指戴在中指第二关节处，并上下移动戒指。

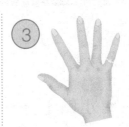

③ 把戒指戴在小指根部，并上下移动戒指。

80

子宫肌瘤

子宫肌瘤也称子宫平滑肌瘤，是女性生殖器官中最常见的一种良性肿瘤，主要由子宫平滑肌细胞增生而形成。多见于30～50岁妇女。依肌瘤生长的部位可分为子宫体肌瘤和子宫颈肌瘤。

● 症状

子宫肌瘤的典型症状为月经过多和继发贫血；经期延长，间隔缩短，不规则或淋漓不断的阴道出血，下腹部有包块。

● 手诊流程

（1）子宫区出现黑色暗斑，耳区出现淡褐色斑点，提示患者有月经过多和继发贫血等症状出现。

（2）3线尾端有两个紧密相连的小"岛"形纹，提示子宫肌瘤信号。

● 病因

子宫肌瘤的病因尚不明了。但根据大量临床观察和实验结果证明，肌瘤是一种依赖于雌激素生长的肿瘤。如临床常见于育龄妇女，30～50岁多见，尤其是在高雌激素环境中，如妊娠、外源性高雌激素等情况下生长明显，而绝经后肌瘤逐渐缩小。肌瘤患者又常伴卵巢充血、胀大、子宫内膜增生过长，提示这与过多雌激素刺激有关。

● 手疗

手疗部位	步骤	选穴	方法
手心	第一步	生殖区	摩法20次
手侧	第二步	脾胃穴	掐法20次
	第三步	生殖穴	掐法20次
	第四步	肾穴	掐法20次

● 小贴士

（1）饮食宜清淡，不食羊肉、虾、蟹、鳗鱼、咸鱼、黑鱼等发物。

（2）忌食辣椒、花椒、生葱、生蒜、白酒等刺激性食物及饮料。

（3）禁食桂圆、红枣、阿胶、蜂王浆等热性、凝血性和含激素成分的食品。

速效对症手诊手疗法

看手诊病

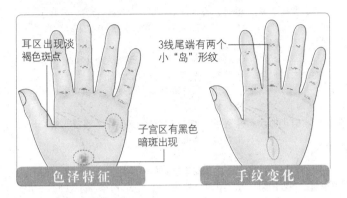

耳区出现淡褐色斑点

3线尾端有两个小"岛"形纹

子宫区有黑色暗斑出现

色泽特征　　　　手纹变化

手疗治病

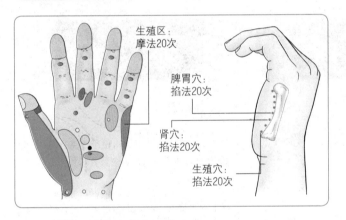

生殖区：
摩法20次

脾胃穴：
掐法20次

肾穴：
掐法20次

生殖穴：
掐法20次

子宫肌瘤手操自疗法

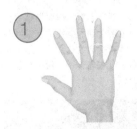

① 戒指戴在无名指中节上，用手转动戒指对手指进行刺激。

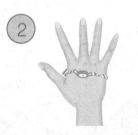

② 把手表或松紧带戴在手掌上，使手伸缩带动手表或松紧带伸缩。

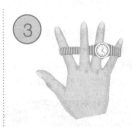

③ 把手表或松紧带戴在食指、无名指和小指上，中指在上，五指尽力张开。

第九章　妇科、儿科疾病

81

子宫肌瘤的对症药膳

● 三七黑木耳乌鸡汤

材料：

乌鸡 150 克，三七 5 克，黑木耳 10 克，食盐 2 克

做法：

①乌鸡处理干净，斩件；三七浸泡，洗净，切成薄片；黑木耳泡发，洗净，撕成小朵。

②锅中注入适量清水烧沸，放入乌鸡余去血水后捞出洗净。

③用瓦煲装适量清水，煮沸后加入乌鸡、三七、黑木耳，大火煲沸后改用小火煲 2 个小时，加食盐调味即可食用。

功效：

三七可化淤定痛、活血止血，乌鸡可调补气血、滋阴补肾，黑木耳可补肾阴、凉血止血。三者搭配炖汤食用，对肾虚血淤型子宫肌瘤的患者有较好的食疗效果，还可改善患者贫血症状。此汤还非常适合月经期的女性食用。

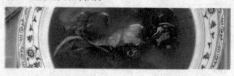

● 三术粥

材料：

莪术 15 克，白术 10 克，苍术 10 克，三棱 9 克，车前草 8 克，粳米 100 克

做法：

①将莪术、白术、苍术、三棱、车前草均洗净，用纱布袋包成药包备用。

②先将药包入瓦锅中，加适量的水大火煮开后转小火煎煮 30 分钟，去渣取汁。

③再加入洗净的粳米煮成粥即可。

功效：

三棱、莪术是行气破血、散结止痛的良药；莪术属于破消之品，配合三棱治子宫肌瘤、盆腔包块、卵巢囊肿时，常需与等量党参或白术或黄芪等同用，使在破淤之中不致损伤元气。

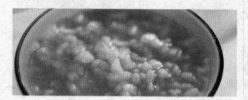

● 桂枝土茯苓鳝鱼汤

材料：

鳝鱼、蘑菇各 100 克，土茯苓 30 克，桂枝 10 克，赤芍 10 克，食盐 5 克，米酒 10 克

做法：

①将鳝鱼洗净，切小段；蘑菇洗净，撕成小朵；当归、土茯苓、赤芍洗净备用。

②将当归、土茯苓、赤芍先放入锅中，以大火煮沸后转小火续煮 20 分钟。

③再下入鳝鱼煮 5 分钟，最后下入蘑菇炖煮 3 分钟，加食盐、米酒调味即可。

功效：

土茯苓除湿解毒、消肿敛疮，赤芍清热凉血、散淤止痛，桂枝活血化淤，蘑菇可益气补虚、防癌抗癌，鳝鱼通络散结。以上几味搭配，可辅助治疗湿热淤结型子宫肌瘤。

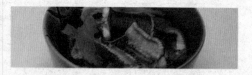

● 清炖甲鱼

材料：

甲鱼 1 只，红枣 10 克，枸杞子 5 克，葱 15 克，生姜 10 克，味精、食盐、鸡精各适量

做法：

①甲鱼宰杀洗净，葱择洗干净切段，姜去皮切片。

②锅中注水烧开，放入甲鱼余去血水，捞出后放入煲中，加入姜片、红枣、枸杞子煲开。

③继续煲 1 个小时至甲鱼熟烂，调入调味料即可。

功效：

甲鱼具有益气补虚、滋阴益肾、净血散结等食疗作用，对各种肿瘤、盆腔包块、癌症均有很好的食疗作用，此外，还能改善患者发热症状。红枣益气补虚；枸杞子滋补肝肾。三者合用，对子宫肌瘤症有较好的食疗效果。

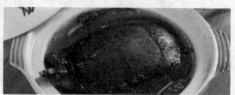

● 当归川芎鱼头汤

材料：

当归 15 克，川芎 10 克，鳙鱼头 1 个，生姜 5 片，食盐适量

做法：

①将鱼头洗净，去鳃，起油锅，下鱼头煎至微黄，取出备用；川芎、当归、生姜洗净。

②把鱼头、川芎、当归、生姜一起放入炖锅内，加适量开水，炖锅加盖，小火隔水炖 1 个小时。

③以食盐调味即可。

功效：

川芎性温，有行气活血、化淤散结的作用；当归既补血又活血，还能调经止痛。两者配伍同用，既能消结肿，还能改善子宫出血现象，调理月经周期；对子宫肌瘤患者也有较好的疗效。

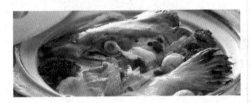

● 红花木香饮

材料：

青皮 10 克，红花 10 克，木香 10 克

做法：

① 先将木香洗净入锅，加水 700 毫升，大火将水烧开，转小火煎煮 15 分钟，青皮晾干后切成丝，与红花同入锅，再煮 5 分钟，最后过滤，去渣，取汁即成。

②当茶频频饮用，或早晚 2 次分服。

功效：

红花可活血化淤、散结止痛；青皮、木香均可行气止痛，"气行则血行，血行则淤易散"。因此，以上三味配伍同用，对气质血淤型子宫肌瘤有较好的疗效。

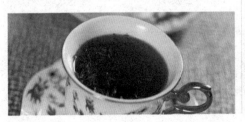

● 当归猪手汤

材料：

猪手 200 克，当归 30 克，黄芪 10 克，红枣 5 颗，黄豆、花生米各 10 克，食盐 5 克，白糖 2 克，八角 1 个

做法：

①猪手洗净切块，汆水；红枣、黄豆、花生米、当归、黄芪洗净浸泡。

②汤锅上火倒入水，下入所有材料煲熟。

③调入食盐、白糖即可。

功效：

当归可补血调经、活血化淤；黄芪补中益气；猪脚补气养血；红枣、黄豆益气补虚、增强免疫力。以上几味配伍同用，既补气又活血，对气虚血淤型子宫肌瘤患者有很好的食疗效果。

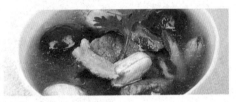

● 川芎黄芪炖鱼头

材料：

川芎 3 小片，枸杞子 10 克，黄芪 2 小片，鱼头 1 个，丝瓜 200 克，生姜、葱适量

做法：

①鱼头去鳞、鳃，洗净，剁成大块备用；丝瓜去皮，切成块状。

②锅内放入高汤、川芎、黄芪、姜片、枸杞子煮 10 分钟，待发出香味后，改用小火保持微沸。

③把鱼头摆回原形，和丝瓜块放入汤中，用小火煮 15 分钟，加调味料即可。

功效：

此汤具有行气活血、化淤止痛的功效，对气虚血淤型子宫肌瘤患者有一定的食疗效果。

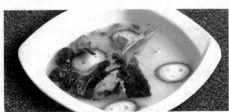

乳腺增生

乳腺增生也就是乳腺上皮增生，俗称"小叶增生"，它是妇女乳腺疾病中的常见病，是一组既非炎症又非肿瘤的病变；是以乳腺小叶和中段、末段导管的扩张、增生和囊性改变为主的一个过程。

● 症状

（1）肿块呈结节状，大小不一，质韧而有囊性感，与皮肤和深层组织之间无黏连并可推动。

（2）腋窝，肩背部偶有酸胀感，但腋窝淋巴结无肿大。

（3）偶伴有乳头溢液，溢液可为黄色、黄绿色或为无色浆液性。

● 手诊流程

（1）大鱼际颜色发青，肝区青暗，提示乳腺增生。

（2）无名指下手掌两条主线之间有倾斜的冬青树叶状岛纹符号，相切两主线，提示乳腺增生症。若出现双重叶状岛纹，提示患腋窝部淋巴结炎。

● 病因

中医认为：情怀不畅，肝气不得正常疏泄而气滞血淤，疾凝冲任不调者，常有月经紊乱，面部色斑。现代医学认为：婚育、膳食、人生存的外环境和遗传因素是乳腺发病的主要原因。

● 手疗

手疗部位	步骤	选穴	方法
手心	第一步	心穴	擦法20次
	第二步	肾穴	擦法20次
	第三步	劳宫穴	擦法20次
手侧	第四步	生殖穴	擦法20次

● 小贴士

有乳腺增生的女性如果同时具备下面几种情况就需要警惕了：一是出现乳腺增生的时间较长，二是增生的结节摸上去很多很明显，三是自己的年龄是在40～60岁之间的癌症高发期，四是有家族史。如果兼有这几个因素，女性就应该特别注意身体的变化，免得危及健康。

速效对症手诊手疗法

看手诊病

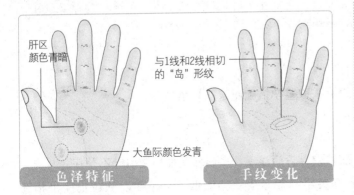

肝区
颜色青暗

与1线和2线相切
的"岛"形纹

大鱼际颜色发青

色泽特征　　　手纹变化

手疗治病

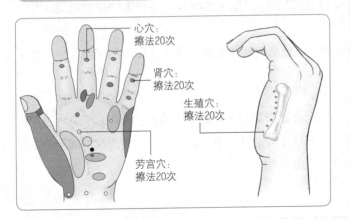

心穴:
擦法20次

肾穴:
擦法20次

生殖穴:
擦法20次

劳宫穴:
擦法20次

专家出诊

问：乳房有肿块，但不怎么疼痛，有什么问题吗？

答：无痛性肿块更要特别重视，乳腺癌肿块在早期可能就是没有疼痛感，一旦感觉到疼痛很可能就已经处于中期或者是晚期了，所以乳房肿块越不痛越要引起重视。建议你到正规医院进行检查，排除乳腺癌的可能。

第九章　妇科、儿科疾病

乳腺增生手操自疗法

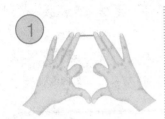

① 把一根火柴棒放在两中指尖端用力夹住，同时两手拇指相互抵住，两手食指内收。

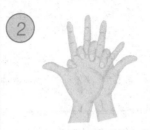

② 左手掌掌心向上，五指散开，右手掌从后面叉入左手五指缝中，手指内收用力点按左手。

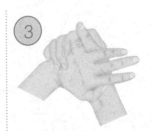

③ 右手掌横握左手掌，压住左手内收小指，左手三指搭按右手手背。

82

不孕症

　　女子结婚后夫妇同床2年以上，配偶生殖功能正常，未避孕而不受孕者，称原发性不孕。如曾生育或流产后，无避孕又2年以上不再受孕者，称继发性不孕。

● 症状

　　夫妇同居2年以上，没有采取避孕措施而未能怀孕。

● 手诊流程

　　（1）肾及生殖区皮肤枯白，青筋浮现，多属器质性病变引起不孕症。

　　（2）坤位低陷，青筋突出，提示生殖功能低下，不孕。坎位皮肤干枯苍白，表明生殖功能衰弱不易受孕。

　　（3）11线短有分裂或消失或没有，3线短或断裂，多属于性功能减退，妇女性冷淡，不易怀孕。

　　（4）近掌根处有羽毛样细纹或横向艮位的横断线，亦属不孕倾向。

● 病因

　　不孕症的因素很多，如先天性无卵巢、多囊卵巢、输卵管炎症、子宫内膜异位症、子宫肌瘤及子宫颈炎、宫颈狭窄等。某些研究者认为，心理因素引起不孕是较常见的，故保持良好的心理卫生也很重要。

● 手疗

手疗部位	步骤	选穴	方法
手心	第一步	肾穴	按法15次
	第二步	生殖区	摩法20次
	第三步	小手指	推法20次
	第四步	劳宫	按法15次
手背	第五步	关冲	按法15次

● 小贴士

　　（1）增加营养，经常服用多种维生素，如维生素A、B族维生素、维生素C、维生素E有利于增加受孕机会。

　　（2）避免不良环境因素，对一些可能影响生育的工作应当注意防护。

超简单手疗消百病全书

速效对症手诊手疗法

看手诊病

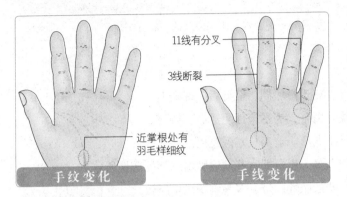

11线有分叉

3线断裂

近掌根处有
羽毛样细纹

手纹变化　　　　手线变化

手疗治病

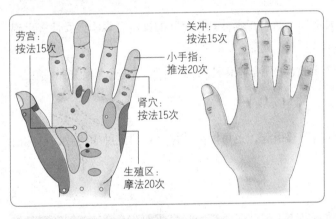

劳宫：
按法15次

关冲：
按法15次

小手指：
推法20次

肾穴：
按法15次

生殖区：
摩法20次

专家出诊

问：听说人流也
可以导致不孕，是这
样吗？

答：的确是这样
的，俗话说，小产之伤
十倍于大产。刮宫术后
很容易引起生殖道感
染、输卵管不通，并且
刮宫术后损伤子宫和肾
气，引起内分泌失调，导
致不能自然受孕。特别
是如果刮宫术后不好好
休息，更会引起不孕。

第九章　妇科、儿科疾病

不孕症手操自疗法

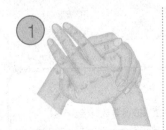

① 右手掌心向下，小指内
收，左手俯置于右手掌面之上，
压住右手手背，挤压右手小指。

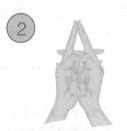

② 两手掌相对，屈大拇指、
食指、无名指、小指，叉入对掌
中指尖用力挤压。

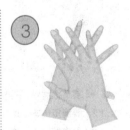

③ 左掌掌心向下，散开
五指。右手压左手掌，五
指散开，旋转擦摩20次。

83

带下

在青春期、月经期、妊娠期时，白带可能增多，这些都属正常现象。如果白带比平时增多，颜色异常，有特别的腥臭味，并且伴有阴部瘙痒的症状，则是带下。

● 症状

（1）单纯白带增多，多见于排卵期、经行后、妊娠期。

（2）豆腐渣样或凝块样白带，为霉菌性阴道炎所特有。

（3）血性白带，常见于老年阴道炎、宫颈息肉。

（4）米汤样腥臭白带，多为生殖器官晚期癌肿组织坏死变性所致。

（5）黄色黏稠、有臭味的脓性白带，多为细菌感染所致。

● 手诊流程

（1）3线未完整环绕大鱼际，而斜行延伸到大鱼际的艮位，表明该女性多出现妇科疾病。

（2）3线上出现小"岛"形纹，表明身体衰弱，冲任不固，为带下病的先兆现象。

● 病因

此病由滴虫、霉菌、致病菌等引起，也可因生殖器官息肉或肿瘤所致，单纯白带量多，可无器质性改变。

● 手疗

手疗部位	步骤	选穴	方法
手背	第一步	会阴点	按法15次
手心	第二步	子宫区	按法15次
	第三步	卵巢区	按法15次

● 小贴士

（1）要节欲益肾。一般以每周1~2次为度。

（2）要调摄情志。理智控制自己的感情，避免情志不舒、肝郁火旺而导致赤带。

（3）要夫妇同治。丈夫生殖器及尿道中存留的滴虫及霉菌，可能通过性交进入女子阴道，从而引发滴虫性、霉菌性带下病。所以夫妻的内衣应常洗换。另外，每次性交前，双方应先冲洗生殖器。

速效对症手诊手疗法

看手诊病

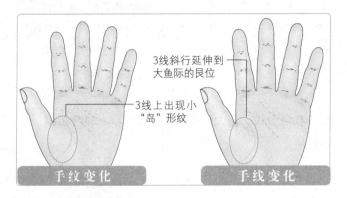

3线斜行延伸到大鱼际的艮位

3线上出现小"岛"形纹

手纹变化　　　　　手线变化

手疗治病

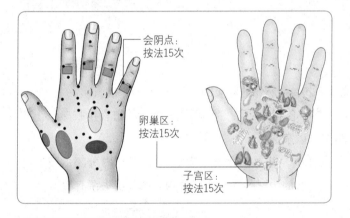

会阴点：按法15次

卵巢区：按法15次

子宫区：按法15次

专 家 出 诊

问：有哪些药膳可以帮助治疗带下？

答：可以试试白果黄豆鲫鱼汤，具体做法是：鲫鱼一条（约250克），白果12克，黄豆30克；白果去壳，洗净；黄豆洗净用清水浸泡1个小时；鲫鱼宰杀后处理干净。把全部用料放入锅内，加适量清水，大火煮沸后，改小火煲2个小时，调味即可。

第九章　妇科、儿科疾病

带下手操自疗法

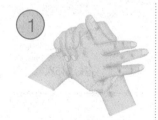

① 右手掌横握左手掌，压住左手内收小指，左手三指搭按右手手背。

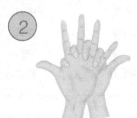

② 左手掌掌心向上，五指散开，右手掌从后面叉入左手五指缝中，手指内收用力点按左手。

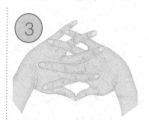

③ 两手掌向内交叉，两手之间用力相互挤压外推。

84

卵巢囊肿

卵巢囊肿是卵巢肿瘤中最多见的一种，分浆液性和黏液性两种。浆液性囊肿为单房、含浆液。黏液性囊肿为多房、含黏液，可发展成巨大肿瘤、囊性畸胎瘤等。两种囊肿均属良性，应切除以防恶变。

● 症状

随肿瘤增大出现下腹不适，膨隆包块。巨大肿瘤出现压迫症状，排便困难，呼吸困难。腹部或下腹部可按及包块。

● 手诊流程

（1）掌中出现13线，提示有可能患卵巢囊肿病。

（2）3线尾端有长叶状"岛"形纹，13线末端有小"岛"形纹，提示卵巢囊肿病情进一步严重，要引起足够重视。

● 病因

（1）遗传因素：据统计，20%～25%的卵巢肿瘤患者有家族史。

（2）环境及生活方式因素：食物的污染，如蔬菜等使用的植物生长激素，家畜家禽等配方饲养中瘦肉精类的激素成分。

（3）内分泌因素：卵巢虽小，却是产生卵子并排卵和平衡内分泌的重要器官，卵巢肿瘤多发生于内分泌旺盛的生育年龄，所以认为与内分泌失调有关。

● 手疗

手疗部位	步骤	选穴	方法
手心	第一步	生殖区	按法15次
	第二步	劳宫穴	摩法20次
	第三步	肾穴	摩法20次
	第四步	卵巢区	按法15次

● 小贴士

（1）蔬菜类：少吃辛辣香燥发散之品，如辣椒，芫荽等。

（2）家禽家畜类：少吃性暖温补之品，如公鸡，鲤鱼，羊肉，牛肉等。

（3）调味品类：少用辛辣发散之品，如辣椒，花椒，八角，桂皮等。

（4）瓜果类：少吃温阳补气之品，如荔枝干，龙眼干等。

速效对症手诊手疗法

看手诊病

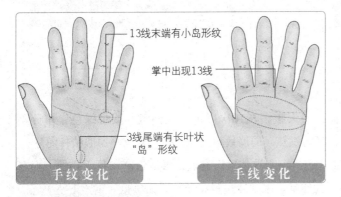

13线末端有小岛形纹

掌中出现13线

3线尾端有长叶状"岛"形纹

手纹变化　　　手线变化

手疗治病

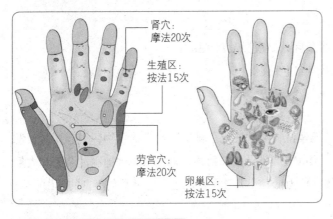

肾穴：
摩法20次

生殖区：
按法15次

劳宫穴：
摩法20次

卵巢区：
按法15次

专家出诊

问：如何检查自己是否得了卵巢囊肿呢？

答：可以根据以下自我观察要点来进行检查。（1）出现尿频，但无尿痛、尿急，或大便秘结现象。（2）自觉小腹增大，裤腰显得紧小，自己可摸及下腹有块，尤其是早晨清楚，排尿后又消失。（3）妇科普查发现卵巢肿块。

第九章　妇科、儿科疾病

卵巢囊肿手操自疗法

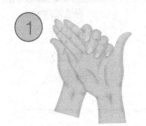

① 右手掌放在左手掌中，左手四指内收与拇指一起挤压右手掌，同时右手掌则用力对抗。

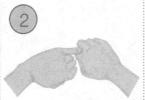

② 用右手五指呈离心方向缓慢地拔伸左手小指根部15次。

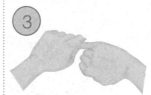

③ 用左手五指呈离心方向缓慢地拔伸右手小指根部15次。

85

小儿消化不良

消化不良是由非感染性饮食因素引起的胃肠疾患，主要表现为大便每日5~6次，呈蛋花样或水样、黄色或黄绿色，有白色小块、大便酸臭、不思乳食、腹满胀痛，可有低热、溢奶等现象发生。

● 症状

（1）单纯性消化不良：一天腹泻在10次以下，大便黄色或带绿色，水分不多，腹部胀气，偶有呕吐，有时发热，但度数不太高，病儿食欲不振但精神尚好。

（2）中毒性消化不良：病情较严重，发病突然，度数较高，每天排便一般在20次左右，甚至次数更多。大便常呈水状或呈蛋花汤状，无里急后重（下坠）感。呕吐频繁，每天可在10次以上，易产生严重脱水。

● 手诊流程

（1）小儿拇指本节后大鱼际处出现散乱青色络脉。

（2）食指中节横纹出现淡红色络脉。

● 病因

喂食不当，引起胃肠功能紊乱；婴幼儿吃了被细菌污染的食物，引起胃肠道发炎；滥用抗生素，胃肠道内菌群失调，乳酸杆菌等正常细菌受到抑制，杂菌却大量生长繁殖；天气变冷，机体抵抗力低，小儿肚子受凉也可能是消化不良的诱因。

● 手疗

手疗部位	步骤	选穴	方法
手背	第一步	关冲	摩法20次
手心	第二步	食指	捻法20次
	第三步	肾穴	摩法20次
	第四步	胃肠点	摩法20次

● 小贴士

（1）对婴幼儿要尽量给予母乳哺养，不要在夏季让孩子断奶。

（2）喂奶要定时，不可一次喂太多，两次喂奶中间要让孩子饮用适当白开水。

（3）孩子断奶以后要切实搞好饮食卫生，不要让孩子吃剩饭、剩菜和不清洁的食物。

速效对症手诊手疗法

看手诊病

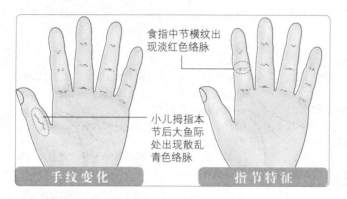

食指中节横纹出现淡红色络脉

小儿拇指本节后大鱼际处出现散乱青色络脉

手纹变化　　　　指节特征

手疗治病

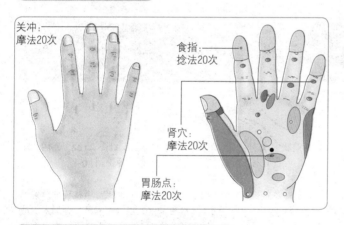

关冲：
摩法20次

食指：
捻法20次

肾穴：
摩法20次

胃肠点：
摩法20次

第九章　妇科、儿科疾病

专家出诊

问：我的孩子2岁了，饭量非常大，每次都吃得很多，这样没问题吧？

答：孩子吃得过多也不好，世界卫生组织专家发现过分贪吃的孩子智商低。因为胃中食物过多时，大量血液被运送到胃肠道帮助消化，脑部的血液供应量减少，时间长了，大脑的功能就会减弱。而且进食过多使消化系统神经长期处于兴奋状态，而控制语言、记忆、思维等智力活动的神经则处于抑制状态，儿童就很难对新事物、新知识产生兴趣。长此以往，儿童不但容易健忘，智力发育也会受到影响。

小儿消化不良手操自疗法

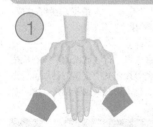

① 小儿左手掌向上，家长用两手中指、无名指、小指三指托住，左右食指共同揉按，中指旁揉。

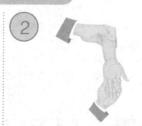

② 家长右手拿小儿左食指、中指、无名指三指，小儿掌向上。家长左手从总经搓磨天河及至（左月右斗）肘再至总经。

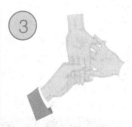

③ 小儿掌心向上，家长推小儿虎口和四指的第一、二、三关节。

86

小儿消化不良的对症药膳

● 双枣莲藕炖排骨

材料：

红枣、黑枣各 10 颗，莲藕 2 节（约 600 克），排骨 250 克，食盐 2 小匙

做法：

①排骨洗净，在沸水中氽烫一下，去除血水。

②将莲藕冲洗一下，削皮，再切成块；红枣、黑枣洗净，去掉核，备用。

③将所有的材料放入煮锅中，加适量的清水至盖过所有的材料（约 6 碗水左右），煮沸后转小火，炖 40 分钟左右快起锅前加入食盐调味即可。

功效：

本药膳的主要功效是健胃消食。莲藕具有清热凉血、散淤止泻、健脾生肌、开胃消食等功效，可用于治疗咳嗽、烦躁口渴、脾虚腹泻、食欲不振等症状。

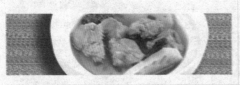

● 四神沙参猪肚汤

材料：

沙参 25 克，莲子 200 克，新鲜山药 200 克，茯苓 100 克，芡实 100 克，薏苡仁 100 克，猪肚半个，食盐 2 小匙

做法：

①猪肚洗净氽烫，切成大块；芡实、薏苡仁淘洗干净，清水浸泡 1 个小时沥干；山药削皮、洗净，切块；莲子、沙参冲净。

②将除莲子和山药外的材料放入锅中，煮沸后再转小火炖 30 分钟。

③加入莲子和山药，再续炖 30 分钟，煮熟烂后加食盐调味即可。

功效：

本药膳适合脾胃不好的人，常服可以适当地改善体质、增加食欲。猪肚具有补虚损、健脾胃的良好功效，可以补充体力，改善消化功能。

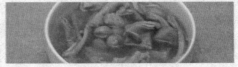

● 白果莲子乌鸡汤

材料：

新鲜莲子 150 克，罐头装白果 30 克、乌骨鸡腿 1 只、食盐 5 克

做法：

①鸡腿洗净，剁块，氽烫后捞起，用清水冲净。

②盛入煮锅加水至盖过材料，以大火煮开转小火煮 20 分钟。

③莲子洗净放入煮锅中续煮 15 分钟，再加入白果煮开，加食盐调味即可。

功效：

本药膳可促进消化、清心宁神，能消除疲劳、倦怠和紧张情绪。经常食用消脂效果明显，适宜减肥食用。还可用于治疗带下量多、白浊、尿频或遗尿、肾气虚等症状。

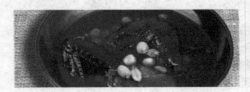

● 消脂金橘茶

材料：

山楂 10 克，决明子 15 克，红枣 25 克，金橘 5 颗，话梅 2 颗，红茶包 1 包，冰糖适量

做法：

①将决明子、山楂、话梅、红枣、金橘皆洗净备用。

②决明子、红枣加水，以大火煮开后，加入山楂、话梅、冰糖后煮 15 分钟，将所有药材捞起丢弃，放入红茶包稍微泡过拿起。

③将切半的金橘挤汁带皮丢入稍浸，捞起丢掉，装壶与茶匙，饭后食用。

功效：

本药膳具有消食健胃、行气散淤的功效，应用于治疗胃肠消化不良等症。其中金橘的药用价值很高，具有补脾健胃、化痰消气、通筋活络、清热祛寒的功效。

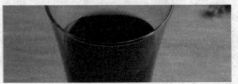

● 杨桃紫苏梅甜汤

材料：

麦门冬 15 克,天门冬 10 克,杨桃 1 颗,紫苏梅 4 颗,紫苏梅汁 1 大匙,冰糖 1 大匙,棉布袋 1 个

做法：

①全部药材放入棉布袋；杨桃表皮以少量的食盐搓洗,切除头尾,再切成片状。

②药材与全部材料放入锅中,以小火煮沸,加入冰糖搅拌溶化。

③取出药材,加入紫苏梅汁拌匀,待降温后即可食用。

功效：

本药膳具有生津、润心肺、助消化的功效。紫苏具有下气消痰、润肺、宽肠的功效。杨桃中糖类、果酸含量丰富,有助消化、滋养、保健的功能,还可以解渴消暑、喉润顺气。

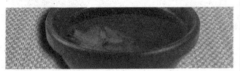

● 枸杞子佛手粥

材料：

枸杞子 10 克,佛手 10 克,大米 100 克,红糖 3 克,葱花少许

做法：

①大米洗净,下入冷水中浸泡半个小时后捞出沥干水分；佛手、枸杞子洗净,用温水泡至回软备用。

②锅置火上,倒入清水,放入大米,以大火煮开。

③加入佛手、枸杞子煮至粥呈浓稠状,调入红糖拌匀,撒上葱花即可。

功效：

此粥有疏肝理气、健脾开胃之功效,对于气滞腹痛、消化不良、食积等患者有很好的食疗功效。

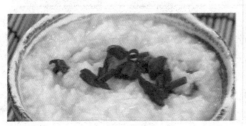

● 清心莲子田鸡汤

材料：

人参、黄芪、茯苓、柴胡各 10 克,生姜、地骨皮、麦门冬、车前子、甘草各 5 克,田鸡 3 只,鲜莲子 150 克,棉布袋 1 个

做法：

①将莲子淘洗干净,所有药材放入棉布包中扎紧；两者都放入锅中,加 6 碗水以大火煮开,再转小火熬煮约 30 分钟。

②将田鸡用清水冲洗干净,剁成块,放入汤中一起煮沸。

③捞出装材料的棉布包,加食盐调味即可。

功效：

此汤选用健脾而且易于消化吸收的田鸡肉为主,可以补益脾胃、增进食欲。莲子补而不燥,可以健脾胃、止泻。生姜则能够和胃调中,与田鸡一起煮汤食用可健脾开胃以助消化。

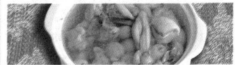

● 山药白扁豆粥

材料：

山药 25 克,白扁豆、莱菔子各 15 克,大米 100 克,食盐 2 克,味精 1 克,香油 5 毫升,葱少许

做法：

①白扁豆、莱菔子洗净；山药去皮洗净,切小块；葱洗净,切成葱花；大米洗净,浸泡半个小时。

②锅内注水,放入大米、白扁豆、莱菔子,用旺火煮至米粒绽开,放入山药。

③改用小火煮至粥成闻见香味时,放入食盐、味精、香油调味,撒上葱花即可食用。

功效：

此粥具有补脾和中、祛湿化痰的功效,可用于痰湿中阻型的消化不良患儿。

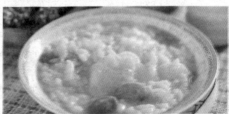

86

百日咳

百日咳，俗称"鸡咳""鹚鹕咳"，是一种儿童常见的传染病，多为嗜血性百日咳杆菌引起急性呼吸道传染病，经由飞沫传染。临床上以阵发性痉挛性咳嗽、鸡鸣样吸气吼声为特征，病程可长达2～3月，因此起名为百日咳。此病多发生于冬、春两季。

● 症状

炎症期微热、咳嗽、流鼻涕等，类似感冒，为期大约7天。痉咳期咳嗽逐渐加重，且呈阵发性咳嗽，尤以夜间为多。发作时以短咳形式连续咳十余声至数十声，形成不断的呼气。咳毕有特殊的鸡鸣样回声，易引起呕吐。病程常延长到2～3月。

● 手诊流程

（1）小儿拇指横纹中央处出现明显络脉，络脉颜色浅，说明咳嗽轻，络脉颜色深，说明咳嗽症状重。

（2）无名指横纹出现紫色脉纹。

● 病因

百日咳是由百日咳嗜血杆菌引起的急性呼吸道传染病，百日咳杆菌侵入感染呼吸道后，黏附于呼吸道上皮细胞纤毛上，繁殖并产生毒素而致病。

● 手疗

手疗部位	步骤	选穴	方法
手心	第一步	少商	按法20次
手背	第二步	商阳	按法20次
手心	第三步	中冲	按法20次
	第四步	咳喘点	掐法20次

● 小贴士

（1）因为本病具有传染性，所以患病的儿童应该隔离4～7周。患病期间不应从精神上刺激患儿，应加强对患儿的营养，并要尽量带患儿去户外活动。

（2）注意小儿的保暖，预防风寒。让患儿适当休息，多饮开水。患儿居住的房间要注意通风，保持室内空气流通，避免煤气、烟尘等刺激。

超简单手疗消百病全书

速效对症手诊手疗法

看手诊病

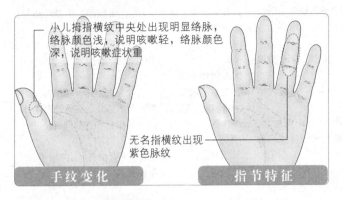

小儿拇指横纹中央处出现明显络脉，络脉颜色浅，说明咳嗽轻，络脉颜色深，说明咳嗽症状重

无名指横纹出现紫色脉纹

手纹变化　　　指节特征

手疗治病

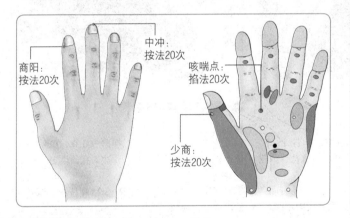

中冲：按法20次

商阳：按法20次

咳喘点：掐法20次

少商：按法20次

专家出诊

问：孩子得了百日咳，让他在床上休息，他就是待不住怎么办呢？

答：有很多家长都像你一样，认为孩子得了百日咳就应该卧床不动，这不但跟孩子爱动爱玩的天性不符，而且对疾病的痊愈也无利，是一种典型的误解。其实百日咳的咳嗽是阵发性的，应该让孩子在空气新鲜的地方适当做些活动和游戏，事实证明这样往往会减轻咳嗽。

第九章　妇科、儿科疾病

百日咳手操自疗法

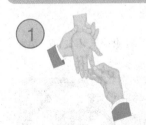

① 家长左手握小儿腕部，右手大拇指掐小儿心、肝、脾三指，各掐一下，各摇24下。

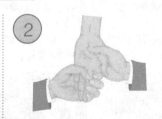

② 家长用左手拿小儿左手四指，右手四指略托住小儿手背，用大拇指自乾摩至震，自坤摩至坎。

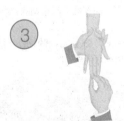

③ 家长用右手拇指、食指、中指，捏小儿肝、肺二指；左手拇指、食指、中指捏小儿阴阳二穴。

87

百日咳的对症药膳

● 桑白葡萄果冻

材料：
椰果 60 克，葡萄 200 克，鱼腥草、桑白皮各 10 克，果冻粉 20 克，红糖 25 克

做法：
①鱼腥草、桑白皮均洗净，放入锅中，加水煎取药汁备用。
②葡萄洗净，切半，取出籽，与椰果一起放入模型中。
③药汁、果冻粉、红糖放入锅中，以小火加热，同时搅拌，煮沸后关火。倒入模型中，待凉后移入冰箱中冷藏、凝固，即可食用。

功效：
　本品清热化痰、滋阴润肺，适合咳嗽、咳吐黄痰的患者食用。

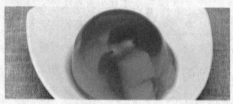

● 银杏猪肚汤

材料：
猪肚 180 克，银杏 40 克，胡椒粉、生姜各适量，食盐 10 克

做法：
①猪肚用食盐、生粉洗净后切片；银杏去壳；姜洗净切片。
②锅中注水烧沸，入猪肚氽去血沫，捞出备用。
③将猪肚、银杏、生姜放入砂煲，倒入适量清水，小火熬 2 个小时，调入胡椒粉和食盐即可。

功效：
　本品具有清热化痰、补肾纳气、定喘止咳的功效，适合百日咳患者食用。

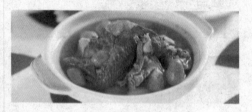

● 鹌鹑五味子陈皮粥

材料：
鹌鹑 3 只，茴香 3 克，大米 80 克，肉桂 15 克，五味子、陈皮各 10 克，姜末、味精、食盐、葱花各适量

做法：
①鹌鹑洗净切块，入沸水氽烫；大米淘净；茴香、肉桂、五味子、陈皮煎汁备用。
②锅中放入鹌鹑、大米、姜末、药汁，加沸水，熬煮成粥，加食盐、味精调味，撒入葱花即可。

功效：
　本粥健脾益气、补肺纳喘，对小儿百日咳后期有较好的食疗作用。

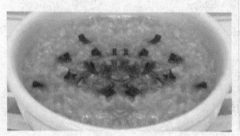

● 霸王花猪肺汤

材料：
霸王花 20 克，猪肺 750 克，瘦肉 300 克，红枣 3 颗，南杏仁、北杏仁各 10 克，食盐 5 克，生姜 2 片

做法：
①霸王花、红枣浸泡，洗净；猪肺洗净，切片；瘦肉洗净，切块。
②烧热油锅，放入姜片，将猪肺爆炒 5 分钟左右。
③将清水煮沸后加入所有原材料，用小火煲 3 个小时，加食盐调味即可。

功效：
　本品具有宣肺散寒、化痰平喘的功效，适合百日咳患者食用。

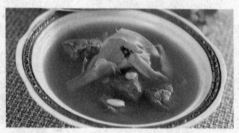

● 川贝蒸鸡蛋

材料：
川贝 6 克，鸡蛋 2 个，食盐少许

做法：
①川贝洗净，备用。
②鸡蛋打入碗中，加入少许食盐，搅拌均匀。
③将川贝放入鸡蛋中，入蒸锅蒸 6 分钟即可。

功效：
　　本品具有清热化痰、滋阴养肺的功效，适合肺虚咳嗽的百日咳患者食用。

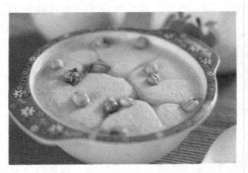

● 百合玉竹瘦肉汤

材料：
水发百合 100 克，猪瘦肉 75 克，玉竹 10 克，清汤适量，精食盐 6 克，白糖 3 克

做法：
①将水发百合洗净，猪瘦肉洗净切片，玉竹用温水洗净浸泡备用。
②净锅上火倒入清汤，调入精食盐、白糖，下入猪瘦肉烧开，打去浮沫，再下入玉竹、水发百合煲至熟即可。

功效：
　　本品具有补肺、益气、养阴的功效，适合肺气阴两虚的百日咳患者食用。

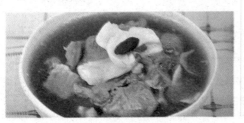

● 猪肺花生汤

材料：
猪肺 1 个，花生米 100 克，黄酒 2 匙，食盐适量

做法：
①猪肺洗净，切块；花生米洗净。
②将猪肺、花生米共入锅内，小火炖 1 个小时。
③去浮沫，加入食盐、适量黄酒，再炖 1 个小时即可。

功效：
　　本品具有润肺止咳、补益肺脏的功效，适合肺气虚弱的慢性支气管炎、百日咳、肺炎等患者食用。

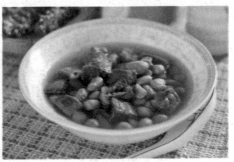

● 冬瓜白果姜粥

材料：
冬瓜 250 克，白果 30 克，大米 100 克，姜末少许，食盐、胡椒粉、葱少许，高汤半碗

做法：
①白果去壳、皮，洗净；冬瓜去皮洗净，切块；大米洗净，泡发；葱洗净，切花。
②锅置火上，注入水后，放入大米、白果，用大火煮至米粒完全开花。
③再放入冬瓜、姜末，倒入高汤，改用小火煮至粥成，调入食盐、胡椒粉入味，撒上葱花即可。

功效：
　　此粥敛肺止咳、化痰利水，对于百日咳患儿有一定的食疗功效。

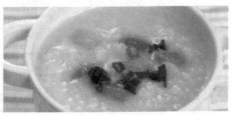

小儿遗尿

遗尿又称"尿床"，指的是在睡眠中不知不觉小便。一般情况下，孩子在3~4岁开始控制排尿，如果5~6岁以后还经常性尿床，每周2次以上并持续达6个月就是"遗尿症"。一般以5~15岁儿童较多见，但也有少数人一直到成年还继续遗尿。5岁以下儿童有遗尿，不属病态。

● 症状

小儿遗尿是儿童时期的常见病症，主要表现为睡眠时尿床，且有部分患儿在清醒时也不能自控而排尿，且伴有嗜饮水现象。小儿遗尿一般在婴幼儿时期得病，有的为一时性行为，数月后消失，也有的是长期患病。

● 手诊流程

2线与3线始端相互交织形成菱形纹。

● 病因

引起遗尿的原因，有些是由于泌尿生殖器官的局部刺激，如包茎、包皮过长、外阴炎、先天性尿道畸形、尿路感染等，其次与全身疾病如脊柱裂、癫痫、糖尿病、尿崩症等有关。但是绝大多数儿童遗尿的出现与疾病无关，是由于心理因素或其他各种因素造成的。

患儿因为没有受到排尿训练，没有良好的夜间排尿习惯。久之容易发生夜间尿床。睡眠环境或气温的突然变化，小儿不能适应也可能发生遗尿。

● 手疗

手疗部位	步骤	选穴	方法
手心	第一步	肺经	推法20次
	第二步	肾穴	揉法20次
	第三步	神门	揉法20次
手背	第四步	腕骨	揉法20次
手心	第五步	劳宫	揉法20次

● 小贴士

白天应注意不要让孩子过度疲劳。要让孩子养成睡觉之前排空小便再上床的习惯。鼓励孩子在排尿中间中断排尿，然后再把尿排尽，训练并提高孩子膀胱括约肌控制排尿的能力。

速效对症手诊手疗法

看手诊病

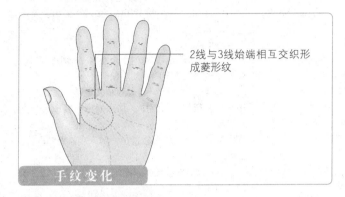

2线与3线始端相互交织形成菱形纹

手纹变化

手疗治病

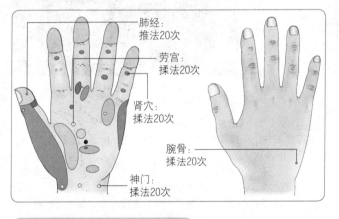

肺经：
推法20次

劳宫：
揉法20次

肾穴：
揉法20次

腕骨：
揉法20次

神门：
揉法20次

专家出诊

问：小儿遗尿症和睡眠姿势有关系吗？

答：是有关系的。有些孩子习惯于仰卧或趴着睡觉，膀胱受到压迫，常在梦中遗尿。因此，家长要设法让孩子侧卧睡觉，减少对膀胱的压迫，增强对排尿的控制力。

第九章 妇科、儿科疾病

小儿遗尿手操自疗法

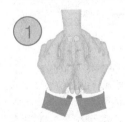

① 家长用两手托住小儿手背，将两大拇指往外阴阳二穴推分。阳穴宜重，阴穴宜轻。

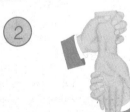

② 家长左手拿小儿肘，手向下轻摆三、四下。再用左手托小儿（左月右斗）肘上，右手托小儿手背，拇指掐虎口，往上向外顺摇24下。

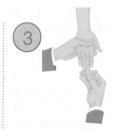

③ 家长用左手四指托小儿手背，拇指掐掐掌心，逐指推运。

88

小儿遗尿的对症药膳

● 猪肾枸杞子大米粥

材料：

猪肾 80 克，枸杞子 10 克，大米 120 克，食盐 3 克，鸡精 2 克，葱花 5 克

做法：

①猪肾洗净，去腰臊，切花刀；枸杞子洗净；大米淘净，泡好。

②大米放入锅中，加水，以大火煮沸，下入枸杞子，以中火熬煮。

③待米粒开花后放入猪腰，转小火，待猪腰变熟，加食盐、鸡精调味，撒上葱花即可。

功效：

此粥具有补肾强腰、缩尿止遗的功效，常食可改善小儿遗尿症状。

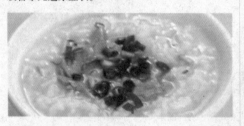

● 薏苡仁猪肠汤

材料：

薏苡仁 20 克，猪小肠 120 克，金樱子、山茱萸各 10 克，食盐适量

做法：

①薏苡仁洗净，用热水泡 1 个小时；猪小肠洗净，放入开水中氽烫至熟，切小段。

②将金樱子、山茱萸装入纱布袋中，扎紧，与猪小肠、薏苡仁放入锅中，加水煮沸，转中火续煮 2 个小时。

③煮至熟烂后，将药袋捞出，加入食盐调味即可。

功效：

本品具有补肾健脾、缩尿止遗的功效，适合遗尿的小孩食用。

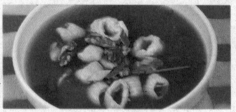

● 山茱萸覆盆子奶酪

材料：

山茱萸 10 克，覆盆子果酱 30 克，鱼胶片 12 克，鲜奶 350 毫升，动物性鲜奶油 150 毫升，细粒冰糖 15 克

做法：

①山茱萸洗净，加 300 毫升水，煮至 100 毫升，去渣。鱼胶片用冰水泡软。

②将鲜奶和鲜奶油加热至 80℃，加入明胶拌至溶化，隔冰水冷却到快要凝结时，倒入模型中，冷藏凝固，即制成奶酪。

③将备好的汤汁和果酱、冰糖一起煮匀，淋在奶酪上即可。

功效：

本品可改善小儿尿床。

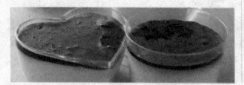

● 猪肚炒莲子

材料：

猪肚 1 个，香油、食盐、葱、生姜、蒜等调料适量，莲子 20 粒

做法：

①猪肚洗净，刮除残留在猪肚里的余油。

②莲子用清水泡发，去除苦心，装入猪肚内，用线将猪肚的口缝合。

③将猪肚放入沸水中氽烫一下，再清炖至猪肚完全熟烂。

④捞出、洗净，将猪肚切成丝，与莲子一起装入盘中，加各种调料拌匀即可食用。

功效：

莲子能补脾止泻，养心安神，固精止遗，益肾止带。本品具有健脾化湿、固肾止遗的功效，适用于脾胃气虚、脾肾阳虚型的遗尿、尿频者。

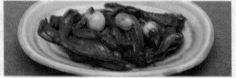

● 白果煲猪小肚

材料：
猪小肚 100 克，白果 5 枚，覆盆子 10 克，食盐 3 克，味精 2 克

做法：
①猪小肚洗净，切丝；白果炒熟，去壳。
②将猪小肚、白果、覆盆子一起放入砂锅，加适量水，煮沸后改小火炖煮 1 个小时。
③调入食盐、味精即可。

功效：
本品具有益气健脾、补肾固精、缩尿止遗的功效，适合肾气亏虚所致的小儿遗尿患者食用。

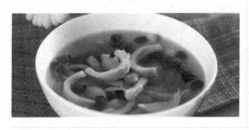

● 白果莲子乌鸡汤

材料：
新鲜莲子 60 克；罐头装白果 15 克、乌骨鸡腿 1 只、食盐 5 克

做法：
①鸡腿洗净、剁块，余烫后捞起，用清水冲净。
②盛入煮锅加水至盖过材料，以大火煮开转小火煮 20 分钟。
③莲子洗净放入煮锅中续煮 15 分钟，再加入白果煮开，加食盐调味即可。

功效：
本药膳可促进消化、清心宁神、涩带止遗，可用于治疗小儿遗尿症。

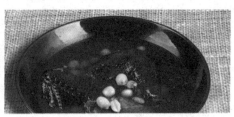

● 山药莲子羹

材料：
山药 30 克，胡萝卜、莲子各 15 克，大米 90 克，食盐、味精、葱花各适量

做法：
①山药去皮，洗净切块；莲子洗净泡发；胡萝卜去皮，切丁；大米洗净。
②锅内注水，放入大米、莲子、胡萝卜、山药。
③改用小火煮至浓稠熟烂时，放入食盐、味精调味，撒上葱花即可。

功效：
本品具有健脾补虚、缩尿止遗的功效，适合脾肾虚弱所致的遗尿、盗汗等症患者食用。

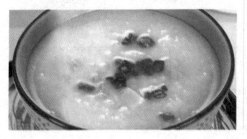

● 白果蒸蛋

材料：
鸡蛋 2 个，食盐 1 小匙，白果 5 颗

做法：
①白果剥皮及薄膜，鸡蛋加食盐打匀，加温水调匀成蛋汁，放入碗中加入白果。
②锅中加水，待水滚后转中小火隔水蒸蛋，每隔 3 分钟左右即掀一次锅盖，约蒸 15 分钟即可。

功效：
本药膳具有润肺益气，缩尿止遗的功效，适合遗尿的儿童食用。

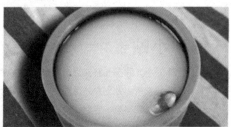

小儿疳积

小儿疳积是一种常见病症，是指由于喂养不当，或由于多种疾病的影响，使脾胃受损而导致全身虚弱、面黄消瘦、发枯等慢性病症，即平常所说的营养不良，尤其多发于1~5岁儿童中间。

● 症状

（1）恶心呕吐、不思饮食、腹胀腹泻。

（2）烦躁不安、哭闹不止、睡眠不实、喜欢俯卧、手足心热、口渴喜饮，两颧发红。

（3）小便混浊、大便时干时溏。

● 手诊流程

（1）3线出现青色并且变宽。

（2）十指横纹皆出现脉纹。

● 病因

由于婴幼儿时期脏腑娇嫩，机体的生理功能尚未成熟完善，而婴幼儿正值生长期，生长发育非常迅速，对水谷精微的需要量也很大。因此，产生了生理上的"脾常不足"。哺食过早，甘肥、生冷食物吃得太多等因素，都会损伤脾胃之气，耗伤气血津液，进而导致婴幼儿消化功能紊乱，产生病理上的脾气虚损而发生疳积。

● 手疗

手疗部位	步骤	选穴	方法
手背	第一步	合谷	揉法20次
手心	第二步	四缝	掐法20次
	第三步	鱼际	揉法20次
手背	第四步	腹泻点	点法15次

● 小贴士

（1）对小儿腹部和脐部进行掌摩法的按摩，然后进行捏脊的按摩，治疗效果更好。

（2）经常带小儿到户外活动，呼吸新鲜空气，多晒太阳，有利于增强小儿体质。

（3）喂养要得当，定时、定量喂奶，进食营养丰富、易于消化的食物。

速效对症手诊手疗法

看手诊病

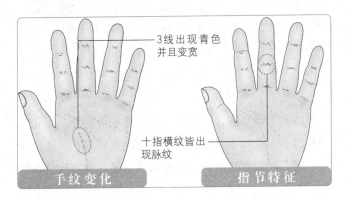

3线出现青色并且变宽

十指横纹皆出现脉纹

手纹变化　　　　指节特征

手疗治病

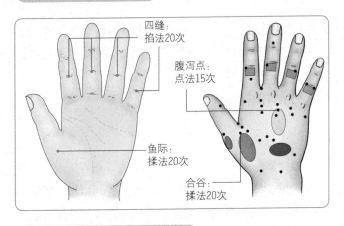

四缝：掐法20次

腹泻点：点法15次

鱼际：揉法20次

合谷：揉法20次

专家出诊

问：有什么食疗可以改善小儿疳积吗?

答：可以给您的孩子煮山药米粥，具体做法是：干山药片100克，小黄米100克，白糖适量；将米淘洗干净，与山药片一起碾碎，入锅，加水适量，熬成粥，加白糖调味，给小儿喂食。此方调补脾胃，滋阴养液，对小儿疳积有很好的疗效。

小儿疳积手操自疗法

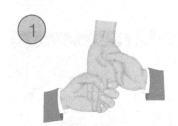

① 家长用左手拿小儿左手四指，右手四指略托住小儿手背，用大拇指自乾摩至震，自坤摩至坎。

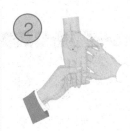

② 小儿掌心向上，家长推小儿虎口和四指的第一、二、三关节。

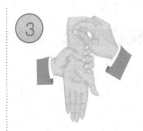

③ 家长用左手拇指掐小儿总筋，右手大拇指、中指像弹琴般弹过曲池。

第九章　妇科、儿科疾病

89

小儿便秘

小儿便秘是指大便秘结不通，排便时间延长，或欲大便而艰涩不畅的一种病症。具体症状为大便干、硬难解，或隔2～3天甚至更长时间才排便一次，多因饮食不当、乳食积滞、燥热伤胃等导致。一年四季均可发生，并不局限于干燥季节。

● 症状

小儿便秘主要表现为大便干结、干燥难解，且伴有腹痛、腹胀等现象。小儿便秘可分为功能性便秘，多由进食过少、食物中纤维过少等饮食因素引起；习惯性便秘多由于经常控制排便而产生；器质性病变所致的便秘多由于直肠，或其他全身疾病所产生。

● 手诊流程

（1）坤位颜色发黑，表明大肠传导失常、大便秘结、排泄不畅。明堂潮红及小鱼际呈片状明亮之红晕者，表明为胃肠积热、耗伤津液之热秘。巽位色泽青暗，伴有隆起，胃区亦晦暗不泽，提示为情志失和、肝脾郁结之气秘。

（2）3线上出现许多支线，提示可能有便秘。

● 病因

（1）营养不良、贫血、缺乏维生素B、运动量少导致腹肌无力、肠胃传送功能不足，可使小儿便秘。食物过于精细，缺少纤维素，对肠壁刺激不够，也可以形成便秘。

（2）小儿可能由于贪玩而有意识地抑制便意，时间长了，肠内排便的反射敏感度降低，堆积于肠内的大便吸收过多水分导致便秘。

● 手疗

手疗部位	步骤	选穴	方法
手背	第一步	合谷	捻法20次
	第二步	阳池	捻法20次
手心	第三步	四缝	捻法20次
	第四步	大肠	捻法20次

● 小贴士

小儿便秘时应该多吃蔬菜和水果，同时施以适当的穴位按摩效果会更好。

速效对症手诊手疗法

看手诊病

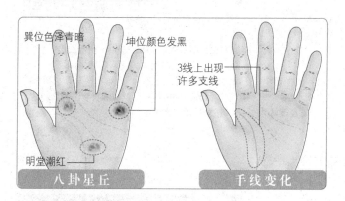

巽位色泽青暗
坤位颜色发黑
3线上出现许多支线
明堂潮红

八卦星丘　　　　　**手线变化**

手疗治病

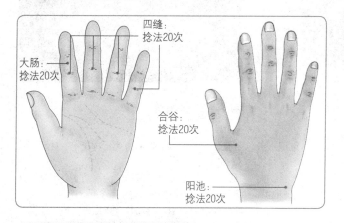

四缝：捻法20次
大肠：捻法20次
合谷：捻法20次
阳池：捻法20次

专家出诊

问：孩子便秘，药太苦又不好喂，您给介绍几个食疗方法吧！

答：可以给您家的孩子试试这些。

菜汁汤：鲜菠菜或白菜适量，煮汤饮用。

萝卜汁：红心萝卜用榨汁机取汁，把红心萝卜加适量白糖，共煮2～3分钟，温服。

松子仁粥：大米100克煮粥，熟前放入松子仁30克，煮至粥成，加白糖调味给患儿食用。

小儿疳积手操自疗法

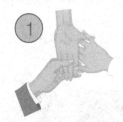

① 小儿掌心向上，家长推小儿虎口和四指的第一、二、三关节。

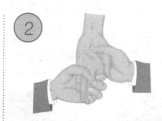

② 家长用左手拿小儿左手四指，右手四指略托住小儿手背，用大拇指自乾摩至震，自坤摩至坎。

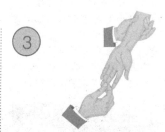

③ 小儿左掌向上，家长大拇指、中指、食指依次捏小儿中指、食指、拇指、无名指、小指，捏时摇24下。

90

小儿便秘的对症药膳

● 韭菜花烧猪血

材料：

韭菜花 100 克，猪血 150 克，上汤 200 毫升，食盐 5 克，味精 2 克，红椒 1 个，食用油 15 毫升，辣椒酱 30 克，豆瓣酱 20 克

做法：

①猪血洗净切块，韭菜花洗净切段，红椒洗净切块。

②锅中水烧开，放入猪血焯烫，捞出沥水。

③油烧热，爆香红椒，加入猪血、上汤及调味料煮入味，再加入韭菜花煮熟即可。

功效：

本品具有温阳通便的功效，适合阳虚型的便秘患者。

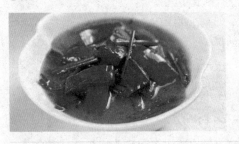

● 鹌鹑蛋粳米粥

材料：

鹌鹑蛋 100 克，粳米 50 克

做法：

①将鹌鹑蛋洗净，煮熟，去壳；粳米洗净。

②将粳米煮粥，将熟时，下入鹌鹑蛋即可。

功效：

本品具有补中益气、健脾和胃、滋阴润肠的功效，适合气虚、阴虚型的便秘患者。

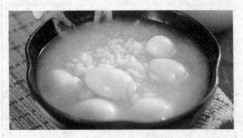

● 黑米黑豆莲子粥

材料：

糙米 40 克，燕麦 30 克，黑米、黑豆、红豆、莲子各 20 克，白糖 5 克

做法：

①糙米、黑米、黑豆、红豆、燕麦均洗净，泡发；莲子洗净，泡发后，挑去莲心。

②锅置火上，加入适量清水，放入糙米、黑豆、黑米、红豆、莲子、燕麦开大火煮沸。

③最后转小火煮至各材料均熟，粥呈浓稠状时，调入白糖拌匀即可。

功效：

本品具有滋阴养血、益气补肾的功效，适合血虚、阴虚、气虚型的便秘患者。

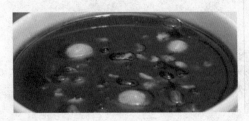

● 红豆燕麦粥

材料：

红豆、燕麦片、白糖各 10 克，枸杞子 5 克

做法：

①燕麦片洗净，红豆洗净，泡水约 4 个小时，直到泡胀为止；枸杞子浸泡。

②将泡软的红豆、燕麦片放入锅中，加入适当的水后，用中火煮，水滚后，转小火煮至熟透。

③加入泡好的枸杞子，再加入适量的白糖调味即可。

功效：

本品具有益气通便、补虚养胃的功效，适合气虚、阳虚型的便秘患者。

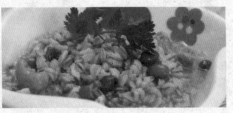

● 糙米米浆

材料：

糙米 3 大匙，去壳花生仁 3 大匙，水 500 毫升，葡萄糖浆 30 毫升

做法：

①糙米洗净，泡水 3 个小时后沥干水分；花生洗净平铺于烤盘上，放入烤箱，以 130℃烤至表面呈金黄色。

②将糙米、花生仁、水一起放入果汁机中，搅打至颗粒绵细。

③用纱布过滤出米汁，再将米汁用大火煮开后转中小火，边煮边将浮沫捞除，煮约 10 分钟后熄火，再加入葡萄糖浆拌匀即可。

功效：

本品具有温阳通便的功效，适合阳虚型的便秘患者。

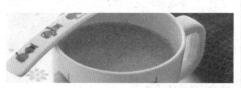

● 上海青拌花生仁

材料：

上海青 250 克，花生仁 50 克，醋、香油各适量，食盐 3 克，鸡精 1 克

做法：

①将上海青洗净，沥干，入沸水锅中焯水，沥干，装盘；花生仁洗净，入油锅中炸熟，捞出控油，装盘。

②将醋、香油、食盐和鸡精调成味汁，淋在上海青和花生仁上，搅拌均匀即可。

功效：

上海青可润肠通便、消肿解毒，对于便秘所致的舌红苔黄腻、口臭等有很好的食疗作用。

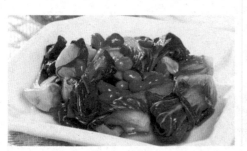

● 百合猪蹄汤

材料：

萝卜干 30 克，百合 20 克，猪蹄 600 克，蜜枣 5 颗，食盐 5 克

做法：

①萝卜干浸泡 1 个小时，洗净、斩块；蜜枣洗净；百合泡发。

②猪蹄斩件，洗净、飞水，入烧锅，将猪蹄干爆 5 分钟。

③将清水 2000 克放入瓦煲内，煮沸后加入以上材料，大火煲沸后，改用小火煲 3 个小时，加食盐调味即可。

功效：

本品具有补血、滋阴的功效，适合血虚、阴虚的便秘患者。

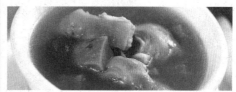

● 胡萝卜山竹汁

材料：

胡萝卜 40 克，山竹 2 个，柠檬 1 个，水适量

做法：

①将胡萝卜洗净，去掉皮，切成薄片；将山竹洗净，去掉皮；柠檬洗净，切成小片。

②将准备好的材料放入搅拌机，加水搅打成汁即可。

功效：

本品具有清热泻火、滋阴润肠的功效，适合肠胃积热的便秘者，症见舌苔黄腻、口气臭秽、咽干口渴、腹胀等。

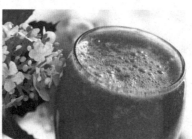

90

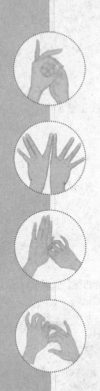

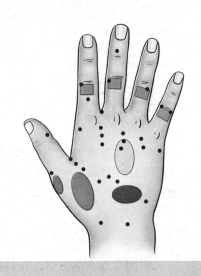

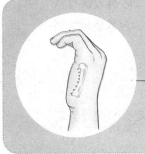

第十章
其他疾病

　　在前面几章介绍的具有针对性的疾病之外，我们生活中还有一些常见病，如失眠、眩晕、休克、头痛等，它们并不一定是独立的疾病，可能是某种疾病的症状之一，但具有很强的普遍性，发病率比较高，所以在这里我们把这些常见病挑选出来，对它们也进行具体的介绍，通过相关的手诊知识和手疗方法的讲述，读者可以方便的运用相关内容，及时对自己的身体状况作出调整，保持健康的身体。

91

失眠

失眠，又称为"不寐""不得眠""不得卧""目不瞑"，是经常不能正常睡眠的一种病症。常伴有白天精神状况不佳、反应迟钝、疲倦乏力，严重影响日常生活和工作学习。

● 症状

入睡困难或不能熟睡，容易被惊醒；醒后无法再入睡；睡过之后精力没有恢复；频频从恶梦中惊醒，自感整夜都在做恶梦；发病时间可长可短，短者数天可好转，长者持续数日难以恢复。

● 手诊流程

（1）智慧线断续不齐，命运线呈波浪形，提示心理状态不稳定，易受外界刺激、干扰、情绪波动大，入睡后容易醒。

（2）智慧线尾端有三角形纹，提示神经衰弱，导致失眠。

（3）食指掌指关节附近出现片状白色，心脾两虚，多梦易醒。

（4）巽位有一条紫暗色青筋直冲食指，则表明情态失和，肝经郁结，性急善怒，烦躁不易入眠。

● 病因

任何身体的不适症状均可导致失眠；不良的生活习惯，如睡前喝浓茶、咖啡、吸烟等；因某个特别事件异常兴奋或者忧虑会导致机会性失眠。

● 手疗

手疗部位	步骤	选穴	方法
手背	第一步	合谷	摩法20次
手心	第二步	神门	摩法20次
手背	第三步	关冲	摩法20次
	第四步	安眠点	摩法20次

● 小贴士

床的硬度和枕头的高度应适中；生活有规律，定时上床，晚餐不宜过饱，睡前不饮茶和咖啡等刺激性饮料；以清淡而富含蛋白质、维生素的饮食为宜。

速效对症手诊手疗法

看手诊病

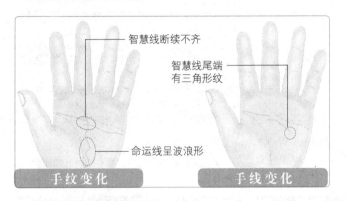

智慧线断续不齐

智慧线尾端
有三角形纹

命运线呈波浪形

手纹变化　　　　　**手线变化**

手疗治病

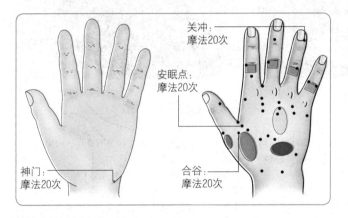

关冲：
摩法20次

安眠点：
摩法20次

神门：
摩法20次

合谷：
摩法20次

专家出诊

问：听说睡眠也要建立条件反射，是这样的吗？

答：的确如此。建立有规律就寝的生活习惯，坚持每天上床前都做同样的事情，比方说洗热水澡，接着阅读10分钟再上床。很快你就会把这些活动跟睡眠联系起来，做这些活动时会让你睡意朦胧。如果上床半个小时后睡不着，可以起来到另外一间房子，静静地坐20分钟左右再回去睡觉。如果还睡不着就再做几次，直到能睡着为止。

失眠手操自疗法

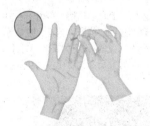

① 用木棒呈向心方向均匀点状刺激手掌中指。

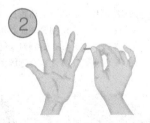

② 用木棒呈向心方向从小指尖端部沿掌骨线向下均匀点刺。

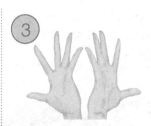

③ 双手五指张开，背对背反掌。

(91)

失眠的对症药膳

● 天麻鸡肉饭

材料：

天麻 5 克，蓬莱米 100 克，鸡肉 25 克，竹笋、胡萝卜各 50 克

做法：

①将鸡肉、竹笋、胡萝卜切成粒。

②将蓬莱米、天麻、鸡肉、竹笋、胡萝卜洗净放入有水的砂锅内。

③以小火煨煮，煮成稠饭即可。

功效：

本药膳有健脑强身、镇静安眠的功效，可治疗顽固性失眠、头晕、眼花、多梦等病症。天麻可治晕眩眼黑、头风头痛、肢体麻木等病症。

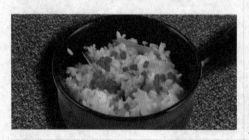

● 党参桂圆膏

材料：

党参 250 克，沙参 125 克，桂圆肉 120 克，蜂蜜适量

做法：

①以适量水浸泡党参、沙参、桂圆肉，然后加热、熬熟。

②每 20 分钟取煎液一次，加水再煮，共取煎液 3 次，最后需合并煎液，再以小火煎熬浓缩。

③至黏稠如膏时，加蜂蜜，煮沸停火，待冷却装瓶，平时服用。

功效：

本药膳可以滋补强体，补心安神，养血壮阳，益脾开胃。

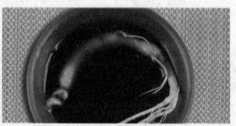

● 灵芝炖猪尾

材料：

灵芝 5 克，陈皮 3 克，猪尾 1 条，鸡 200 克，猪瘦肉 50 克，鸡汤 1000 毫升，生姜、葱、料酒、白糖、食盐各适量

做法：

①将猪尾洗净剁成段；猪瘦肉切成块；鸡切块；灵芝洗净切成细丝。

②锅中加水，放入猪尾段、猪肉、鸡块氽烫去除血水。

③将鸡汤倒入锅内，煮沸后加入猪尾、瘦肉、鸡块、灵芝，炖熟后加调味料即可。

功效：

本道药膳具有补气养心、安神、安眠和美颜等功效，适宜中年妇女长期食用。

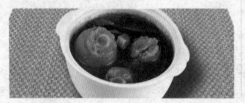

● 荞麦桂圆红枣粥

材料：

桂圆 50 克，红枣 30 克，荞麦 100 克，白糖 30 克

做法：

①荞麦洗净，泡发；桂圆去壳备用；红枣洗净、盛碗泡发。

②将砂锅洗净，锅中放水烧开，放入荞麦、桂圆、红枣，先用大火煮开，转小火煲 40 分钟。

③起锅前调入白糖，搅拌均匀即可食用。

功效：

本药膳具有良好的滋养补益作用。可用于心脾虚损、气血不足所致的失眠、健忘、惊悸、眩晕等症。特别对于耗伤心脾气血的人，更为有效。另外，荞麦还有健脾益气、开胃宽肠、消食化滞的功效。

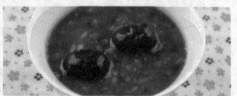

● 虫草红枣乌鸡汤

材料：

冬虫夏草 5 克，红枣 10 克，乌鸡半只，鲜奶适量，食盐 5 克，生姜 3 片

做法：

①红枣去核，洗净；冬虫夏草洗净。

②乌鸡处理干净，斩件，余水。

③将冬虫夏草、红枣、乌鸡、姜片置放入炖盅中，加入 600 毫升沸水，加盖，隔水炖 2 个小时，倒入鲜奶，加食盐调味即可。

功效：

本品具有益气补虚、养血健脾、宁心安神等功效，可用于气血两虚的患者，症见头晕目眩、神疲乏力、心悸失眠、面色苍白等症。

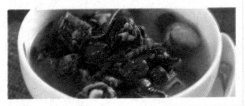

● 人参红芪茶

材料：

人参、红枣（去核）各 10 克

做法：

①将人参、红枣分别用清水冲洗干净备用。

②将洗净的人参、红枣一起放入锅中，加入适量的清水，煮成茶饮。

功效：

本品具有益气补虚、养血健脾等功效，可用于气血两虚的患者，症见头晕目眩、神疲乏力、失眠健忘、口唇色淡、面色苍白等症。

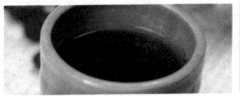

● 当归炖猪心

材料：

党参 20 克，当归 15 克，新鲜猪心 1 个，葱、生姜、蒜、食盐、料酒各适量

做法：

①将猪心剖开，洗净，将猪心里的血水、血块去除干净。

②将党参、当归洗净，再一起放入猪心内，可用竹签固定。

③在猪心上再铺上各调味料，再将猪心放入锅中，隔水炖熟，去除药渣，再加食盐调味即可。

功效：

本药膳具有安神定惊、养心补血的功效，可用于治疗心虚失眠、惊悸、自汗、精神恍惚等症。

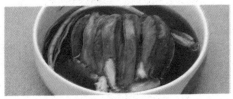

● 酸枣玉竹糯米粥

材料：

酸枣仁、玉竹、灯心草各 15 克，糯米 100 克，食盐 2 克

做法：

①糯米洗净，浸泡半个小时后，捞出沥干水分备用；酸枣仁洗净；玉竹、灯心草均洗净，切段。

②锅置火上，倒入清水，放入糯米，以大火煮开。

③加入酸枣仁、玉竹、灯心草同煮片刻，再以小火煮至呈浓稠状，调入食盐拌匀即可。

功效：

此粥具有清心降火、生津益胃、滋阴潜阳、安神助眠等功效，可用于阴虚火旺型高血压患者头晕头痛、烦躁易怒、夜不能眠等症。此外，本品还可用于肺阴虚咳嗽、排尿赤涩不畅等症。

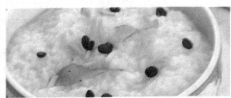

眩晕

眩晕是目眩和头晕的总称，眩是指眼花、视物不清和昏暗发黑；晕是指视物旋转，或仿佛天旋地转，不能站立。因为眩和晕总是同时并见，故习惯上把它们合称作眩晕。

● 症状

回转性眩晕主要症状为天旋地转；诱发性眩晕通常发生在突然将头后仰，或坐着站起时；浮动性眩晕则会使人感觉好像踩在棉花上；动摇性眩晕会让患者如临地震，出现上下动摇的眩晕感。

● 手诊流程

（1）1线、2线、3线均较浅淡。

（2）2线中央出现大"岛"纹。

（3）指甲均出现苍白色改变。

● 病因

头昏目眩是脑神经失调的一种表现。如果只是偶然发生，那可能是因熬夜、用脑过度，或室内空气太闷、造成脑缺氧所致。但若是一再发生，则要考虑贫血、低血糖、直立性低血压、高血压、动脉硬化症、颅内压降低、神经衰弱、脑血栓、鼻炎、药物副作用等原因。

● 手疗

手疗部位	步骤	选穴	方法
手侧	第一步	头穴	掐法20次
	第二步	肝胆穴	点法20次
手背	第三步	关冲	按法20次
手心	第四步	中冲	按法20次

● 小贴士

急性头晕目眩发作的患者，应静卧、解除精神紧张；忌食酒、咖啡这类刺激亢奋性的物品；多食含维生素C丰富的水果，如柠檬、葡萄、奇异果等。

速效对症手诊手疗法

看手诊病

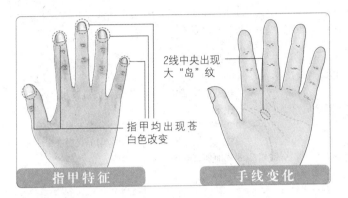

2线中央出现大"岛"纹

指甲均出现苍白色改变

指甲特征　　手线变化

手疗治病

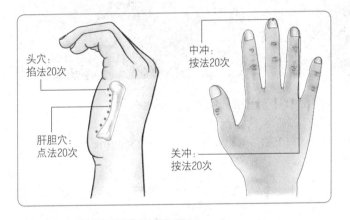

头穴：掐法20次

肝胆穴：点法20次

中冲：按法20次

关冲：按法20次

专家出诊

问：眩晕有可能是哪些疾病的征兆呢?

答：很多疾病都会有眩晕的症状如脑动脉硬化、后下小脑动脉血栓、小脑出血、椎－基底动脉短暂缺血发作等脑血管病；上述部位的肿瘤、脓肿、结核瘤、寄生虫等，以及上述脑组织的移位、水肿等；延髓空洞症、多发性硬化、遗传性共济失调等变性和脱髓鞘疾病；此外一些炎症如脑炎也会引起眩晕。

第十章　其他疾病

眩晕手操自疗法

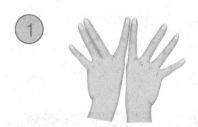

① 两手掌心向下，将拇指内缩，两手并拢，其余四指突然用力散开，动作要有爆发性。

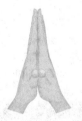

② 两手掌竖立，拇指向里，两手掌用力对抗，指尖在对抗中左右摇摆6次。

92

眩晕的对症药膳

● 核桃鱼头汤

材料：

鱼头 1 个，核桃仁 30 克，桂圆肉 25 克，豆腐 250 克，米酒 15 毫升，生姜 10 克，葱 15 克，胡椒粉 3 克，鸡油 3 毫升，味精 3 克

做法：

①鱼头去鳞，除去内脏，洗净；桂圆肉、核桃仁洗净；豆腐切块。

②将所有主料放入锅中，用大火煮沸后改小火炖 30 分钟，加入调料即可。

功效：

　　核桃仁、桂圆肉皆有益气养血之功效，豆腐和鱼头蛋白质高、脂肪低，可降血脂降血压，故此汤对由贫血、血压高而致的头晕目眩者有很好的食疗作用。

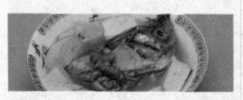

● 红枣当归鸡腿眼

材料：

鸡腿 100 克，猕猴桃 80 克，红枣 5 克，当归 2 克，食用油、酱油各适量

做法：

①红枣、当归放入碗中，倒入米酒浸泡 3 个小时。

②鸡腿用酱油拌匀，放置 5 分钟入油锅炸至两面呈金黄色，取出，切块。

③鸡腿块入锅，倒入碗中的米酒、红枣、当归，转中火煮 15 分钟，捞出转盘。

④猕猴桃洗净，剥皮，切片，转盘即可食用。

功效：

　　鸡肉温中健脾、滋补养身，猕猴桃调理中气，红枣、当归益气补血，食用此品可促进人体血液循环，气行顺畅，从而使脑部供血正常，减少头晕目眩症状的发生。

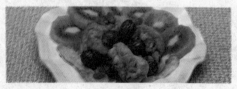

● 黑豆苁蓉汤

材料：

淡菜 200 克，黑豆 250 克，肉苁蓉 10 克，生姜少许，食盐适量

做法：

①铁锅不加油，倒入黑豆炒至裂开，用清水洗去浮渣，晾干。

②肉苁蓉、淡菜、生姜洗净，肉苁蓉和生姜切片备用。

③煲锅内放适量水，放入姜片开大火煮沸。

④放入黑豆、肉苁蓉、淡菜，用中火煲 3 个小时，起锅前加食盐调味即可。

功效：

　　黑豆益气补虚，降血脂；淡菜、肉苁蓉皆补肝肾，益精血，可治气血不足。三者同食，可治因气虚、血虚而出现的头晕目眩。

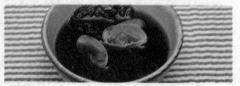

● 枸杞子菊花粥

材料：

枸杞子 20 克，粳米 100 克，菊花 5 克，白糖适量

做法：

①枸杞子、粳米洗净，泡发，备用。

②砂锅加水，放入枸杞子、粳米，先用大火煮开，后改小火慢熬。

③待粳米开花、枸杞子煮烂，放入菊花，加盖闷 5 分钟，再加白糖拌匀即成。

功效：

　　枸杞子益气养血，粳米补中益气、滋阴健脾，菊花具有疏风清热之功效，可治头痛、晕眩。三味配伍，对由气虚、血虚而致头晕目眩者有一定的帮助。

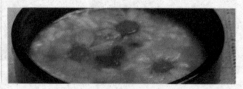

● 归芪补血乌鸡汤

材料：
乌鸡 1 只，当归、黄芪各 15 克，食盐适量

做法：
①乌鸡洗净，剁块，放入沸水中氽烫，待 3 分钟后捞起，冲净，沥水。
②当归、黄芪分别洗净，备用。
③乌鸡和当归、黄芪一道入锅，加 6 碗水，以大火煮开，转小火续炖 25 分钟，煮至乌鸡肉熟烂，以食盐调味即可。

功效：
此汤有造血功能，能促进血液循环，适合贫血、体虚等患者食用。

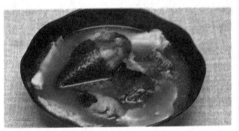

● 枸杞子黄精炖白鸽

材料：
枸杞子 20 克，黄精 30 克，杜仲 10 克，白鸽 1 只，食盐、料酒、味精各适量

做法：
①将白鸽清理干净，斩成小块；枸杞子、黄精、杜仲泡发洗净。
②锅中加水烧沸，下入鸽块氽去血水。
③鸽块放入锅中，加水，再加入黄精、枸杞子、杜仲、料酒、食盐、味精，煮至熟即可。

功效：
本品具有补肝养肾、益气填精的功效，适用于肝肾亏虚的患者，症见双目干涩、腰膝酸痛、肾虚尿频、遗精阳痿、眩晕耳鸣等。

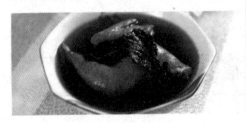

● 当归龙眼鸡肉汤

材料：
鸡大胸 175 克，龙眼肉 10 颗，当归 5 克，精食盐 4 克，葱段 2 克，姜片 3 克

做法：
①将鸡大胸肉洗净切块，龙眼肉洗净，当归洗净备用。
②汤锅上火倒入水，调入精食盐、葱段，姜片，下入鸡大胸肉、龙眼肉、当归煲至成熟即可。

功效：
本品具有补脾养血、宁心安神的功效，适合心血虚型的贫血患者食用。

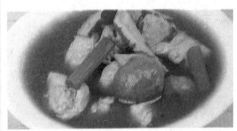

● 桑寄生决明鸡脚汤

材料：
鸡脚 400 克，桑寄生 30 克，连翘 15 克，决明子、天麻各 10 克，蜜枣 2 颗，食盐 5 克

做法：
①桑寄生、连翘、决明子、天麻、蜜枣均洗净。
②鸡脚洗净，去指甲，斩件，入沸水中氽烫。
③将 1600 毫升清水放入瓦煲内，煮沸后加入以上用料，大火煲开后，改用小火煲 2 个小时，加食盐调味即可。

功效：
本品具有补肝肾、强筋骨、祛风湿、止眩晕等功效，对肝肾亏虚型头晕目眩、腰膝酸痛、两目干涩、神疲倦怠等症有较好效果。

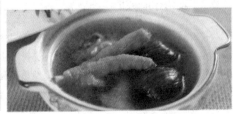

休克

休克是指因外伤、出血、烧烫伤等伤害或情绪过度刺激及恐惧等多种强刺激而引起的一种有效微循环量不足的情况。主要表现为肤色苍白、冰冷，脉搏快而弱，呼吸浅而快，神志模糊或烦躁。若没有得到及时处理，会意识丧失、体温下降，严重可致死亡。

● 症状

休克是一种急性循环功能不全综合征。常见的临床表现有血压下降、脉搏微弱、四肢湿冷、皮肤苍白、发绀、神志模糊等症状。在临床上，休克可分为低血容量性、感染性、心源性、神经源性、过敏性、创伤性等多种类型。

● 手诊流程

（1）1线、2线、3线在食指下方处相互交织，且2线出现星状纹。
（2）手掌温度比正常人冰凉、湿冷，提示出现休克。

● 病因

中医学中把休克列为"厥证""脱证"等病症范畴。病因主要包括外感六淫之邪、突然性的大量失血、剧烈疼痛、药物过敏、中毒、久病或身体羸弱等，最后导致阳衰阴竭，阴阳离绝。

● 手疗

手疗部位	步骤	选穴	方法
手背	第一步	合谷	按法20次
手心	第二步	劳宫	按法20次
手背	第三步	急救点	掐法20次
	第四步	升压点	掐法20次
	第五步	血压反应区	掐法20次

● 小贴士

遇到休克患者，首先应稳定患者情绪，并给予安慰。如果患者怕冷，要把患者放到暖和的房间，并加盖轻软的被子。让患者卧床，把足部垫高。如果患者感到恶心，要把患者的脸侧向一旁，防止呕吐后导致误吸；如有口干，给患者喝热茶或糖水；严重者应及时送医院。

速效对症手诊手疗法

看手诊病

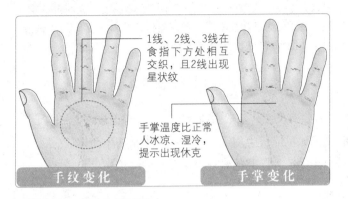

1线、2线、3线在食指下方处相互交织，且2线出现星状纹

手掌温度比正常人冰凉、湿冷，提示出现休克

手纹变化　　　　手掌变化

手疗治病

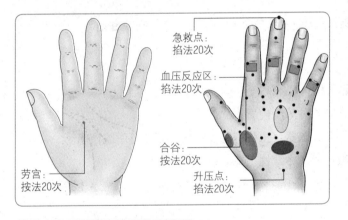

急救点：掐法20次

血压反应区：掐法20次

合谷：按法20次

劳宫：按法20次

升压点：掐法20次

专家出诊

问：休克要做哪些检查啊？

答：一些常规检查是必须做的，比如血常规、血液化学、尿常规、心电图等。另外一些辅助检查也要做一下，如动脉压测定、中心静脉压测定、肺楔嵌压测定、心排血量测定、尿量测定等。视患者情况，必要时还要做微循环灌注情况检查，如皮肤与肛门温度的测定、红细胞压积、眼底和甲床检查等。

休克手操自疗法

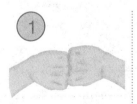

① 两手握拳，拳心朝下，使掌骨突起处与对拳凹陷处贴紧压迫。

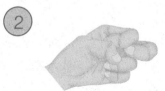

② 掌心靠内，先以中指指尖内收压指根，其余四指握拳，大拇指内收握住中指不致过分内收，形成中指突出的握拳状。

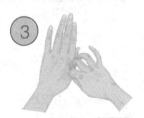

③ 右手拇指、食指沿食指掌骨沿线揪捏左手食指根背部皮肤至腕横纹处。

93

昏迷

昏迷是一种严重的意识障碍，主要是大脑皮质和皮质下网状结构发生高度抑制的结果，是意识障碍的最严重阶段。意识清晰度极度低下，严重者对外界刺激没有反应，程度较轻者防御反射可存在及生命体征相对平稳，严重者则死亡。

● 症状

（1）浅昏迷：对强烈痛刺激有反应，基本生理反应存在，有正常的生命体征。

（2）中度昏迷：对痛刺激无反应，生理反应存在，有正常的生命体征。

（3）深昏迷：除存在生命体征外，其他对外界刺激反应均消失。

● 手诊流程

（1）3线短小，末端出现"十"字状纹，提示可能出现大病或昏迷。

（2）3线旁出现许多细小短纹平行排列，提示会出现大病或昏迷。

● 病因

以下疾病均可能出现昏迷。

（1）脑膜炎、脑炎、脑脓肿等颅内感染。

（2）颅脑外伤、脑肿瘤、脑寄生虫病、脑型疟疾、癫痫等颅脑疾患。

（3）感染性休克、败血症、中毒性菌痢等感染性疾病。

（4）甲状腺疾患、肝昏迷、尿毒症、糖尿病酮症酸中毒等内分泌与代谢障碍。

● 手疗

手疗部位	步骤	选穴	方法
手背	第一步	合谷	按法20次
手心	第二步	劳宫	按法20次
手背	第三步	升压点	掐法20次
	第四步	急救点	掐法20次

● 小贴士

对昏迷者的护理要注意保持患者呼吸道通畅，防止感冒。长期昏迷的患者机体抵抗力很低，要防止被褥污染及各种继发性感染。睡卧时要使患者面部转向一侧，以利于呼吸道分泌物的引流，如果患者有痰或口中有分泌物和呕吐物，要及时吸出或抠出。

速效对症手诊手疗法

看手诊病

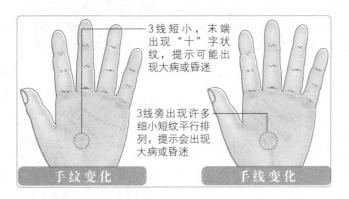

3线短小，末端出现"十"字状纹，提示可能出现大病或昏迷

3线旁出现许多细小短纹平行排列，提示会出现大病或昏迷

手纹变化　　　　手线变化

手疗治病

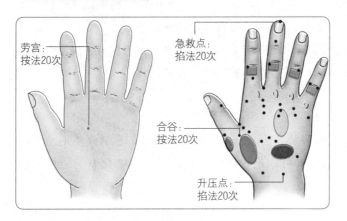

劳宫：
按法20次

急救点：
掐法20次

合谷：
按法20次

升压点：
掐法20次

专家出诊

问：昏迷是昏睡不醒吗？

答：有患者患某种疾病后精神不好，很容易陷入睡眠状态，而且睡不醒，但可以唤醒，醒后对别人的问话能够正确回答，这种情况叫做嗜睡。嗜睡虽然不算昏迷，但往往是一种轻度的意识障碍，在许多疾病中，嗜睡、昏睡等睡眠过多性障碍常常为昏迷的前奏。所以对嗜睡患者既要与昏迷相区别，又要警惕病人意识障碍的发展，严密观察是否加深而进入昏迷。

第十章　其他疾病

昏迷手操自疗法

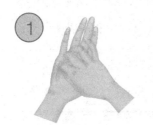

① 右手拇指、食指揪捏左手小指掌骨延伸线直至腕横纹处的皮肤。

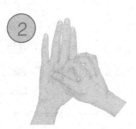

② 右手拇指、食指揪抓左手无名指根背部皮肤。

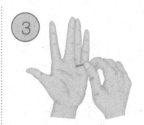

③ 伸掌，五指散开，用木棒均匀点状用力刺激手掌心。

94

头痛

　　头痛是临床上最常见的症状之一，涉及到多个系统，尤其是在神经系统疾病中多见，其病因十分复杂。发病率高，有人称头痛是仅次于感冒的常见病，其实头痛是一种症状，而不是一种疾病。头痛一般是指前面在眉毛以上，后面枕下部以上即头颅上半部这一范围的疼痛。

● 症状

　　头痛是临床上常见的症状，通常是局限于头颅上半部，包括眉弓、耳轮上缘和枕外隆突连线以上部位发生疼痛。

● 手诊流程

　　（1）2线平直上翘且横贯手掌，易头痛。两条平行的4线，向小指方向直上而去，提示多因生活无规律，影响头部神经、血管，导致偏头痛。

　　（2）2线上出现斜向小指的干扰纹，且食指第二指节有星形纹者，提示心理多疑，平素抑郁寡言，稍受刺激会不安，故导致紧张性头痛。

● 病因

　　头痛是临床上最为常见的症状之一，是人体对各种致痛因素所产生的主观感觉，属于疼痛的范畴。致痛因素可以是物理的、化学的、生物化学的或机械性的等。

● 手疗

手疗部位	步骤	选穴	方法
手侧	第一步	头穴	点法20次
手背	第二步	前头点	点法20次
	第三步	头顶点	点法20次
	第四步	偏头点	点法20次
	第五步	后头点	点法20次

● 小贴士

　　（1）环境要安静，室内光线要柔和。
　　（2）可按照头痛的部位进行按摩治疗，前额痛可取阳白穴，两侧痛可取百会穴，头顶痛可取风池穴。

超简单手疗消百病全书

速效对症手诊手疗法

看手诊病

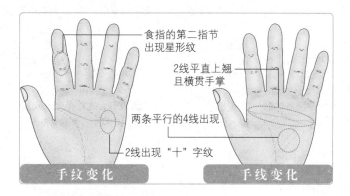

食指的第二指节出现星形纹

2线平直上翘且横贯手掌

两条平行的4线出现

2线出现"十"字纹

手纹变化　　　　手线变化

手疗治病

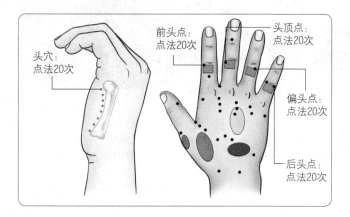

头穴：点法20次

前头点：点法20次

头顶点：点法20次

偏头点：点法20次

后头点：点法20次

专家出诊

问：有哪些药膳可以止头痛？

答：可以试试以下两种茶。

（1）葱白川芎茶：取葱白两段，川芎10克，茶叶10克，放入杯中，开水冲泡，去渣温饮。每日1剂。此茶具有祛风止痛之功效。

（2）菊花白芷茶：取菊花、白芷各9克，研成细末，开水冲泡，代茶饮。此茶具有祛风平肝、解痉止痛之功效。

头痛手操自疗法

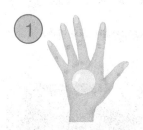

①把圆球放在手背上，使球在手背上前后左右倾斜和滚动。

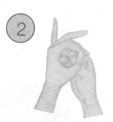

②右手五指撮合一起，用左手掌紧包裹右手五指，一紧一松地用力挤压。

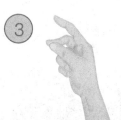

③右手空心握拳，微屈五指，大拇指对挤中指，两指指尖相掐。

95

头痛的对症药膳

● 枸杞子佛手粥

材料：
枸杞子 10 克，佛手 15 克，大米 100 克，红糖 3 克，葱花少许

做法：
①大米洗净，下入冷水中浸泡半个小时后捞出沥干水分；佛手、枸杞子洗净，用温水泡至回软备用。
②锅置火上，倒入清水，放入大米，以大火煮开。
③加入佛手、枸杞子煮至粥呈浓稠状，调入红糖拌匀，撒上葱花即可。

功效：
　　此粥有疏肝理气、活血化淤、健脾开胃之功效，可用于气滞血淤所致的高血压症、心绞痛、月经不调、痛经、头痛等症，还可用于消化不良、腹胀疼痛等。

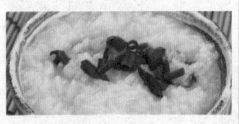

● 虫草炖雄鸭

材料：
冬虫夏草 5 枚，雄鸭 1 只，姜片、葱花、陈皮末、胡椒粉、食盐、味精适量

做法：
①将冬虫夏草用温水洗净。
②鸭洗净，斩块，再将鸭块放入沸水中焯去血水，然后捞出。
③将鸭块与虫草先用大火煮开，再用小火炖软后加入姜片、葱花、陈皮末、胡椒粉、食盐、味精，调味后即可。

功效：
　　本品具有益气补虚、补肾强身作用，适合肾虚头痛患者食用。

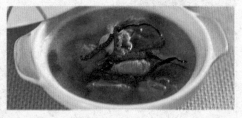

● 龟板杜仲猪尾汤

材料：
炒杜仲 30 克，龟板 25 克，猪尾 600 克，食盐 2 小匙

做法：
①猪尾剁段洗净，氽烫捞起，再冲净一次。
②龟板、炒杜仲洗净。
③将上述材料盛入炖锅，加 6 碗水以大火煮开，转小火炖 40 分钟，加食盐调味。

功效：
　　本品具有滋阴补肾、益气补虚的功效，适合肾虚型头痛患者食用。

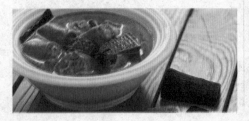

● 桂圆山药红枣汤

材料：
山药 150 克，红枣 6 颗，桂圆肉 100 克，冰糖适量

做法：
①山药削皮，洗净，切小块；红枣、桂圆肉洗净。
②煮锅内加 3 碗水煮开，加入山药煮沸，再下红枣；待山药煮熟、红枣松软，加入桂圆肉；等桂圆的香味渗入汤中即可熄火。
③根据个人口味加入适量冰糖调味即可。

功效：
　　本品具有滋阴养血、活络止痛的功效，适合血虚型头痛患者食用。

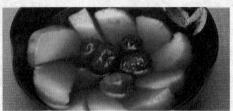

● 核桃鱼头汤

材料：

桂圆肉 25 克，青鱼头 1 个（约 500 克），豆腐 250 克，核桃仁 15 克，姜片 10 克，葱段 15 克，胡椒粉及食盐各适量

做法：

①将桂圆肉、核桃仁洗净；豆腐洗净，切成大块。

②鱼头去鳞，去内脏，洗净。

③将鱼头、豆腐、姜片、葱段、核桃仁、桂圆肉一同放入锅中，用大火煮沸后转小火煮 30 分钟，加食盐、胡椒粉调味即可。

功效：

本品具有活血化淤、通窍止痛的功效，适合血淤型头痛患者食用。

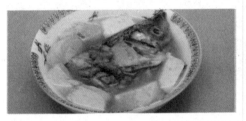

● 当归川芎鱼头汤

材料：

三文鱼头 1 个，川芎 10 克，当归 10 克，枸杞子 15 克，西蓝花 150 克，蘑菇 3 朵，食盐 6 克

做法：

①鱼头去鳞、鳃，洗净；西蓝花、蘑菇洗净，撕成小朵。

②将川芎、当归、枸杞子洗净，以 5 碗水熬至约剩 3 碗水，放入鱼头煮至将熟。

③加入西蓝花和蘑菇煮熟，加食盐调味即成。

功效：

本品具有活血化淤、养血止痛的功效，适合血虚、血淤型头痛患者食用。

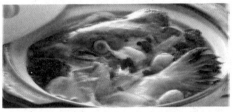

● 当归炖猪心

材料：

鲜猪心 1 个，党参 20 克，当归 15 克，延胡索 10 克，姜末、食盐、料酒各适量

做法：

①猪心洗净，剖开。

②党参、当归、延胡索洗净，再一起放入猪心内，用竹签固定。

③在猪心上，撒上姜末、料酒，再将猪心放入锅中，隔水炖熟；去除药渣，再加食盐调味即可。

功效：

本品具有益气补血、活血化淤的功效，适合血虚、血淤型头痛患者食用。

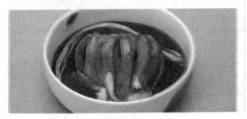

● 当归煮芹菜

材料：

当归 10 克，芹菜 500 克，生姜、葱各 10 克，食盐、味精、芝麻油各适量

做法：

①当归浸软，切片；芹菜去叶，洗净，切成滚刀片；生姜切片，葱切段。

②将当归、芹菜、生姜、葱同放炖锅内，加水烧沸，改用小火炖煮，加入食盐、味精、芝麻油即成。

功效：

当归具有活血养血功效，芹菜有降压利尿的功效。此药膳适宜高血压引起的头痛、头晕、水肿者，也适用于因血虚风动所致的面部及身体抽搐等症。

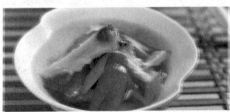

腰痛

腰痛是患者自觉腰部一侧或两侧疼痛，或疼痛连及背脊，或疼痛引发少腹，或痛感连及股胯，或牵引腿部疼痛的一种病症。

● 症状

老年人因关节老化引起的腰痛多是下背部疼痛和僵硬，一般休息后、夜间或晨起时加重，稍稍活动后减轻，但活动过多或劳累后则症状也会加重，天气寒冷或潮湿时疼痛也常加重。青年人发生腰扭伤后引起的腰痛剧烈，不敢咳嗽及深呼吸，重者不敢站立，多伴有压痛点。而软组织损伤引起的腰痛多为隐痛、胀痛、酸痛，腰痛位置固定。

● 手诊流程

（1）腰椎区出现凌乱的"十"字纹，提示患有腰椎增生引起的腰痛。

（2）过分延长的11线下垂到腰椎区，提示患有肾虚引起的腰痛。

● 病因

腰椎间盘突出与膨出、腰肌劳损、腰椎增生、腰椎管狭窄、腰肌劳损、生殖器官疾病等多种疾病均会引起腰痛。罹患风湿、类风湿关节炎等症的妇女，多因在月经期、分娩和产后受风、湿、寒的侵袭，导致脊椎长骨刺而诱发腰痛。此外，妇女孕期及产褥期劳累也会引发腰痛。

● 手疗

手疗部位	步骤	选穴	方法
手背	第一步	腰脊点	点法20次
	第二步	腰痛点	点法20次
	第三步	坐骨神经点	点法20次
手心	第四步	太渊	摩法20次

● 小贴士

孕妇为了防止腰痛，应做到以下几点：

（1）最好扎腹带或孕妇专用腰带来支撑腰部。

（2）避免迅速起立。站起来时，要用手扶着桌子或椅子。

超简单手疗消百病全书

速效对症手诊手疗法

看手诊病

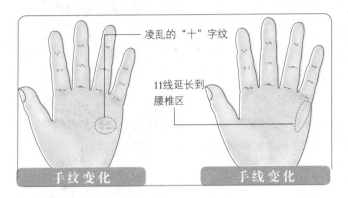

凌乱的"十"字纹

11线延长到腰椎区

手纹变化　　　　手线变化

手疗治病

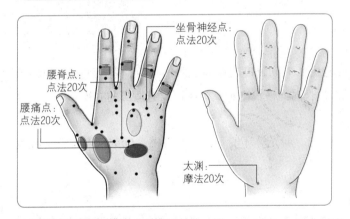

坐骨神经点：点法20次

腰脊点：点法20次

腰痛点：点法20次

太渊：摩法20次

腰痛手操自疗法

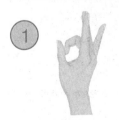

① 伸掌，突然中指向大拇指弯缩，食指、无名指及小指仍伸直。

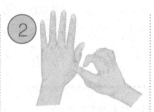

② 右手拇指、食指沿掌骨沿线的延伸线抓捏左手食指根背部皮肤。

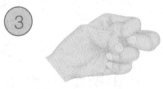

③ 掌心靠内，先以中指指尖内收压指根，其余四指握拳，大拇指内收握住中指不致过分内收，形成中指突出的握拳状。

96

视疲劳

眼睛疲劳时，不仅疼痛，而且视物模精不清，也会引起头痛、头重、肩膀僵硬等症状。调节性眼睛疲劳、肌性眼睛疲劳可能导致近视、散光，或左右眼度数不同的老花眼等。

● 症状

视疲劳的症状有眼干涩、异物感、眼皮沉重、视物模糊、畏光流泪、眼胀痛及眼部充血等，严重者还可出现头昏、头痛、恶心、精神委靡、不能集中注意力、记忆力下降、食欲不振，以及颈肩腰背酸痛和指关节麻木等全身症候群。

● 手诊流程

（1）2线过于短浅。

（2）3线中央处出现"○"形纹。

● 病因

（1）长时间用眼，注意力长时间过度集中而眨眼次数少，角膜表面干燥，易产生角膜刺激症状。现代人过长时间注视电脑荧光屏而没有适当的放松和调节，容易导致一些眼部症状。

（2）用眼不卫生，在强光、弱光等环境下长时间看书，配戴度数不符的眼镜都有可能产生眼疲劳。

● 手疗

手疗部位	步骤	选穴	方法
手背	第一步	少泽	摩法20次
	第二步	商阳	摩法20次
	第三步	前谷	摩法20次
手心	第四步	眼点	按法20次

● 小贴士

（1）减少光刺激，避免强光，电脑荧光屏的亮度要适当。

（2）注意眼睛休息，通常连续用眼1个小时，休息5～10分钟。

（3）在车上不要看电视或者看书。

（4）多摄取维生素A和胡萝卜素，它们是保护眼睛、维持正常视力的"灵丹妙药"。

速效对症手诊手疗法

看手诊病

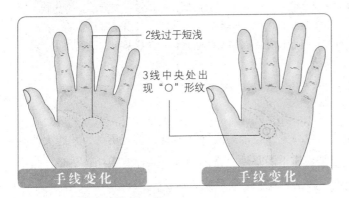

2线过于短浅

3线中央处出现"○"形纹

手线变化　　　手纹变化

手疗治病

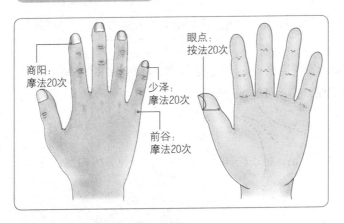

商阳：
摩法20次

少泽：
摩法20次

前谷：
摩法20次

眼点：
按法20次

问：每天都对着电脑，眼睛胀痛、视力模糊、眼角干涩，怎么办？

答：可以试试以下两种方法来缓解你的症状。第一种是快速眨眼深呼吸。吐气时，快速地睁眼和闭眼，而且慢慢地把气吐干净。第二种是瞅鼻尖深呼吸。吸气时，将眼睛做斗鸡状看着自己的鼻尖并同时看到鼻子的两边。吐气时，眼睛放松恢复正常，随意看远方的物体，并慢慢把气吐干净。

视疲劳手操自疗法

①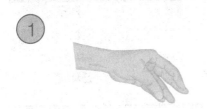

左手空心握拳，微屈五指，大拇指与小指指尖相掐。

②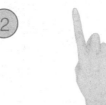

手平伸，手心朝外，迅速缩回大拇指、中指、无名指和小指，只留食指呈现"1"字姿势。

97

便秘

便秘,从现代医学角度来看,它不是一种具体的疾病,而是多种疾病的一个症状。由于引起便秘的原因很多,也很复杂,因此,一旦发生便秘,尤其是比较严重的、持续时间较长的患者应及时到医院检查,以免延误原发病的诊治,并能及时、正确、有效地解决便秘的痛苦,切忌滥用泻药。

● 症状

便秘的一般表现是大便次数减少,经常3~5日或6~7日,甚至更久,才能大便一次。或者虽然次数未减,但是粪质干燥坚硬,排出困难,并伴有头痛、头晕、腹中胀满、脘闷嗳气、食欲减退、睡眠不安、心烦易怒等症状。

● 手诊流程

（1）小鱼际颜色发青,掌根肾区、生殖区位置低陷,青筋隐隐,则为阳气虚衰,寒自内生,运化无力之冷秘。

（2）伴有隆起,胃区亦晦暗不泽,提示为情志失和,肝脾郁结之气秘。

（3）3线上出现许多支线,提示可能有便秘。

● 病因

其病因有燥热内结,津液不足;情态失和,气机郁滞;以及劳倦内伤,身体衰弱,气血不足等。

● 手疗

手疗部位	步骤	选穴	方法
手背	第一步	合谷	揉法20次
手心	第二步	劳宫	揉法20次
手背	第三步	二间	揉法20次
手心	第四步	肾穴	揉法20次

● 小贴士

蜂蜜——良好的通便剂

方法1:蜂蜜60克,每日早、晚各服30克,以凉开水冲饮。适用于老年便秘、孕妇便秘及习惯性便秘。

方法2:蜂蜜60克,蜂王浆6克,将其调匀,每日早、晚2次用温开水送服。适用于习惯性便秘。

速效对症手诊手疗法

看手诊病

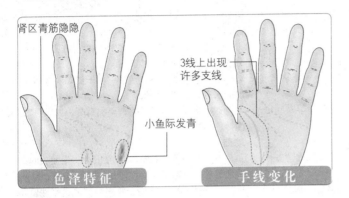

肾区青筋隐隐
3线上出现许多支线
小鱼际发青

色泽特征　　　手线变化

手疗治病

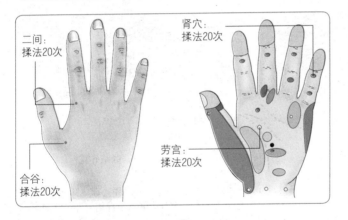

二间：
揉法20次

合谷：
揉法20次

肾穴：
揉法20次

劳宫：
揉法20次

专家出诊

问：便秘也会影响怀孕吗？

答：便秘不会直接造成不孕，但是如果没有其他造成不孕的原因，却一直没有怀孕，而且还经常便秘，就应该到妇产科做输卵管及卵巢方面的相关检查，确定一下不孕是否由便秘所致的输卵管炎引起，一旦确定应马上做针对性的治疗。

第十章　其他疾病

便秘手操自疗法

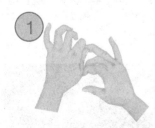

① 以一手的拇指及食指呈螺旋状捻按另一手的无名指，从根部移动到顶端。

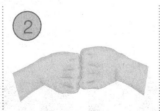

② 两手握拳，拳心朝下，使掌骨突起处与对拳凹陷处贴紧压迫。

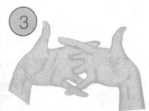

③ 两手掌心向内，五指交叉，相互挤压拔伸20次。

98

便秘的对症药膳

● 人参蜂蜜粥

材料：

人参 3 克，蜂蜜 50 克，生姜 5 克，韭菜 5 克，蓬莱米 100 克

做法：

①将人参放入清水中泡一夜，生姜切片，韭菜切末。

②将泡好的人参连同泡参水，与洗净的蓬莱米一起放入砂锅中，中火煨粥。

③待粥将熟的时候放入蜂蜜、生姜、韭菜末调匀，再煮片刻即可。

功效：

此粥有调中补气、清肠通便、润泽肌肤的作用，适用于因气虚而导致的面色苍白，以及由气血两虚而导致的大便秘结等患者食用。蜂蜜具有补中、润燥、止痛、解毒等功效，可治疗肺燥咳嗽、肠燥便秘、胃肠疼痛、喉痛、口疮等症状。

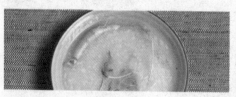

● 火龙果豆浆

材料：

黄豆 100 克，火龙果 1 个，白糖 5 克

做法：

①黄豆加水浸泡 5 个小时，捞出洗净；火龙果切开，挖出果肉捣碎。

②将黄豆、火龙果果肉放入豆浆机中，添水搅打成火龙果豆浆，煮沸后滤出豆浆，加入白糖拌匀即可饮用。

功效：

本品具有清热泻火、泻下通便的作用，适合肠胃积热型的便秘患者。

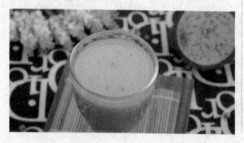

● 红枣柏子小米粥

材料：

柏子仁 15 克，红枣 10 颗，小米 100 克，白糖少许

做法：

①将红枣、柏子仁、小米洗净，再将红枣、小米分别放入碗内，泡发，备用。

②砂锅洗净置于火上，将红枣、柏子仁放入砂锅内，加清水煮熟后转入小火。

③再加入小米，共煮成粥，至黏稠时，加入白糖，搅拌均匀即可。

功效：

本药膳具有健脾胃、养心安神、通便、润肠通便等功效。常用来治疗惊悸、失眠、遗精、盗汗、便秘等症。此药剂适用于长期便秘或老年性便秘等患者。

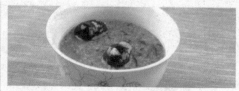

● 蜂蜜润肠清茶

材料：

蜂蜜 10 克，芝麻油 6 克，绿茶 6 克

做法：

将绿茶洗净，加芝麻油搅拌，加 300 毫升开水冲泡冷却片刻，在加入蜂蜜搅拌均匀即可饮用。

功效：

蜂蜜具有补虚、润燥、解毒的功效，对于肠胃积热型便秘有很好的食疗作用。本品具有清热解毒、滋阴润燥的功效，适合肠胃积热、阴虚所致的嘴唇燥裂者食用。

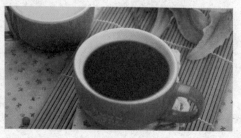

● 无花果木耳猪肠汤

材料：

黑木耳 20 克，红枣 3 颗，无花果 50 克，荸荠 100 克，猪肠 400 克，花生油、淀粉、食盐各适量

做法：

①无花果、黑木耳和荸荠洗净，前两者浸泡 1 个小时，荸荠去皮；猪肠用花生油、淀粉反复搓揉，去腥味和黏液，冲洗干净，过水。

②取适量清水放入瓦煲内，煮沸后加入以上材料，煮沸后改用小火煲 3 个小时，最后加食盐调味即可。

功效：

本药膳能健胃清肠，适用于高血压、大肠热燥所引起的便秘等症状。黑木耳是常见食材，具有凉血、止血的功效。荸荠的球茎具有清热、化痰、消积等功效。猪肠有益肠道，是辅助治疗久泻脱肛、便血、痔疮的首选食材。

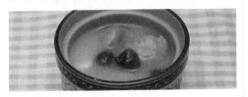

● 松子仁炒玉米

材料：

松子仁 20 克，玉米粒 200 克，青椒、红椒各 15 克，食盐 5 克，味精 3 克

做法：

①将青椒、红椒洗净，切成粒状。热锅后，放入松仁炒香后即可盛出，注意不要在锅内停留太久。

②锅中加油烧热，加入青椒、红椒稍炒后，再加入玉米粒，炒至入味时，再加炒香的松子仁和调味料即可。

功效：

本药膳可改善肺燥咳嗽、皮肤干燥、大便干结。常食能防治肥胖病、高脂血症、高血压、冠心病等。其中松子仁有益气健脾、润燥滑肠的功效。

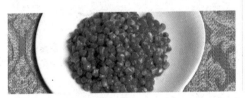

● 雪梨豌豆炒百合

材料：

鲜百合 30 克，雪梨 1 个，豌豆荚、南瓜、柠檬、油、食盐、味精、淀粉各适量

做法：

①雪梨削皮切块，豌豆洗净、鲜百合剥开洗净，南瓜切薄片，柠檬挤汁备用。

②雪梨、豌豆、鲜百合、南瓜过水后捞出。

③锅中加油烧热，放入所有材料和药材炒 1～2 秒，用淀粉勾芡后起锅即可。

功效：

此药膳中雪梨具有润燥生津、清热化痰的功效，可治热病津伤、烦渴热咳、便秘等症。百合主治邪气所致的心痛腹胀、胸腹间积热胀满，还有养阴清热、润肺止渴等功效。

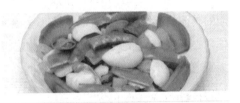

● 香菇烧菜花

材料：

香菇 50 克，菜花 100 克，鸡汤 200 克，食盐、味精、生姜、葱、淀粉、鸡油各适量

做法：

①将菜花洗净，掰成小块；香菇洗净切成丝。

②锅中加水烧开后下入花菜焯至熟透后捞出。

③将油烧热后放入葱、生姜煸出香味，放入食盐、味精、鸡汤，烧开后将香菇、菜花分别倒入锅内，用微火烧至入味后，以淀粉勾芡，淋鸡油，翻匀即可。

功效：

本品可疏肝理气、益胃和中，对食欲不振、虚弱、肝气郁结、大便秘结、形体肥胖等病症有食疗功效。

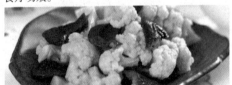

附录 人体的"第二脏腑"——手掌

手掌上的心区

心一区位于无名指根部，即无名指掌指褶纹与1线之间的区域，此区主要反映心肌供血功能。若心肌供血不足，一般症状为心前区压榨性疼痛、胸闷或后背疼痛，不典型的症状包括无原因的胃痛、牙痛或心绞痛。

心二区位于2线上，劳宫穴所在位置的周围区域。当拇指在外，自然握拳时，中指尖所覆盖面积就是心二区的位置。此区主要反映心律失常的各种情况，如心动过速、心动过缓等。心律失常见于各种器质性心脏病，其中以冠心病、心肌病、心肌炎和风湿性心脏病为多见，尤其以发生心力衰竭或急性心肌梗死最常见。除此之外，在基本健康者或自主神经功能失调患者中也较多见。

心三区位于大鱼际，除了震位和肺二区，余下的部分即是。此区主要反映心功能的具体状况，如淤血性心功能不全等病。

心区有一些常见的病理变化，如出现"十"字纹，提示易患心律不齐；若表现为青色，提示心肌缺血，会出现胸闷、气短等症状。

手掌上的心区

心一区位于无名指根部，主要反映心肌供血功能；心二区位于2线上，主要反映心律是否正常；心三区位于大鱼际，主要反映心功能的具体状况，如淤血性心功能不全等。

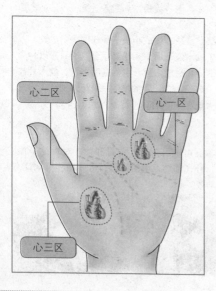

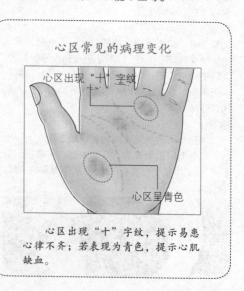

心区常见的病理变化

心区出现"十"字纹

心区呈青色

心区出现"十"字纹，提示易患心律不齐；若表现为青色，提示心肌缺血。

手掌上的肝区

　　肝区位于2线与3线之间，从拇指掌指褶纹内侧端点开始，画一条平行线穿过3线到达2线，在这条线内2线与3线之间的位置就是肝区。

　　通过肝区可诊断的疾病有：病毒性肝炎、脂肪肝、肝损害和肝癌等。肝区常出现的病理纹有："十"字纹、"米"字纹、"岛"形纹和三角形纹。若出现"十"字纹，提示肝有炎症，"米"字纹则提示肝脏气滞血淤，"岛"形纹表示肝脏出现肿瘤或肿瘤已经恶化，出现三角形纹表明有酒精肝或脂肪肝。

　　若手掌出现枯槁干燥，肝区青暗无光，即提示患有慢性肝炎。肝区出现青色的情况，女性较男性明显多见。传统中医的体质学说认为，女性多血而少气，其正常的生理变化要靠起疏泄作用的肝来完成。如果肝气不足，就难以疏导全身血液的运行。所以女性常见肝气郁结、气郁化火等引起的肋痛、头痛、失眠、多梦等症。因此女性应该调心养性、开阔心胸，以利于保持正常健康的体质。

手掌上的肝区

　　肝区位于2线与3线之间，从拇指掌指褶纹内侧端点开始，画一条平行线穿过3线到达2线，在这条线内2线与3线包绕的面积就是肝区。此区主要反映肝部的健康状况。

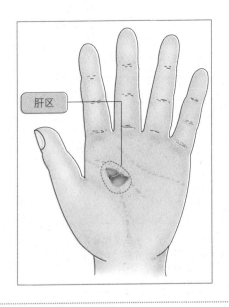

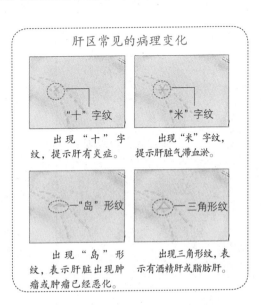

肝区常见的病理变化

出现"十"字纹，提示肝有炎症。

出现"米"字纹，提示肝脏气滞血淤。

出现"岛"形纹，表示肝脏出现肿瘤或肿瘤已经恶化。

出现三角形纹，表示有酒精肝或脂肪肝。

手掌上的脾区

　　脾一区位于无名指1线下，以1线为中轴，向下画半圆弧，圆弧内所包围的面积就是脾区。脾二区位于3线上，胰腺区的下方，约为小指指甲盖大小的面积，就是脾二区的位置。

　　脾区常出现的病理变化为黄暗色斑点和青暗斑，此特征提示可能患有脾大的病症。

　　人们对心脏、肝脏可能较熟悉，而对脾脏可能较陌生。脾脏也是人体的一个重要器官，而且是一个重要的储血器官，同时也是重要的免疫器官，在全身防卫系统中的作用十分重要。脾脏本身的疾病较少见，比如脾肿瘤，但是人体其他系统的疾病可以继发脾脏改变，出现脾大的现象。比如常见的有肝硬化、肝癌、特发性门脉高压症等会出现脾大，还有一些血液病如血小板减少性紫癜、何杰金氏病、白血病等也会出现脾大。脾大最多见的疾病还是肝硬化、肝癌。如果在手掌脾区出现黄暗色斑点和青斑，就要引起注意，最好去医院检查，以便及早发现并治疗。

手掌上的脾区

　　脾一区位于无名指1线下，以1线为中轴，向下画半圆弧，圆弧内所包围的面积就是此区。脾二区位于3线上，约为小指指甲盖大小的面积。

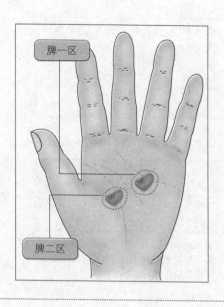

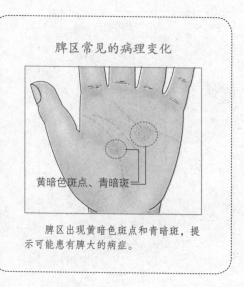

脾区常见的病理变化

黄暗色斑点、青暗斑

脾区出现黄暗色斑点和青暗斑，提示可能患有脾大的病症。

超简单手疗消百病全书

手掌上的肺区

　　肺一区位于中指与无名指根部，是中指与无名指掌指褶纹与1线之间的位置。肺二区位于大鱼际，以拇指掌指褶纹的中点与腕横纹的中点连线，线外侧（鱼际桡侧）的鱼际部分就是此区。

　　肺一区主要提示肺炎、肺气肿、肺结核、肺癌等疾病。肺二区主要提示外感疾病，包括感冒等。

　　肺区常出现的病理性变化有以下几种情况：出现较为明显的白色时，表明肺气不足，一方面会出现呼吸困难、胸闷气短、哮喘等情况；另一方面由于阳气虚衰，卫外不固，容易出现体虚多汗、疲倦、少气懒言、畏风惧寒等情况。若出现青暗色斑点，且稍稍凸起，提示患有肺气肿。如果出现白色或棕色斑点，提示有可能为肺炎。当此区有深红色斑点时，表示肺部感染严重，甚至有肺脓肿的可能。若肺区和支气管区出现凸起的暗红色、黄棕色、咖啡色、暗青色或紫黑色斑点，且边缘不清，无光泽，提示可能患有肺癌，需到医院结合X线、CT、纤支镜检查，以确诊病情。

手掌上的肺区

　　肺一区位于中指与无名指掌指褶纹与1线之间，主要提示肺炎、肺气肿、肺结核、肺癌等疾病；肺二区位于拇指掌指褶纹的中点与腕横纹的中点连线外侧（鱼际桡侧）的鱼际部分，主要提示外感疾病，包括感冒等。

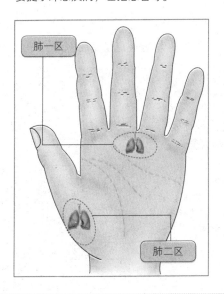

肺一区

肺二区

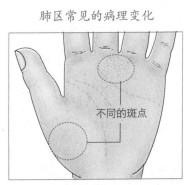

肺区常见的病理变化

不同的斑点

　　肺区出现不同斑点，有不同的病理意义：青暗色斑点，稍凸起，提示患有肺气肿；白色或棕色斑点，提示可能患有肺炎；深红色斑点，表示肺部感染严重。

手掌上的肾区

肾区位于3线尾部，以拇指掌指褶纹为中点，沿皮纹的分布走向连接到3线，此部位约有小指指甲盖大小就是肾区所在的位置。

肾区的颜色如果呈一片白色，提示肾气虚。如果患有肾结石，在肾区会出现较小的"岛"形纹，或是"米"字纹，或有红、白、黄硬性凸起，而且3线上会有分支或者是集中的小黑点。肾结石多发生在中壮年时期，男性多于女性。这种病可能长期存在而无症状，特别是较大的结石，因此我们可以通过诊查手掌及早发现并及时治疗。

肾区如果出现杂乱的小细纹，且多伴有土灰色，提示患有肾炎。肾炎以慢性肾炎最为常见，其一般症状为蛋白尿、血尿、水肿、高血压等。

肾区若表现为灰黑枯干，表示机体元气不足，多有眩晕、耳鸣、尿频、尿急的症状，也可见遗精、阳痿、生殖功能低下等症状。

若小孩子手掌肾区颜色苍白或黄暗，有"米"字纹、"井"字纹或"岛"形纹，提示患有遗尿症。

手掌上的肾区

以拇指掌指褶纹为中点，沿皮纹的分布走向连接到3线，在3线尾部约有小指指甲盖大小的区域就是肾区所在的位置。此区主要反映肾的健康状况。

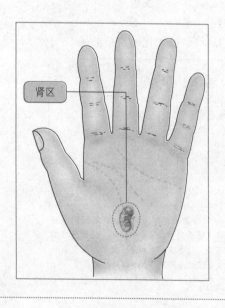

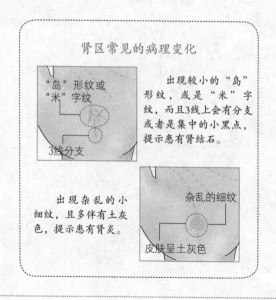

肾区常见的病理变化

"岛"形纹或"米"字纹

3线分支

出现较小的"岛"形纹，或是"米"字纹，而且3线上会有分支或者是集中的小黑点，提示患有肾结石。

出现杂乱的小细纹，且多伴有土灰色，提示患有肾炎。

杂乱的细纹

皮肤呈土灰色

手掌上的胃区

胃一区位于手虎口部位，以拇指掌指褶纹内侧端为点，画平行线至3线，此线以上到3线起端所包围的面积即是，主要提示慢性胃炎、胃溃疡、胃出血、萎缩性胃炎、胃癌等疾病。胃二区位于中指与食指下的2线上，以接触2线画一小指指甲盖大小的椭圆形，此椭圆形所包围的面积就是该区，此区主要提示胃肠自主神经功能紊乱。

胃区如果出现片状的较浮散的亮白色斑点，个别偏红色，提示患有急性胃炎，严重者整个区域白亮一片，好像水肿一样。此区若呈一片暗青或暗黄色，且皮肤干枯，有的凹陷，或有黄色似老茧凸起，则是慢性胃炎的表现。若出现一黑色环形，而且皮肤反应区苍白干枯，表示胃部已形成溃疡，正处于疤痕收缩期。胃区出现鲜红的斑点，则表示胃出血，但要排除手掌上的朱砂痣。如果此区有棕黄色或暗青色边缘不清楚的凸起斑点，则要提高警惕，因为这往往预示着胃癌的发生。

手掌上的胃区

胃一区位于虎口部位，主要提示慢性胃炎、胃溃疡、胃出血、萎缩性胃炎、胃癌等疾病。胃二区位于中指与食指下的2线上，主要提示胃肠自主神经功能紊乱。

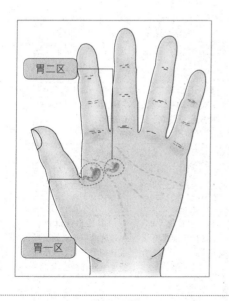

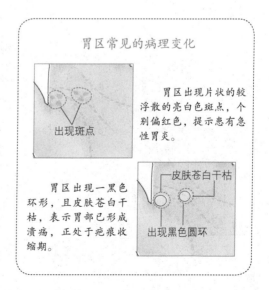

胃区常见的病理变化

胃区出现片状的较浮散的亮白色斑点，个别偏红色，提示患有急性胃炎。

出现斑点

皮肤苍白干枯

胃区出现一黑色环形，且皮肤苍白干枯，表示胃部已形成溃疡，正处于疤痕收缩期。

出现黑色圆环

手掌上的胆囊区

　　胆一区位于食指根部，即食指掌指褶纹与2线之间的区域。此区主要提示胆内是否有结石。胆二区位于无名指下的2线上，以2线为中轴，画一无名指指甲盖大小的椭圆形，此椭圆形所包围的面积就是该区，主要提示胆汁是否有淤积。胆三区位于3线起端部位，以食指与中指指缝为点，做垂线交到3线，相交的部位就是胆三区的位置，此区主要提示胆管内是否有胆汁淤积和结石。

　　胆一区如果出现"米"字纹或白色沙砾样发亮的斑点，则提示患有胆结石。胆三区出现"米"字结石纹的情况较少，此区提示结石的掌色特征是集中的暗黑色小斑点。若胆一区出现"十"字纹，提示胆囊有轻微的炎症，此时患者应注意饮食，靠饮食调理即可控制病情。一旦"十"字纹发展形成"井"字纹，或此区出现发暗的白色或黄色斑点，则提示慢性胆囊炎已经形成。胆区出现红白相间的边缘不规则的圆形或椭圆形亮点，则预示有发生急性胆囊炎的可能。

手掌上的胆囊区

　　胆一区位于食指掌指褶纹与2线之间，主要提示胆结石的发生。胆二区位于无名指下的2线上，主要提示胆汁是否有淤积。胆三区位于3线起端部位，主要提示是否有胆汁淤积和结石。

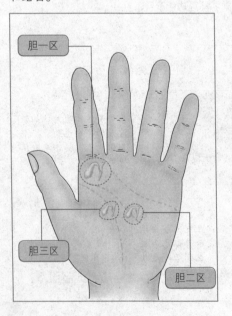

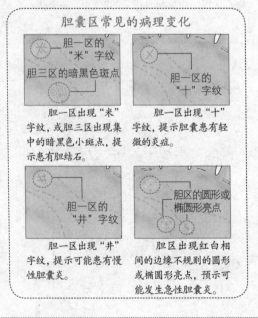

胆囊区常见的病理变化

胆一区的"米"字纹
胆三区的暗黑色斑点

胆一区的"十"字纹

胆一区出现"米"字纹，或胆三区出现集中的暗黑色小斑点，提示患有胆结石。

胆一区出现"十"字纹，提示胆囊患有轻微的炎症。

胆一区的"井"字纹

胆区的圆形或椭圆形亮点

胆一区出现"井"字纹，提示可能患有慢性胆囊炎。

胆区出现红白相间的边缘不规则的圆形或椭圆形亮点，预示可能发生急性胆囊炎。

手掌上的大肠和直肠区

　　大肠区和直肠区位于小指下的2线尾端，约有无名指指甲盖大小的面积就是此二区的位置。

　　大肠发炎时，该区除了有大量的横纹外，还会有肌肉松弛、无弹性的症状。患有大肠炎的患者，一般表现为腹痛、腹泻，大便中带有脓、黏液或血丝，有时还伴有发热和呕吐的症状。

　　直肠炎的患者，手掌上除有上述掌纹特征外，还会在5线始端出现"岛"形纹。直肠炎起病急骤，出现发热、食欲不振的症状，还会有肛门内胀热灼痛、便意频繁、粪便混有黏液及血丝、排尿不畅、尿频的局部症状。

　　若直肠区出现边缘不清楚的发暗的紫黑色凸起，且呈放射状时，提示可能患有直肠癌，需要提高警惕。直肠癌患者年龄大多在中年以上，但青年人也有发病，早期症状主要是便秘、腹泻或腹泻便秘交替，粪便表面常附着少量血液和黏液。随病情发展，便血逐渐增多，并有里急后重感，消瘦、贫血等症状也逐渐加重。

手掌上的大肠和直肠区

　　大肠区和直肠区位于小指下的2线尾端，约有无名指指甲盖大小的面积，主要反映肠道病变。

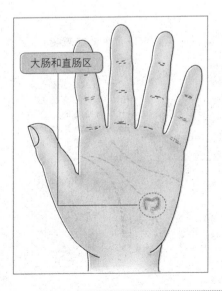

大肠和直肠区

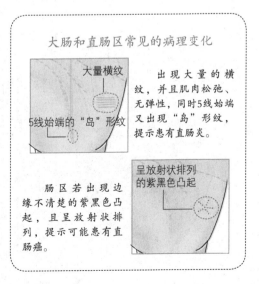

大肠和直肠区常见的病理变化

大量横纹

5线始端的"岛"形纹

　　出现大量的横纹，并且肌肉松弛、无弹性，同时5线始端又出现"岛"形纹，提示患有直肠炎。

呈放射状排列的紫黑色凸起

　　肠区若出现边缘不清楚的紫黑色凸起，且呈放射状排列，提示可能患有直肠癌。

手掌上的小肠和十二指肠区

　　小肠、十二指肠区位于2线尾端。以无名指与小指指缝为点，向下做垂线至2线，与2线相交的部位就是小肠、十二指肠区的位置。

　　患有肠炎的人，此区会出现大量的"十"字纹且颜色发青。若出现"井"字纹，则提示患有慢性肠炎。慢性肠炎好发于大肠，但也可发生在小肠。发生在大肠的慢性肠炎主要是溃疡性大肠炎，发生在小肠的主要是节段性回肠炎，此外还有肠结核、肠伤寒、肠过敏等慢性疾病引起的肠炎。常见的症状有腹部不适、长期持续腹泻、全身倦怠感、食欲不振、体重减轻等。

　　十二指肠炎的患者，除了在肠区出现"十"字纹或"井"字纹外，多数患者会有手掌长于手指的特征。此病症状缺乏特异性，主要表现为上腹部疼痛、恶心、呕吐、呕血和黑便，有时和十二指肠溃疡难以区分，单纯的症状无法确诊病情。本病常与慢性胃炎、慢性肝炎、肝硬化、胆道疾患或慢性胰腺炎并存，需要及早发现，以及时治疗。

手掌上的小肠和十二指肠区

　　小肠、十二指肠区位于2线尾端，以无名指与小指指缝为点，向下做垂线至2线，与2线相交的部位就是该区的位置，主要反映小肠及十二指肠的病变。

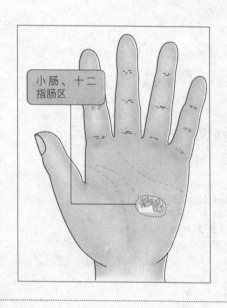

小肠、十二指肠区

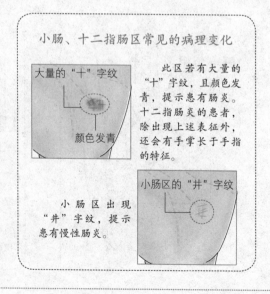

小肠、十二指肠区常见的病理变化

大量的"十"字纹

颜色发青

　　此区若有大量的"十"字纹，且颜色发青，提示患有肠炎。十二指肠炎的患者，除出现上述表征外，还会有手掌长于手指的特征。

小肠区的"井"字纹

　　小肠区出现"井"字纹，提示患有慢性肠炎。

手掌上的膀胱和前列腺区

　　膀胱一区位于小指根部，小指掌指褶纹与1线之间。膀胱二区位于3线尾部，肾区的下面，重叠肾区的1/2。前列腺一区位于3线尾端，大小鱼际交接处，腕横纹中部上1厘米处，靠近大鱼际边缘。前列腺二区位于坤位，与膀胱一区相重叠。

　　前列腺一区如果出现片状红斑，且前列腺二区出现大量的竖纹，提示患有慢性前列腺炎。此病是一种发病率非常高的男性疾病，由于其病因、病理改变，临床症状复杂多样，目前尚无确切有效的治疗方法。

　　膀胱炎的掌纹特征与慢性前列腺炎的掌纹特征相似，只是纹理的位置略高一点。膀胱炎是泌尿系统最常见的疾病，尤以女性多见。

　　前列腺增生患者，在前列腺一区会出现"岛"形纹，并在前列腺二区出现凌乱竖纹。此病为男性膀胱重要病变之一，主要症状为排尿异常。

　　膀胱区若出现红色，表示心火炽盛，移热于小肠，是心与小肠相表里的缘故。主要症状表现为口渴、心烦、口腔糜烂、小便黄赤等。

手掌上的膀胱和前列腺区

　　膀胱一区位于小指根部，小指掌指褶纹与1线之间。膀胱二区位于3线尾部，肾区的下面。前列腺一区位于3线尾端，大小鱼际交接处，靠近大鱼际边缘。前列腺二区位于坤位，与膀胱一区相重叠。这些区主要反映生殖泌尿系统的健康变化。

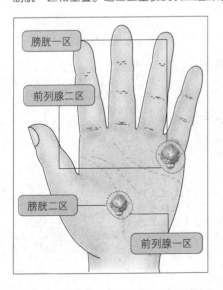

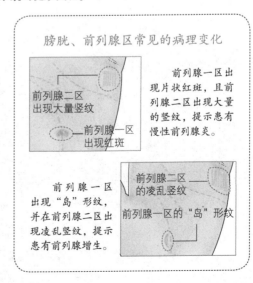

膀胱、前列腺区常见的病理变化

前列腺一区出现片状红斑，且前列腺二区出现大量的竖纹，提示患有慢性前列腺炎。

前列腺一区出现"岛"形纹，并在前列腺二区出现凌乱竖纹，提示患有前列腺增生。

手掌上的乳腺区

乳腺区位于无名指下，1线与2线之间，像一片斜放的小树叶。

乳腺增生患者在此区会出现叶状"岛"形纹，像一片小树叶横放在那里，中间有凌乱的脉络或"十"字纹或"米"字纹。乳腺增生病是乳腺导管上皮及其周围结缔组织和乳腺小叶的良性增生性疾病，常见于25～40岁的妇女。一般认为本病的发生与卵巢功能失调有关。25岁以上女性一定要每月自查乳房，以及早发现疾病。

乳腺区若出现杂乱的"十"字纹组成的"囗"形纹或凸起的暗黄色斑块，提示患有乳腺癌。除上述表征外，还可能会出现凸起的白色斑块，或向2线方向延伸的枯叶色或暗黄褐色叶片状"岛"形纹，且"岛"形纹中有"米"字纹或方形纹。这些病理特征的出现都意味着可能患有乳腺癌。此病是妇女常见的恶性肿瘤之一，发病率高，发病年龄多在40～60岁，其病因仍不太清楚，目前认为主要与内分泌功能失调有关，并有一定的家族性。

手掌上的乳腺区

乳腺区位于无名指下，1线与2线之间，像一个斜放的小树叶，主要反映乳腺的健康状况。

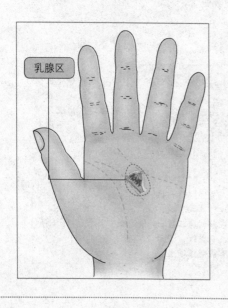

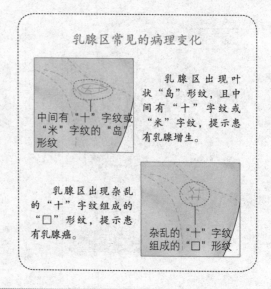

乳腺区常见的病理变化

乳腺区出现叶状"岛"形纹，且中间有"十"字纹或"米"字纹，提示患有乳腺增生。

中间有"十"字纹或"米"字纹的"岛"形纹

乳腺区出现杂乱的"十"字纹组成的"囗"形纹，提示患有乳腺癌。

杂乱的"十"字纹组成的"囗"形纹

手掌上的颈椎区

颈椎区位于拇指掌指褶纹处。

此区出现突出于皮肤的白色硬结，提示患有颈椎增生。当颈椎增生引起头部供血不足时，此区会出现苍白色。若颈椎区的颜色呈暗咖啡色，一般表示患者患有受风性、阻滞性疼痛症。

颈椎病是一种综合征，又称颈椎综合征。此病是一种常见病、多发病，好发于40～60岁的成人，男性多于女性。它常见于中老年人，现在青年人中也越来越多见。此病是由于人体颈椎间盘逐渐地发生退行性病变、颈椎骨质增生或颈椎正常生理曲线改变后引起的一种综合征状。其主要累及颈椎椎间盘和周围的纤维结构，伴有明显的颈神经根和脊髓性变。本病主要的临床症状有头、颈、臂、手及前胸等部位的疼痛，并可有进行性肢体感觉及运动障碍，重者可致肢体软弱无力，甚至大小便失禁、瘫痪，累及椎动脉及交感神经则可出现头晕、心慌、心悸等相应的表现。其症状有的可以自行减轻或缓解，也可能反复发作。个别病例症状顽固，影响生活及工作。

手掌上的颈椎区

颈椎区位于拇指掌指褶纹处，主要反映颈椎的健康状况。

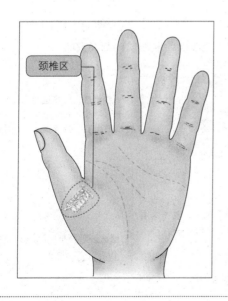

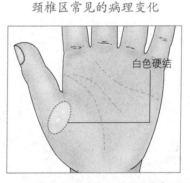

颈椎区常见的病理变化

白色硬结

颈椎区出现突出于皮肤的白色硬结，提示患有颈椎增生。当颈椎增生引起头部供血不足时，此区表现为苍白色。

手掌上的腰椎区

腰椎区位于无名指与小指指缝下，1线的下缘。此区主要反映腰、腰肌及腰骶椎的病变。

腰椎增生的腰痛在此区会出现凌乱的"十"字纹。腰椎增生是一种病程较长、时轻时重、反复发作的慢性疾病，会出现腰背部酸痛、僵硬等症状。随着病情加重，疼痛也更强烈。这是一种全身性的病变，还可引起其他部位产生不同的症状。由于骨关节病的病因复杂，会影响身体其他部位，而且晚期治疗办法有限，因此提倡早期预防和治疗。

过分延长的11线下垂到腰椎区，提示患有肾虚引起的腰痛。中医所说"肾虚"中的"肾"不仅指肾的实体，还包括西医中所指的泌尿生殖系统功能和内分泌、神经系统部分功能。所以"肾虚"是指身体功能或物质的衰减。肾虚主要症状为：腰酸腿软、失眠多梦、免疫力低、胸闷气短、精力不济等。具有上述症状的人应根据自身的状况，食用一些具有补肾壮腰、强筋健骨作用的食品。

手掌上的腰椎区

腰椎区位于无名指与小指指缝下，1线的下缘。此区主要反映腰、腰肌及腰骶椎的病变。

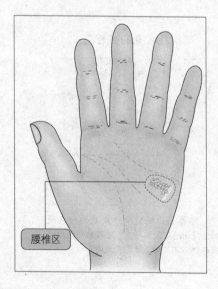

腰椎区

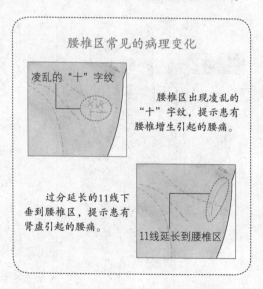

腰椎区常见的病理变化

凌乱的"十"字纹

腰椎区出现凌乱的"十"字纹，提示患有腰椎增生引起的腰痛。

过分延长的11线下垂到腰椎区，提示患有肾虚引起的腰痛。

11线延长到腰椎区

手掌上的下肢关节区

下肢关节区位于腕横纹中部上方0.5厘米处。

下肢关节区出现雨伞形纹，或许多散乱细小的纹理，或白、暗黄色凸起，都提示患有膝关节炎。同时，手掌的大小鱼际肌肉会出现松软凹陷，或耳朵僵硬而不易揉动。除此之外，还可发现鼻骨弯曲，触摸时手感不平整。这些旁证都能帮助确诊是否患有关节炎。并且可以根据鼻骨弯曲向哪一侧，以判断哪一侧关节的畸变更明显。

一般认为，膝关节炎是膝关节长期负重、磨损的结果。其典型症状为：膝关节疼痛、肿胀、僵硬。据统计此病女性患者远多于男性，可能与绝经后内分泌紊乱有关。此外家族遗传也是一个重要因素。

由于膝关节炎是关节退化引起的病变，目前为止，除膝关节置换手术外，中西医都还没有药物或方法能达到理想的治疗效果。因此治疗只能改善症状，减轻痛苦，提高生活质量，而且必须坚持医治才能达到比较理想的效果。

手掌上的下肢关节区

下肢关节区位于腕横纹中部上方0.5厘米处，主要反映下肢的健康状况。

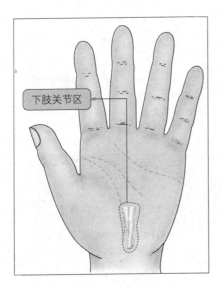

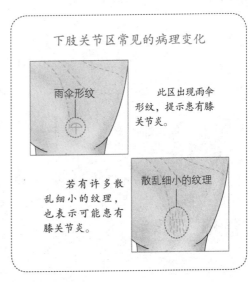

下肢关节区常见的病理变化

雨伞形纹

此区出现雨伞形纹，提示患有膝关节炎。

若有许多散乱细小的纹理，也表示可能患有膝关节炎。

散乱细小的纹理

手掌上的鼻、咽、支气管区

鼻咽区位于中指下方，1线尾端。从中指中线下的1线斜向延伸至食指与中指指缝的区域，就是鼻咽区的位置。

若患有鼻咽炎，在鼻咽区的位置会出现细乱的羽毛状纹，或凌乱的"十"字纹，或较细小的"岛"形纹。需要注意的是，当外邪侵犯上呼吸道的初期，鼻咽区会出现浮于表面的青色，接着大鱼际呈现向拇指方向延伸的锁链状青筋，这时候就要预防疾病的发生，千万不可等疾病形成后，再着手治疗。

在无名指与中指下的1线上出现羽毛状纹或大量杂乱的6线，提示支气管部位有炎症。如果在此处有方格形状的纹线，则提示患者曾经患过严重的支气管炎。若支气管区出现"井"字纹，提示支气管炎已经转为慢性。长期患有慢性支气管炎的患者，必须时时观察鼻、咽、支气管区的色泽变化，如果此区出现片状暗黄斑或紫暗斑，再伴有掌纹特征的变化，就要考虑到病情癌变的可能，但也不能盲目下论断，要结合掌纹的整体变化，作出正确诊断。

手掌上的鼻、咽、支气管区

鼻咽区位于中指下方，1线尾端。从中指中线下的1线斜向延伸至食指与中指指缝的区域就是此区，主要反映鼻、咽、支气管的健康情况。

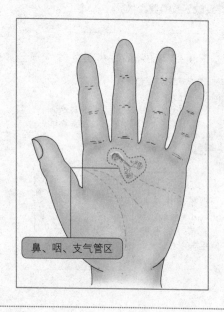

鼻、咽、支气管区

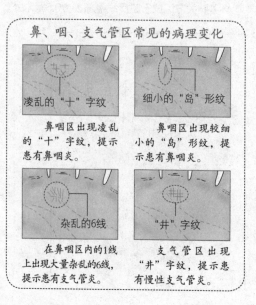

鼻、咽、支气管区常见的病理变化

凌乱的"十"字纹

鼻咽区出现凌乱的"十"字纹，提示患有鼻咽炎。

细小的"岛"形纹

鼻咽区出现较细小的"岛"形纹，提示患有鼻咽炎。

杂乱的6线

在鼻咽区内的1线上出现大量杂乱的6线，提示患有支气管炎。

"井"字纹

支气管区出现"井"字纹，提示患有慢性支气管炎。

超简单手疗消百病全书

手掌上的眼区

眼一区位于无名指下的1线上。以1线为中轴，画一个形似眼睛的较小椭圆形，此椭圆形所包围的面积，就是眼一区的位置。眼二区位于10线上。

在眼一区出现"岛"形纹，提示屈光不正（近视、远视、散光）。如果在眼一区有小的"岛"形纹，又伴有10线出现，或有几条小而弱的7线，提示视力很差，需要去医院做全面的检查。如果出现倒"八"字纹符号，则提示眼睛高度近视。

眼区若有青暗斑点，提示患有眼底动脉硬化。此病的发生分两种不同的情况，一种是单纯的老年性生理性动脉硬化，身体部位没有其他病症，眼部也无其他异常情况，属于这种情况者无需任何治疗；另一种情况则是在全身性疾病的基础上出现眼底动脉硬化，如动脉粥样硬化、高血压、糖尿病等患者，除有相应的全身症状外，往往还有眼底视网膜动脉变细、变直等症状。这些全身性疾病引起的眼底病变发展到一定程度，就会对视力造成损害，需要及时治疗。

手掌上的眼区

眼一区位于无名指下的1线上。以1线为中轴，画一个形似眼睛的较小椭圆形，此椭圆形所在的区域，就是眼一区。眼二区位于10线上。

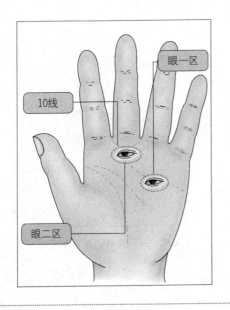

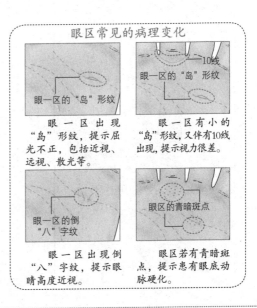

眼区常见的病理变化

眼一区的"岛"形纹
眼一区出现"岛"形纹，提示屈光不正，包括近视、远视、散光等。

10线
眼一区的"岛"形纹
眼一区有小的"岛"形纹，又伴有10线出现，提示视力很差。

眼一区的倒"八"字纹
眼一区出现倒"八"字纹，提示眼睛高度近视。

眼区的青暗斑点
眼区若有青暗斑点，提示患有眼底动脉硬化。

手掌上的耳区

耳区位于1线起端。

如果在耳区出现"岛"形纹，提示患有肾虚引起的耳鸣。

耳部听觉器官靠近头部或颈部的血管，因此一些肾病患者，因肾病的影响，血液的质量较差，在供应和流通时会不太顺畅，于是就产生了一些声音。由于靠耳朵很近，这些因血液流通不顺畅而产生的声音，会被耳朵听得一清二楚，从而形成耳鸣。除此之外，吸烟者会因为血管变窄，使血液流通受到一定程度的阻碍，从而造成同样的后果。年老者也会因身体各项功能衰竭，血液质量较差而出现这样的问题。

需要注意的是，不能把所有耳鸣的原因都归于肾虚。肾虚性耳鸣应有肾虚的表现，比如腰酸腿软、头昏眼花、恶寒怕冷（阳虚者鸣声沉闷）或五心烦热（阴虚者鸣声尖锐）。治疗肾虚性耳鸣要从补肾入手，但首先要分清是肾阳虚还是肾阴虚，才能对症下药。如果患病时间比较久之后，这种耳鸣自愈的可能性很小，治疗也比较困难，需要耐心地医治。

手掌上的耳区

耳区位于1线起端，主要反映耳部的异常变化。

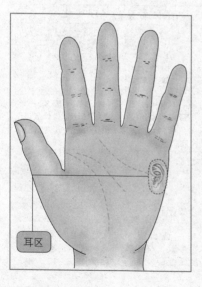

耳区

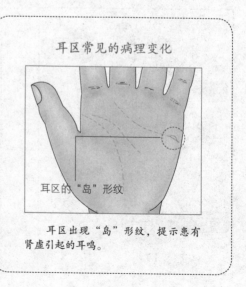

耳区常见的病理变化

耳区的"岛"形纹

耳区出现"岛"形纹，提示患有肾虚引起的耳鸣。

手掌上的脑区

　　脑一区位于中指与无名指指缝下的2线上。以2线为中轴，画一个中指指甲盖大小的圆形，此圆形所包围的面积，就是脑一区的位置。此区主要提示脑动脉硬化、脑梗死、脑出血、脑萎缩、癫痫、头痛头眩、脱发、记忆力下降等疾病。

　　脑二区位于拇指掌指褶纹处，与颈椎区的位置基本相同。此区主要提示脑血栓、脑供血不足、脑缺氧、颈椎骨质增生等疾病。

　　脑三区位于食指上。在食指第三指节的尺侧和桡侧，以指边缘为中轴，分别画一个半椭圆弧，弧内所包围的面积就是脑三区的位置。此区主要提示失眠、神经衰弱等疾病。

　　在脑一区之上，接近2线始端的地方，若出现"岛"形纹，则提示易发生眩晕。需要注意的是，这个"岛"形纹的出现虽然可以表示不同病因引起的眩晕，但是在临床上多用于诊断婴儿在母体内是否有缺氧的状况。

　　脑区出现青色，提示已经形成脑血栓，这是由大脑气血淤阻所引起的，必须提高警惕，及早治疗。

手掌上的脑区

　　脑一区位于中指与无名指指缝下的2线上，主要提示脑动脉硬化、脑梗死、脑出血等疾病。脑二区位于拇指掌指褶纹处，主要提示脑血栓、脑供血不足、脑缺氧等疾病。脑三区位于食指第三指节上，主要提示失眠、神经衰弱等疾病。

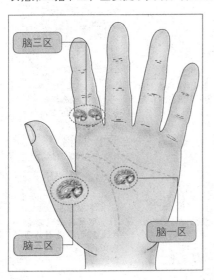

脑三区
脑二区
脑一区

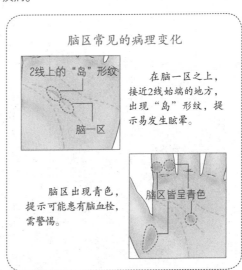

脑区常见的病理变化

2线上的"岛"形纹

脑一区

在脑一区之上，接近2线始端的地方，出现"岛"形纹，提示易发生眩晕。

脑区出现青色，提示可能患有脑血栓，需警惕。

脑区皆呈青色

手掌上的子宫和卵巢区

子宫区位于3线尾端。大小鱼际交接处，腕横纹中部上1厘米，靠近大鱼际边缘就是子宫区的位置。卵巢区位于3线尾端、子宫区的两侧。

子宫区的3线上如果出现"岛"形纹，提示患有子宫肌瘤。若"岛"形纹出现在大拇指侧，提示肌瘤在身体对应左侧；如果"岛"形纹出现在3线另一侧，提示肌瘤在身体对应右侧。如果患者双眼外角发青，且自然站立、双膝紧靠时，双脚不能正常合并在一起，则诊断的意义更大。

患有子宫癌（宫颈癌、子宫内膜癌），在子宫区会出现暗青色、棕黄色或青紫色不规则的凸起斑点。

在卵巢区即3线外侧，如果出现"岛"形纹，且此区内掌色鲜红，有亮白色的点，提示患有卵巢囊肿；卵巢癌患者在此区会出现暗紫色或黑色不规则的凸起斑点。

盆腔炎症在此区会有片状或点状的暗红色。若出现红白相间或潮红的斑点，则表明患有急性盆腔炎；若为黄色或暗黄色的斑点，则表示患有慢性盆腔炎。

手掌上的子宫和卵巢区

子宫区位于3线尾端。大小鱼际交接处，腕横纹中部上1厘米，靠近大鱼际边缘就是子宫区的位置。卵巢区位于子宫区的两侧。

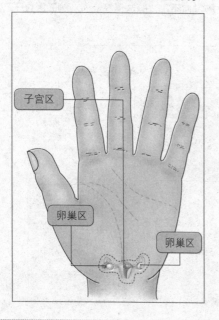

子宫和卵巢区常见的病理变化

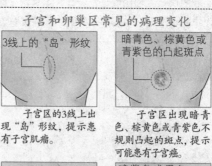

3线上的"岛"形纹

子宫区的3线上出现"岛"形纹，提示患有子宫肌瘤。

暗青色、棕黄色或青紫色的凸起斑点

子宫区出现暗青色、棕黄色或青紫色不规则凸起的斑点，提示可能患有子宫癌。

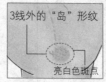

3线外的"岛"形纹

亮白色斑点

卵巢区即3线外侧，出现"岛"形纹，且掌色鲜红，有亮白色的点，提示患有卵巢囊肿。

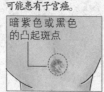

暗紫色或黑色的凸起斑点

卵巢区出现暗紫色或黑色不规则的凸起斑点，提示可能患有卵巢癌。

手掌上的胰腺区

　　胰腺区位于3线上。以拇指掌指褶纹内侧端为点，画平行线至3线，以平行线与3线交点为中心，约为无名指指甲盖大小的面积，就是胰腺区的位置。此区主要反映胰腺的健康和病理性变化。

　　如果在胰腺区出现浮于表皮的青暗色斑点，提示可能患有急性胰腺炎。急性胰腺炎为腹部外科常见病，最近几年重型胰腺炎发病率逐渐增多。由于它对生理扰乱大，而且对各重要脏器损害较严重，所以死亡率很高，甚至有时可引起骤然死亡。通过观察手掌，我们可以提前发现此病，从而得到及时的治疗，以避免延误病情。

　　在胰腺区旁靠拇指侧，即艮位和震位所在的区域，若艮位处出现网状血管，震位有红色斑点分布，则提示患有糖尿病。此病是最常见的慢性病之一，主要病因是胰岛素分泌缺乏或机体对胰岛素抵抗。糖尿病是由遗传和环境因素相互作用而引起的，临床以高血糖为主要标志，常见症状有多饮、多尿、多食以及消瘦等。

手掌上的胰腺区

　　胰腺区位于3线上。以拇指掌指褶纹内侧端为点，画平行线至3线，以平行线与3线交点为中心，约为无名指指甲盖大小的面积，就是胰腺区。

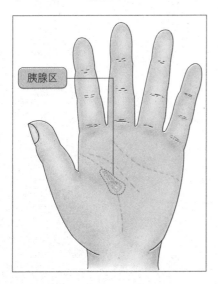

胰腺区

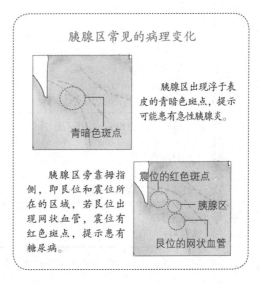

胰腺区常见的病理变化

青暗色斑点

胰腺区出现浮于表皮的青暗色斑点，提示可能患有急性胰腺炎。

胰腺区旁靠拇指侧，即艮位和震位所在的区域，若艮位出现网状血管，震位有红色斑点，提示患有糖尿病。

震位的红色斑点

胰腺区

艮位的网状血管

图书在版编目（CIP）数据

超简单手疗消百病全书 / 高海波，于雅婷主编.—
南京：江苏凤凰科学技术出版社，2016.6（2021.1 重印）
（含章·健康养生堂书系）
ISBN 978-7-5537-3194-0

Ⅰ.①超… Ⅱ.①高… ②于… Ⅲ.①手 – 按摩疗法
（中医）– 基本知识 Ⅳ.①R244.1

中国版本图书馆CIP数据核字(2014)第095715号

超简单手疗消百病全书

主　　　编	高海波	于雅婷
责 任 编 辑	樊　明	祝　萍
助 理 编 辑	曹亚萍	
责 任 校 对	郝慧华	
责 任 监 制	方　晨	

出 版 发 行	江苏凤凰科学技术出版社
出版社地址	南京市湖南路 1 号 A 楼，邮编：210009
出版社网址	http://www.pspress.cn
印　　　刷	文畅阁印刷有限公司

开　　　本	718 mm × 1 000 mm　1/16
印　　　张	22
字　　　数	250 000
版　　　次	2016年6月第1版
印　　　次	2021年1月第2次印刷

标 准 书 号	ISBN 978-7-5537-3194-0
定　　　价	45.00元

图书如有印装质量问题，可随时向我社出版科调换。